U0388361

脑血管病
中西医结合诊疗新论
——分期分型与内外结合辨证诊治

高长玉　王金丽　编　著

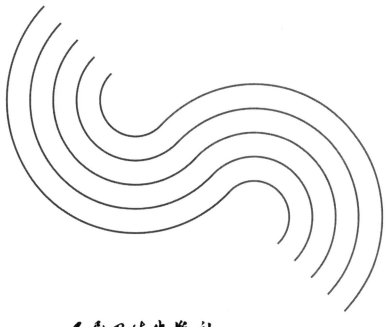

人民卫生出版社
·北 京·

图书在版编目（CIP）数据

脑血管病中西医结合诊疗新论. 分期分型与内外结合
辨证诊治 / 高长玉，王金丽编著. -- 北京 ：人民卫生
出版社，2025. 1. -- ISBN 978-7-117-37428-6

Ⅰ. R742

中国国家版本馆 CIP 数据核字第 2025AH8433 号

人卫智网	**www.ipmph.com**	医学教育、学术、考试、健康，
		购书智慧智能综合服务平台
人卫官网	**www.pmph.com**	人卫官方资讯发布平台

脑血管病中西医结合诊疗新论
——分期分型与内外结合辨证诊治
Naoxueguanbing Zhongxiyi Jiehe Zhenliao Xinlun
——Fenqi Fenxing yu Neiwai Jiehe Bianzheng Zhenzhi

编　　著：高长玉　　王金丽
出版发行：人民卫生出版社（中继线 010-59780011）
地　　址：北京市朝阳区潘家园南里 19 号
邮　　编：100021
E - mail：pmph @ pmph.com
购书热线：010-59787592　010-59787584　010-65264830
印　　刷：北京汇林印务有限公司
经　　销：新华书店
开　　本：710×1000　1/16　　印张：22
字　　数：314 千字
版　　次：2025 年 1 月第 1 版
印　　次：2025 年 3 月第 1 次印刷
标准书号：ISBN 978-7-117-37428-6
定　　价：89.00 元
打击盗版举报电话：010-59787491　E-mail：WQ @ pmph.com
质量问题联系电话：010-59787234　E-mail：zhiliang @ pmph.com
数字融合服务电话：4001118166　　E-mail：zengzhi @ pmph.com

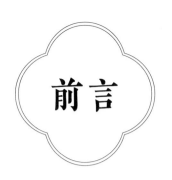

前　言

　　脑血管病是人类的常见病,其发病率高、死亡率高、致残率高、复发率高,严重危害中老年人的身体健康,不仅给患者带来痛苦,而且给家庭和社会造成沉重的负担,是一个重要的公共卫生问题。因此,预防脑血管病及发病后及时诊断和治疗极为重要。根据临床表现,脑血管病属于中医学的"中风"范畴,中医治疗中风积累了几千年的经验。中西医各有所长,中西医结合取长补短,有利于提高脑血管病的防治水平。

　　目前,本病在中西医结合领域没有独立病名,中西医结合类书籍均采用了西医病名,没有重视中医病名。这影响了中西医结合学科系统知识的发展。在临床上,医生面对的往往是处于不同时期、病情程度不同的患者,但在诊疗上对于分期分型突出不够。辨证论治是中医的特色,但临床上有时存在辨证不准确的情况。

　　中西医结合临床医学应该建立属于自己的独立病名,以便进一步深入发展中西医结合学科的系统知识。2004年笔者曾在发表的论文中提出中西医结合病名可以采用中西医病名联合诊断的方式。同样,脑血管病与中风可以采用中西医病名联合诊断的方式(脑血管病 - 中风),这样才能充分发挥中西医两种病名的作用。

　　西医对脑血管病的防治有很多方法,如控制脑血管病的危险因素,针对病因、发病机制、病理生理和病理进行治疗,对症治疗,康复治疗等。但在临床上,对于不同时期、病情程度不同的患者,医生对上述治疗方法就要根据不同的情况选择应用,进行分期分型治疗。2004年笔者在第五次全国中西医结合神经科学术会议上提出了"西医辨病分期分型与中医辨证相结合"的诊治思路,被《中国中医药报》报道。

　　由于受历史条件的限制,中医的辨证方法是司外揣内、见微知著、以常达变,从整体的反应状态确定病变的部位和性质,做出"证"的诊断,相对来说属于"外部辨证"。就西医疾病而言,病变的部位和性质多是以某一组织或系统等内部局部病理为依据确定的。中医的病也是由于某脏腑或经络病变导致的全身反应,中医辨证包括病位和病性。对于同一种疾病,中西医学虽然理论体系不同,但有共同点。可以利用中医理论认识西医疾病内部病变的性质,可以从内部病理状态直接进行辨证,以中医辨证的视野,形成"内部辨证"。将"内部辨证"与"外部辨证"相结合有利于增加辨证的准确性。

笔者在神经内科工作近50年,深深体会到作为神经科医生,只有掌握"脑血管病 - 中风"的基础知识,才能真正掌握"脑血管病 - 中风"的诊断和治疗。"脑血管病 - 中风"是神经系统主要的一类系统性疾病,要想全面掌握"脑血管病 - 中风"的中西医结合诊疗技术,有必要了解并掌握脑"血管病 - 中风"相关的基本理论、基本知识和基本技能,涉及脑血管的解剖生理、病因病理、临床表现、定位诊断、有关的辅助检查、诊治思路等相关共性基础部分,同时还要充分了解中医对"中风"的全面认识等。所以,本书介绍了"脑血管病 - 中风"中西医结合诊疗的相关基础知识,体现了本书的系统性。本书提出了脑血管病中西医结合诊疗新论,即"脑血管病 - 中风""分期分型"诊治思路、中西医结合"内部辨证"的创新理论及"内外结合辨证论治",为"脑血管病 - 中风"的中西医结合诊疗提供了新的思路与方法,体现了本书的创新性。

本书内容涉及"脑血管病 - 中风"中西医结合诊疗的基础与临床;明确了中西医结合病名、病因病理、临床表现、辅助检查,以及诊断、治疗和预防;突出了"分期分型治疗"与"内外结合辨证论治"相结合的新思路;形成了中西医结合"脑血管病 - 中风"中西医结合诊疗的系统知识。希望对从事"脑血管病 - 中风"中西医结合诊疗的同道有所帮助。

由于笔者中医、西医、中西医结合基础理论水平有限,书中定有许多不足之处,热诚地请同道们批评指正。

编者

2023 年 12 月 7 日

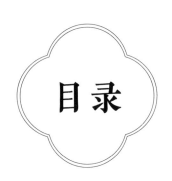

目 录

第四章·脑血管病的神经系统表现

第七章　脑血管病的诊治思路

第 十 章　内部辨证论治理论体系的构建

第十一章　脑梗死 - 中风

第十二章　**短暂性脑缺血发作 - 小中风**

第十三章　脑出血 - 中风

第十四章　蛛网膜下腔出血 - 中风

第十五章　血管性痴呆 - 中风

第十六章　颅内静脉系统血栓形成 - 中风

第十七章　**活血中成药及注射剂的应用**

第十八章　**中西医结合展望**

| 第一章 |

绪论

"脑血管病中西医结合诊疗新论"是以西医学"脑血管病"诊疗与中医学"中风"诊疗相结合的理论与方法,论述了脑血管病与中风的病因与发病机制、病理与病机、临床表现与辅助检查、诊断与辨证、治疗与预防的中西医结合相关内容,与西医神经病学及中医内科学关系密切。

脑血管病(cerebral vascular disease,CVD)是西医系统疾病概念,是指由多种原因引起脑血管病变而导致的脑组织损害及相应的脑功能障碍,包括短暂性脑缺血发作和脑卒中。短暂性脑缺血发作是脑血管病中最轻的病种,是指短暂性脑缺血及出现相应的神经症状,症状持续数分钟至数小时不等,最长不超过24小时,但CT或MRI检查没有相应的结构性病灶。脑卒中(stroke),又称急性脑血管病事件,是指由多种原因引起的急性脑血液循环障碍而导致的局部脑组织损害及相应的脑功能异常,症状持续24小时以上,神经影像学检查有相应的病灶。脑卒中根据病变的性质分为缺血性脑卒中和出血性脑卒中。

1995年中华医学会神经病学分会全国第四届脑血管病学术会议将脑血管病分为十类,包括短暂性脑缺血发作、脑卒中(蛛网膜下腔出血、脑出血、脑梗死)、椎-基底动脉供血不足、血管性痴呆(vascular dementia,VD)、高血压脑病、颅内动脉瘤、颅内血管畸形、脑动脉炎、其他动脉疾病(脑动脉盗血综合征、颅内异常血管网症、动脉肌纤维发育不良、脑淀粉样血管病、脑动脉夹层等)、颅内静脉窦及脑部静脉血栓形成。

2015年中华医学会神经病学分会参考了《脑血管疾病分类(1995)》、《疾病和有关健康问题的国际统计分类(第十次修订本)》(International Classification of Diseases-10,ICD-10)中国脑血管病分类部分和2009年由法国、瑞士、美国、澳大利亚和德国五国脑血管病专家提出的《国际卒中新分类》,结合近年来国内外对脑血管病的新认识,对中国脑血管病分类进行了修订。其分类综合考虑了脑血管病的病因、病变血管、病变部位及临床表现等。其分类如下:①缺血性脑血管病,包括短暂性脑缺血发作、脑梗死、脑动脉盗血综合征、慢性脑缺血;②出血性脑血管病,包括蛛网膜下腔出血(subarachnoid hemorrhage,SAH)、脑出血、其他颅内出血(硬膜下出血、硬膜外出血);③头颈部动脉粥样硬化、狭窄或闭塞;

④高血压脑病;⑤颅内动脉瘤;⑥颅内血管畸形;⑦脑血管炎,包括原发性中枢神经系统血管炎、继发性中枢神经系统血管炎;⑧其他脑血管疾病,包括烟雾病（moyamoya disease,MMD）、动脉肌纤维发育不良、脑淀粉样血管病、伴皮质下梗死及白质脑病的常染色体显性遗传性脑动脉病（cerebral autosomal dominant arteriopathy with subcortical infarcts and leukoencephalopathy,CADASIL）和 伴皮质下梗死及白质脑病的常染色体隐性遗传性脑动脉病（cerebral autosomal recessive arteriopathy with subcortical infarcts and leukoencephalopathy,CARASIL）、头颈部动脉夹层、可逆性脑血管收缩综合征、可逆性后部脑病综合征等;⑨颅内静脉系统血栓形成;⑩无急性局灶性神经功能缺损症状的脑血管病,包括无症状性脑梗死、脑微出血;⑪脑卒中后遗症,包括蛛网膜下腔出血后遗症、脑出血后遗症、脑梗死后遗症、脑卒中后癫痫等;⑫血管性认知障碍,包括非痴呆性血管性认知障碍、血管性痴呆;⑬卒中后抑郁等。

我们将 2015 年的分类修订与 1995 年的分类进行比较后发现前者作出了许多改进,如将脑卒中明确分为缺血性脑血管病和出血性脑血管病两大类;将大动脉粥样硬化性脑梗死按照病变血管进行了详细划分;将脑分水岭梗死明确为脑梗死的一种类型;将脑动脉盗血综合征划分到了缺血性脑血管病中;对高血压脑出血按照出血部位进行了细致划分;将脑血管炎分类进行了细化,增加了原发性中枢神经系统血管炎;还增加了许多病种,如慢性脑缺血,非创伤性硬膜下出血和非创伤性硬膜外出血,头颈部动脉粥样硬化、狭窄或闭塞,无急性局灶性神经功能缺损症状的脑血管病,可逆性脑血管收缩综合征,可逆性后部脑病综合征,CADASIL,CARASIL,脑卒中后遗症,血管性认知障碍,脑卒中后抑郁;不再应用椎 - 基底动脉供血不足。这些改进更有利于临床应用和推广。临床上神经内科比较常见的疾病是短暂性脑缺血发作、脑梗死、脑出血、蛛网膜下腔出血、血管性痴呆和颅内静脉系统血栓形成等。本书主要论述上述六种疾病的中西医结合诊治。

在 2008 年卫生部公布的第三次全国死因调查中,脑卒中引起死亡占比为136.64/10 万,成为我国第一致死病因。我国脑卒中发病率为(120 ~ 180)/10 万,

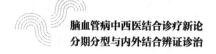

患病率为(400 ~ 700)/10万,每年新发病例超过200万,每年死亡病例超过150万,2/3的存活者遗留有不同程度的后遗症。所以,脑血管病是严重危害中老年人身体健康的一大类疾病。近些年来随着脑血管病的诊断和治疗技术的不断进步,患者的预后得到了较大程度的改善。但是,由于脑血管病的病因难以根除,阻断发病机制的措施有限,发病后许多病理生理环节难以逆转,形成了发病率高、死亡率高、致残率高、复发率高的不良局面。所以,我们要从多方面努力研究,改善脑血管病的"四高"状态。

中医概况:根据临床表现,脑血管病属于中医学的"中风"范畴,以言语不利、半身不遂甚至不省人事为主症的脑梗死、脑出血与中医学的"中风"类似,伴有剧烈头痛的蛛网膜下腔出血与中医学的"中风""真头痛"类似。中医治疗中风积累了几千年的经验。中医学是我国劳动人民在长期的生产生活实践和与疾病抗争的实践中产生的一门研究人体生理、病理、疾病诊断与防治以及养生康复等理论和方法的独具特色的医学科学。中医学科属于自然科学范畴,同时具有浓厚的中国传统文化底蕴,是一门以自然科学知识为主体、与人文社会科学等多学科知识相交融的医学科学。中医学理论体系是以整体观念为指导思想,以阴阳五行学说为哲学基础和思想方法,以脏腑经络和精气血津液及其能量代谢为生理病理基础,以辨证论治为诊疗特点的独特的医学理论体系。它的形成基础与自然环境、解剖基础、经验基础、自然科学基础、文化基础(儒学文化、道家文化、佛教文化)等多种基础有关。所以,中医学的基本特点是整体观念和辨证论治。整体观念强调人体是一个有机体,在结构上整体联系,在功能上互相联系,在病理上相互影响,在诊断上整体分析,在治疗上整体调节。整体观念强调人与自然环境相统一,包括人与自然环境变化相适应,自然环境变化对人体病理上的影响,诊治上的因人、因地、因时的三因制宜。整体观念强调人与社会环境相统一,人生活在复杂的社会环境中,其生命活动必然受到社会环境的影响,人必须适应社会,才能维持生命活动的平衡协调。辨证论治是中医学认识疾病和治疗疾病的基本原则,通过四诊收集病例资料,运用中医理论进行综合分析和提炼归纳,明确病因、病位、病性、邪正关系等,最后判断为证进行施治。中医学利用天然以植物、动物、矿物为药材资源的中药材对疾病施治,取得了很好的疗效。

中西医结合学科应该有相应的系统知识,否则,学科的发展很难深入。中西医结合临床医学应该建立属于自己的独立病名,以便进一步深入发展学科的系统知识。中医病名是中医辨证的纲领,在中医病名的指导下进行辨证,缩小了辨证的范围,突出了重点。根据临床表现,西医的脑血管病与中医学的中风相类似,将两者联合起来组成中西医结合病名"脑血管病 - 中风",有利于发挥中西医两种病名的指导作用。脑血管病可分为出血性脑血管病和缺血性脑血管病,中西医结合病名可以组合为"出血性中风"和"缺血性中风"。出血性脑血管病常分为脑出血和蛛网膜下腔出血,缺血性脑血管病又常分为脑梗死和短暂性脑缺血发作,脑梗死又有脑血栓形成和脑栓塞等。因此,中西医结合病名可以分类为"脑出血 - 中风""蛛网膜下腔出血 - 中风""脑梗死 - 中风"等,以此类推。这样,独立的中西医结合病名能够体现中西医两种病名的含义,充分发挥两种命名的指导作用。

脑血管病的治疗措施涉及病因治疗、发病机制治疗、病理生理治疗、病理治疗等,临证时患者实际上处于疾病的不同阶段,且病情程度也不同,应该采用不同的措施,如脑梗死超早期能否溶栓,急性发病期防止病情进一步加重的抗血小板聚集药和 / 或抗凝药物、他汀类药物的应用,高峰期的对症处理,恢复期的康复及预防等。所以,分期分型治疗是对治疗措施的具体应用,具有一定的创新性。

辨证论治是中医的特色,由于受历史条件的限制,中医常用的辨证方法是司外揣内,从整体的反应状态确定病变的部位和性质,做出"证"的诊断。诸多辨证方法的共同点是从症辨证,从机体的外部表现辨别内部的病变,相对来说属于"外部辨证"。

西医病理学发现拓宽了中医的视野,可以应用中医理论分析西医疾病病理变化,这样利用西医疾病的内部病理状态直接进行中医辨证的方法可以称为"内部辨证"。临床上将"外部辨证"和"内部辨证"结合起来,能够提高辨证水平。

本书的内容涉及"脑血管病中西医结合诊疗新论"的基础与临床相关知识；明确了中西医结合病名、病因病理、临床表现、辅助检查，以及诊断、治疗和预防；提出了"分期分型治疗"与"内外结合辨证论治"相结合的新思路；形成了新的脑血管病中西医结合诊疗系统知识。

参考文献

[1] 吴江，贾建平 . 神经病学 [M]. 3 版 . 北京：人民卫生出版社，2016：167.

[2] 贾建平，陈生弟 . 神经病学 [M]. 7 版 . 北京：人民卫生出版社，2013：170-171.

[3] 脑血管疾病分类（1995）（中、英文）[J]. 中华神经科杂志，1996, 29(6): 57-58.

[4] 中华医学会神经病学分会 . 2016 版中国脑血管病诊治指南与共识 [M]. 北京：人民卫生出版社，2016：8-12.

[5] 陈志强，杨文明 . 中西医结合内科学 [M]. 4 版 . 北京：中国中医药出版社，2021: 681-686.

[6] 孙怡，杨任民，韩景献 . 实用中西医结合神经病学 [M]. 2 版 . 北京：人民卫生出版社，2011: 328.

第二章

脑血管的解剖生理

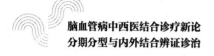

要想掌握脑血管病的中西医结合诊治技术,为充分认识脑血管病打下良好的基础,必须深入了解脑血管的解剖生理。本书参考了《系统解剖学》《人脑血管解剖与临床》《脑血管病学》《神经系统疾病症候学》以及最新版的《神经病学》教科书等,结合临床对脑血管解剖生理部分进行整理介绍。

第一节　脑动脉系统

动脉系统是从心运送血液到全身各器官的血管,其主要功能是通过血液运送氧和营养物质到各器官组织。脑组织的营养代谢、生理功能依靠血液供应,特别是动脉系统的供血,尤为重要。一旦脑动脉闭塞,就会出现脑组织缺血缺氧性损害。所以,掌握脑动脉供血系统的解剖生理是掌握脑血管病的基础。

供应脑的动脉分颈内动脉系统和椎-基底动脉系统,两者均经颅底进入颅内,进入颅内后分别发出许多分支,供应不同的部位。每支大的血管可以分为主干段、皮质支和深穿支(中央支、穿动脉),皮质支供应大脑皮质及其深面的髓质,深穿支供应基底节、内囊及间脑等。

临床联系:颈部血管和颅内大血管的主干段是介入治疗的部位,皮质支和深穿支只能采用药物治疗。脑血管解剖特点与临床关系密切,脑血管的结构决定了脑血管闭塞后的临床表现。

1. 灰质供血丰富,白质供血差。皮质支在脑表面反复分支形成软膜小动脉丛,再由该丛发出皮质动脉和髓质动脉进入脑实质,供应大脑皮质及其深面的髓质。所以,灰质的毛细血管数量比白质多,灰质供血丰富。灰质缺血后具有比较好的代偿能力,对脑血流的调节及代偿能力较好。深穿支直接从主干段动脉发出进入脑内,供应基底节、内囊及间脑等。虽然供应白质的深穿支之间存在血管吻合,但吻合支细小,对脑血流的调节和代偿能力较弱,因此白质容易发生缺血。

2. 脑部血管侧支循环丰富。经过长期的进化,脑部血管侧支循环丰富,形成了十分有效的血液供应和代偿机制。一般根据形成侧支循环的血管的级别将其划分为三级。一级侧支循环:脑底动脉环(Willis circle),其由双侧大脑前动脉、前交通动脉、双侧颈内动脉、双侧后交通动脉、双侧大脑后动脉组成。前交通动脉沟通两侧大脑前动脉的血液,后交通动脉沟通颈内动脉或大脑中动脉与大脑后动脉的血液。脑底动脉环对颈内动脉与椎 - 基底动脉之间的血液供应具有良好的调节和代偿作用,可以保障两侧大脑半球的血液供应。当其中任何一支血管阻塞时,可由此动脉环提供侧支循环代偿。所以只要脑底动脉环完整,当某一动脉闭塞时,尤其是慢性形成的闭塞,可以不出现临床症状。二级侧支循环:是指颈内动脉与颈外动脉某些分支之间的吻合所形成的侧支循环,如颈内动脉的眼动脉与颈外动脉的面动脉和颞浅动脉之间的吻合、脑膜中动脉与颈内动脉发出的脑膜支之间的吻合,大脑前、中、后动脉的软脑膜分支之间互相吻合等。二级侧支循环在脑供血发生障碍时亦起到一定的调节作用。三级侧支循环:为脑供血发生障碍数天后建立的新生血管,也可以提供一定的血流代偿。

3. 需要了解的是颅底血管或脑表面血管可以形成脑血管畸形或动脉瘤,此类血管容易破裂而引起蛛网膜下腔出血。

4. 长期高血压的患者,供应其脑深部的细小动脉常常发生玻璃样变及纤维素样坏死,因此容易发生脑出血。

5. 由于存在脑血管的发育不良或先天变异,侧支循环形成完整与否因人而异。因此,判定病变的血管时要考虑不同患者同一支动脉闭塞可以引起不同的症状。

供应脑的动脉分颈内动脉系统和椎 - 基底动脉系统。颈内动脉系统和椎 - 基底动脉系统的供应范围大致可依据小脑幕分界,幕上结构主要由颈内动脉系统供应,幕下结构(小脑和脑干)主要由椎 - 基底动脉系统供应。下面分别叙述颈内动脉系统和椎 - 基底动脉系统的解剖结构。

颈内动脉系统

颈内动脉系统又称前循环。颈内动脉粗大,直径约5mm,是脑供血的主干血管,其行程是从甲状软骨上缘平对第四颈椎处的颈总动脉分出,顺着咽侧壁上行至颅底,经过颞骨岩部的颈动脉管进入颅内,沿着蝶鞍外侧的颈动脉沟进入海绵窦,紧贴海绵窦的内侧壁向上,至前床突的内侧又向上弯转穿出海绵窦进入蛛网膜下腔,在脑的底面发出很多分支。颈内动脉进入颅内后的形态可以呈"U"形,或"V"形,或"C"形,或"S"形,行走于蝶鞍旁,称为"虹吸弯",其下半在海绵窦内,其上半则穿出海绵窦,在蛛网膜下腔脑池中向后弯行并立即分为大脑前动脉和大脑中动脉等分支。颈内动脉主要供应大脑的前3/5(包括额叶、颞叶、顶叶和基底节等)和部分间脑的血液。颈内动脉主要的分支如下。

(一)眼动脉

自海绵窦的颈内动脉虹吸段发出,经视神经孔出颅后进入眼眶,发出的视网膜中央动脉进入眼球分布于视网膜,主要供应眼部血液。通过检眼镜观察到的眼底动脉就是视网膜中央动脉。

(二)后交通动脉

在视交叉外方发自颈内动脉,与大脑后动脉吻合,是脑底动脉环的重要组成部分,是沟通颈内动脉系统和椎-基底动脉系统血流的主要动脉。

临床联系:该动脉在蝶鞍的动眼神经上面,水平向后稍向内走行,此处动脉发生动脉瘤后容易压迫动眼神经。

(三)脉络膜前动脉

多在后交通动脉外侧从颈内动脉发出,沿视束向后走行,在海马回附近经脉络膜裂进入侧脑室下角形成脉络丛,并与脉络膜后动脉相吻合。该动脉细长,主要供应脉络丛、视束的大部分、外侧膝状体、苍白球的内侧和中间部、内囊后肢、海马、杏仁核、红核、黑质等部位。

(四)大脑前动脉

主干段在视交叉前外方起于颈内动脉,转至半球内侧面,左右大脑前动脉主干转入正中裂之前,在视交叉前上方发出前交通动脉相吻合,形成有效的侧支循环。主干段向后陆续发出皮质支,主要有眶动脉、额极动脉、额叶底内侧动脉、胼胝体周围动脉和胼胝体缘动脉等。皮质支主要供应半球内侧面前 3/4 和额顶叶背侧面上 1/4 部皮质及皮质下白质。大脑前动脉主干在前交通动脉之前向脑内发出深穿支,为一群小动脉,主要供应内囊前肢、尾状核、豆状核前部和下丘脑的血液。

临床联系:①大脑前动脉由于有前交通动脉,当前交通动脉之前发生阻塞时,一般不出现缺血性损害。在前交通动脉后段的阻塞,容易发生缺血。②前交通动脉也是动脉瘤的好发部位。③有时双侧的大脑前动脉由一条主干发出属变异性,此主干闭塞时会出现类似双侧闭塞的症状。

(五)大脑中动脉

直径约 4mm,为颈内动脉的直接延续,主干段呈水平位向前外横越前穿质进入大脑外侧裂,沿该裂走向后上方,沿途发出许多皮质分支。皮质支有眶额动脉、中央前沟动脉、中央沟动脉、顶前动脉、顶后动脉、角回动脉、颞前动脉、颞后动脉,主要供应大脑半球背外侧面的前 2/3,包括额叶(额中回以下,中央前后回的下 3/4,即支配头、面、上肢的区域)、顶叶(角回、缘上回)、颞叶(颞叶上半)和岛叶的血液。大脑中动脉主干近端途经前穿质时发出深穿支为豆纹动脉,供应内囊膝和内囊后肢前 2/3、壳核、苍白球及尾状核的血液。

临床联系:大脑中动脉是颈内动脉的直接延续,供应范围较大,临床上是最易发生循环障碍的一支动脉。

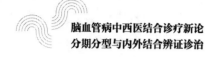
 椎 - 基底动脉系统

椎 - 基底动脉系统又称后循环,主要供应大脑半球后 2/5 部分、丘脑、脑干和小脑的血液。主要分支如下。

(一)椎动脉

椎动脉左右各一,椎动脉主干在颈部起自锁骨下动脉第一段,向上穿行 5 ~ 6 个颈椎横突孔(椎动脉行于第 6 至第 1 颈椎的横突孔,其周围被致密的交感神经丛和椎旁静脉所环绕),经枕骨大孔入颅,至脑桥下缘,双侧椎动脉汇合形成基底动脉。椎动脉沿途有许多分支。

1. **脊髓后动脉** 从颅内段的椎动脉主干的下部发出,绕过延髓向后,其下行出枕骨大孔,沿着脊髓后面下行,与其他根动脉汇合。

临床联系:该动脉供应延髓和上颈髓,并有广泛的吻合,阻塞后不至于导致组织坏死。

2. **脊髓前动脉** 在两侧椎动脉主干汇合成基底动脉之前的桥延交界处的内侧各发出一条动脉,而后向延髓前面斜向下汇合而成,沿脊髓前正中裂下行。脊髓前动脉供应延髓前面的锥体交叉、内侧丘系、舌下神经和上颈髓前 2/3 组织的血液。

3. **延髓支动脉** 椎动脉在延髓前发出延髓支,向后外侧沟走行,供应延髓的锥体、舌下神经核的最上部、大部分橄榄核及橄榄小脑纤维、迷走神经背核、孤束及孤束核等的血液。

临床联系:该支动脉与供应延髓的其他动脉有广泛的吻合,闭塞时不容易产生临床症状。

4. **小脑后下动脉** 起自椎动脉或基底动脉下 1/3 段,其祥曲变异很大。也可以从基底动脉发出,或两条小脑后下动脉均起自一条椎动脉,也有一条椎动脉延续为基底动脉,另一条椎动脉延伸为小脑后下动脉,有一侧细,也有一侧缺如等。小脑后下动脉主要分支有蚓支、扁桃半球支、脉络丛支和延髓支,供应延髓背外侧、小脑蚓部和小脑半球下部的血液。

临床联系：小脑后下动脉是椎动脉颅内分支中最大的一支，走行较长，容易发生动脉硬化性血栓形成。

（二）基底动脉

由两条椎动脉在脑桥下缘汇合而成。基底动脉主干起点位于延髓脑桥沟中点，沿着脑桥基底沟上行，终于脑桥和中脑交界处，沿途发出许多分支，最后分为左右大脑后动脉。基底动脉长约 3cm，与斜坡平行相距 3mm。该动脉变异较大，如起点下移和终点上移，上行可偏一侧，可变粗至正常的 2 倍，向前后或左右迂曲，无主干而呈现多条动脉或出现小窗。

临床联系：值得注意的是由于基底动脉粗于椎动脉，所以不容易出现栓塞，但容易发生血栓形成。

1. 脑桥支

（1）脑桥旁正中动脉及脑桥短旋动脉。脑桥旁正中动脉，每侧 4～6 支，长约 3mm，多数类似头发丝粗细，从基底动脉的背面发出，稍向外行一极短距离，由基底沟进入脑桥，供应脑桥基底部中线两旁的楔形区域。脑桥短旋动脉，每侧约 5～10 支，长约 2cm，自基底动脉两侧发出，绕行脑桥腹面，从脑桥腹外侧进入脑实质，供应脑桥基底部外侧区和小脑中、上脚。

临床联系：基底动脉的脑桥分支的旁正中动脉和短旋动脉细小，容易发生血栓形成，也可以发生脑桥出血，出现多种脑桥综合征，甚至损害脑桥基底部而出现闭锁综合征（locked-in syndrome）。

（2）脑桥长旋动脉。脑桥长旋动脉在行程中主要发出一些小支和小脑前下动脉、小脑上动脉，供应脑干及小脑半球。

1）小脑前下动脉，从基底动脉下部发出，通常向后外行于展神经、面神经和前庭蜗神经的腹侧，在绒球外上方弯向下内，形成一个凸向外的袢，从袢上发出迷路动脉后，最后分为内侧支和外侧支，供应小脑下面的前外侧部。小脑前下动脉主要供应小脑、内耳、脑桥下部和延髓上部等处的血液。

临床联系：该动脉与小脑后下动脉和小脑上动脉发生广泛吻合，供血障碍时不容易出现症状。

2）小脑上动脉，在近脑桥上缘处由基底动脉发出，与大脑后动脉相距5mm，动眼神经就是从这两条动脉之间穿出。该动脉发出后经动眼神经根下方，绕经大脑脚至中脑背侧，经结合臂到小脑上面，并分为内外两终支。内侧支分布于小脑上蚓部、前髓帆等处，外侧支分布于小脑半球上面。该动脉还有分支到脑桥、中脑和第三脑室脉络组织的。

临床联系：与大脑后动脉一样，该动脉易发生动脉瘤。

2. **迷路动脉**　又称内听动脉，为基底动脉下段向两侧发出的细长分支，但大多数发自小脑前下动脉。该动脉走向延髓脑桥沟外侧，与面神经、听神经一起进入内耳道，并在内耳道分为 3 支：蜗支，供应基底膜；前庭支，供应外、上半规管及椭圆囊和球囊；前庭蜗支，供应耳蜗、前庭和后半规管。

临床联系：该动脉细长，行走特殊，且与其他动脉吻合支少，加上半规管、椭圆囊、球囊和耳蜗对缺血敏感，因此，在中老年人中容易发生供血障碍，出现缺血症状。

3. **大脑后动脉**　多起自基底动脉；也有一侧的大脑后动脉起自基底动脉，而另一侧起自颈内动脉者；更为少见的情况是，双侧大脑后动脉均起自颈内动脉。该动脉是基底动脉的终末分支，其主干段发自脑桥上缘附近，沿着脑桥上缘，绕大脑脚向后行，越过海马沟行于海马裂内，至胼胝体压部下方，再越过海马回后端进入距状裂。从主干段发出的皮质分支有颞下前动脉、颞下中动脉、颞下后动脉、顶枕动脉、距状裂动脉，供应大脑半球后部的血液，包括枕叶和颞叶底部。深穿支由主干段的起始部发出，经脚间窝进入脑实质。其中有后内侧的丘脑穿通动脉，供应下丘脑、垂体、漏斗、灰结节、乳头体、丘脑底部、丘脑的内侧壁和核团、中脑被盖内侧部及中央灰质的血液。后外侧深穿支为丘脑膝状体动脉，由大脑后动脉的起始段外侧发出，进入对侧的外侧膝状体，供应膝状体、丘脑枕和大部分丘脑外侧核团。

临床联系：大脑后动脉变异比较常见。大脑后动脉的皮质支与大脑前动脉和大脑中动脉存在着广泛的侧支吻合,因此,阻塞后常常不引起大片梗死,尤其是大脑脚和脑底部不容易受损。大脑后动脉下方为动眼神经,因此该动脉发生动脉瘤时,容易压迫动眼神经。

第二节　脑静脉系统

　　脑静脉系统疾病是脑血管病的重要组成部分,所以神经科医生应该了解脑静脉系统的解剖生理。静脉系统是运输血液回心的血管,起始于毛细血管,止于心房。所以,静脉系统的主要功能是汇集来自毛细血管网的血液并将血液回流到心脏。毛细血管广泛分布在机体各种组织和细胞之间,血液流经毛细血管时,营养物质、氧和激素等透过毛细血管壁,供细胞进行生理活动,同时细胞排出的代谢产物和 CO_2 经毛细血管进入血液。脑组织神经元代谢产物通过星形胶质细胞进入静脉性毛细血管,逐渐过渡到管径 0.2 ~ 1mm 的小静脉,经脑实质浅出,先在软脑膜上形成静脉丛,再集合成较大静脉,在软脑膜内续行一段后进入蛛网膜下腔,穿过蛛网膜和硬脑膜内层,进入硬脑膜静脉窦,最终汇入左右颈内静脉。

　　临床联系:如果静脉系统血栓形成,阻塞静脉血液回流,可导致上游静脉瘀血,氧和血红蛋白含量减少,局部组织缺氧、水肿,甚至造成淤血性出血等而导致神经系统损害。所以,了解静脉系统的解剖生理同样重要。

　　脑静脉特点:①绝大多数脑静脉不与动脉伴行,名称也多不与动脉名称一致。②脑静脉的管壁缺乏肌肉和弹力组织,管壁较薄,管腔较大,因而缺乏弹性。③脑的静脉干无静脉瓣,静脉窦内膜不光滑,血流缓慢,容易形成血栓。④浅静脉之间有着广泛的吻合,但浅、深静脉之间的吻合却较少。⑤浅、深两组静脉的静脉血均先注入硬脑膜窦,经硬脑膜窦汇流至颈内静脉。颈内静脉在颈部胸锁乳突肌后内方下行至纵隔,与锁骨下静脉汇合成无名静脉,左右无名静脉进一步汇合成上腔静脉,最后经上腔静脉注入右心房。⑥硬脑膜窦是脑静脉系统中一个具有特殊结构的部位,它是由坚韧的硬脑膜围成的一系列的管道,管道内衬一层内皮细胞。硬脑膜窦不仅是脑静脉血回流的必经之路,而且还是脑脊液回流的必经之路。⑦颅内主要的静脉窦及注入顺序:上矢状窦和下矢状窦注入直窦,续注窦汇,然后依次注入横窦、乙状窦,最后注入颈内静脉。海绵窦注入岩上窦,续注乙状窦。岩下窦注入颈内静脉。现将脑的主要静脉分述如下。

 # 一　大脑浅静脉

大脑浅静脉位于脑表面的脑沟内,起于皮质和皮质下髓质的自毛细血管、毛细血管前静脉和交通浅静脉、深静脉的细小吻合静脉,往后逐渐汇合延续至软膜构成浅静脉网,形成静脉丛,由脑沟内的细小静脉和脑回的细小静脉汇合成较大的静脉,较大的静脉干穿出软膜进入蛛网膜下腔,继而通过硬膜下腔,注入硬膜静脉窦,主要收集大脑皮质及邻近髓质的静脉血。

(一)大脑背外侧面的浅静脉

以大脑外侧裂作为分界,大脑背外侧面的浅静脉通常可分为上、中、下三组。位于大脑外侧裂以上的浅静脉称为大脑上静脉,位于大脑外侧裂附近的则称为大脑中浅静脉,位于大脑外侧裂以下的称为大脑下静脉。大脑上、中、下静脉之间有着广泛的吻合。大脑背外侧面的浅静脉主要收集大脑半球外侧面的静脉血。

临床联系:大脑背外侧面的浅静脉即上、中、下静脉之间有着丰富的吻合,变异也较大,阻塞后临床表现比较复杂多样。阻塞以静脉血栓形成较常见,大多系静脉窦血栓扩展而来,如上矢状窦血栓可引起大脑上静脉血栓,海绵窦血栓可引起大脑中静脉血栓。血栓不重时可以没有症状;有时没有局灶性症状,只有全脑性症状,如头痛、抽搐、意识障碍等;有时有局灶性症状,如偏瘫、失语等。

1. **大脑上静脉**　大脑上静脉位于大脑半球背外侧面的上部,一般由10支左右的小静脉逐渐汇合成较粗大的静脉,最后形成大脑上静脉。其走行方向大体是由下向上,最后注入上矢状窦。各静脉呈放射状分布在大脑半球凸面的额部、顶部、枕部,额部的静脉数目较多,注入上矢状窦的前部;顶部的静脉数目次之,注入上矢状窦的中部;枕部的静脉数目最少,注入上矢状窦的后部。

临床联系:大脑上静脉主要收集大脑半球背外侧面的大脑外侧裂以上及内侧面胼胝体以上皮质和皮质下静脉血。其中在中央沟有一条中央静脉,主要引流中央前后回的血液。当大脑上静脉阻塞时,可出现波动性的对侧肢体中枢性瘫痪或感觉障碍。

2. 大脑中浅静脉 大脑中浅静脉多数位于大脑背外侧面的大脑外侧裂内,一般由数条小静脉汇合而成。其走行向前向下,至颞极附近,绕至大脑底面,最后注入海绵窦。

临床联系:大脑中浅静脉主要收集大脑外侧裂附近区域的血液,包括部分岛叶的血液。当该静脉阻塞时,可出现以对侧上肢为主的中枢性瘫痪和面舌瘫,在主侧半球可伴有失语。

3. 大脑下静脉 大脑下静脉位于大脑外侧裂以下,颞叶表面,一般由2～3条小静脉汇合形成。其走行方向一般自上方向后下方斜行,最后汇入岩上窦及横窦。

临床联系:大脑下静脉主要收集外侧沟以下的颞叶和枕叶外侧面以及额、颞、枕叶底面大部分的血液,一部分枕叶内侧面的血液也收集入大脑下静脉。当该静脉阻塞时,可出现以视觉障碍为主的症状。

(二)大脑内侧面的静脉

包括很多条小静脉,大多注入上矢状窦。其按脑叶可区分为六组静脉。

1. 额内侧静脉 收集额叶内侧面,主要是额上回内侧面的血液。其走行向后上方,一般为1～3条,汇入上矢状窦。

2. 中央内侧静脉 主要收集旁中央小叶的静脉血,一般有1～2条,汇入上矢状窦。

3. 顶内侧静脉 主要收集顶上小叶内侧面的静脉血,一般有1～2条,汇入上矢状窦。

4. **顶枕内侧静脉** 主要收集顶枕裂两侧皮质的静脉血,汇入上矢状窦。

5. **枕内侧静脉** 主要收集枕叶内侧面,特别是距状裂两旁皮质的静脉血。其走行向前,汇入大脑大静脉。

6. **大脑前静脉** 见基底静脉。

临床联系:大脑内侧面的静脉主要收集大脑内侧面上部的静脉血。当大脑内侧面的静脉阻塞时,可以出现对侧下肢力弱或感觉障碍。枕内侧静脉阻塞可产生偏盲。

(三)大脑底面的静脉

大脑底面的静脉主要由额下静脉、颞下静脉和枕下静脉组成,大多注入横窦。大脑底面的静脉主要收集脑底面的静脉血。

1. **额下静脉** 收集额叶眶回部的静脉血。其沿嗅沟向后走行,注入大脑前静脉,而后归入基底静脉系。

2. **颞下静脉** 收集颞叶底面的静脉血。其行向后外方,注入横窦。

3. **枕下静脉** 收集枕叶底面的静脉血。其行向前外方,注入横窦。

大脑深静脉

大脑深静脉系指大脑深部的静脉,主要由大脑内静脉、基底静脉和大脑大静脉三部分合成。这些深静脉主要收集大脑半球髓质(包括内囊)、基底神经节、间脑及脑室脉络丛等处的静脉血,注入直窦。

(一)大脑内静脉

又称盖伦小静脉(small vein of Galen),由透明隔静脉、丘脑纹状体静脉和脉络丛静脉汇合而成。

1. **透明隔静脉** 又称侧室前静脉或额内静脉,在透明隔的两侧、侧脑室前脚的内侧,由前向后走行,注入大脑内静脉。透明隔静脉收集透明隔、胼胝体嘴部及额叶深部的静脉血。

2. **丘脑纹状体静脉**　由前终静脉和后终静脉合成,左右各一条,长约2cm,注入大脑内静脉。丘脑纹状体静脉主要收集侧脑室周围髓质和基底核的静脉血。

3. **脉络丛静脉**　起于侧脑室下角,行走于侧脑室脉络丛的外缘、丘脑的背侧,注入大脑内静脉。脉络丛静脉主要收集侧脑室脉络丛、邻近海马等部的静脉血。

三大分支在室间孔的后缘处汇合形成左右大脑内静脉,自前向后并行,两者各距中线 2mm,约行至第三脑室后方,两侧大脑内静脉合成一条大脑大静脉。大脑内静脉主要收集两侧豆状核、尾状核、胼胝体、第三脑室和侧脑室脉络丛以及丘脑等处的血液。

(二)基底静脉

基底静脉(basal vein)又称脑底静脉,按行程途经部位,可将其分为三部分:起始点,腹侧段,背外侧段。起始点相当于在前穿质水平,接受从外侧来的大脑中深静脉、由内侧来的大脑前静脉、纹状体下静脉和额叶浅静脉来的部分血液。腹侧段居于脑底面,接受起始点和新加入的侧脑室下静脉来的血液。背外侧段则回绕大脑脚,由腹外侧转到脑干与间脑交界的背侧,接受腹侧段和新加入的膝状体静脉、大脑脚外侧静脉、中脑外侧静脉及上、下丘脑的细小静脉的血液,最后注入大脑大静脉。

临床联系:基底静脉为深静脉系中一条重要的主干静脉,相对比较粗大且行程长而迂曲。其主要收集双侧苍白球内侧部、视前区、下丘脑、丘脑底部、中脑上部和颞叶的脉络丛下静脉的血液。该静脉一般不出现血栓,但如果基底静脉压于小脑幕游离缘上,可导致脑干上部水肿和出血。

(三)大脑大静脉

又称盖伦静脉(Galen vein)。大脑大静脉由左右大脑内静脉和基底静脉合成,位于胼胝体压部的下后方,由前向后走行,大约在大脑镰与小脑幕相连接处的前端汇入下矢状窦,续入直窦。

注意大脑大静脉与松果体之间的位置关系,在多数情况下,静脉位于松果体的后方,此时松果体的上方为大脑大静脉,松果体的两侧为基底静脉和侧脑室静脉。

临床联系:大脑大静脉是一条短粗、壁薄并较脆弱的静脉主干,主要收集双侧基底节、间脑、胼胝体、中脑上部等处的静脉血,深浅静脉之间吻合支较少。由于大脑大静脉收集中脑、间脑的血液,阻塞以后不仅出现颅内高压症状,更有认知障碍甚至昏迷等意识障碍。

脑干与小脑的静脉

脑干静脉是指延髓静脉、脑桥静脉和中脑静脉,各部静脉又分为前群、外侧群和后群组。延髓静脉的分支向上汇入脑桥的分支静脉,向背侧汇入小脑的分支静脉,向下汇入脊髓静脉。脑桥静脉的分支汇入大脑脚静脉,部分注入直窦。中脑静脉的分支汇入大脑脚静脉、基底静脉和大脑大静脉。

小脑的静脉主要有小脑上静脉、小脑下静脉、小脑前中央静脉和小脑下内静脉。小脑上静脉汇入大脑大静脉和横窦,收集小脑上部和深部的血液;小脑下静脉汇入岩上窦或横窦,收集小脑下部的血液;小脑前中央静脉汇入大脑大静脉,收集小脑上蚓部的血液;小脑下内静脉汇入直窦或横窦,收集小脑下蚓部和小脑半球内侧面的血液。

临床联系:脑干和小脑的静脉分支分别就近汇入不同的静脉,比较分散,很少出现病变。

四 静脉窦

静脉窦又称硬脑膜静脉窦、硬脑膜窦,是一种特殊的脑静脉,是由硬脑膜的骨膜层和脑膜层之间形成的通道,其内面衬贴一层内皮细胞,窦壁由坚韧的纤维结缔组织构成,无弹性,无瓣膜。静脉窦收集脑、脑膜、颅骨板障静脉和眼眶等部位的静脉血,同时静脉窦通过蛛网膜颗粒等回收脑脊液,最后汇入颈内静脉。颈内静脉与锁骨下静脉汇合成无名静脉,左右无名静脉进一步汇合成上腔静脉,最后经上腔静脉注入右心房。现将主要的静脉窦分述如下。

(一)上矢状窦

位于颅顶内的大脑镰凸缘附着处,前面从颅骨鸡冠开始,向后至枕内隆凸处,汇入窦汇。上矢状窦的横断面为三角形,主要收集大脑背外侧面上部大脑上静脉和大脑内侧面上部静脉的血液,注入窦汇。上矢状窦与头皮静脉、板障静脉和鼻腔的静脉相交通。

临床联系:上矢状窦引流的静脉血范围较大,血栓形成后容易出现高颅压症状;被引流的浅静脉与其他浅静脉广泛吻合,可以减轻症状;与颅外相交通的部位有化脓性感染时也可以引起上矢状窦感染性血栓。

(二)下矢状窦

位于大脑镰下方的游离缘上 1cm 处,呈弓形向后行,至小脑幕前缘处,与大脑大静脉汇合为直窦。下矢状窦主要收集大脑内侧面、大脑镰、胼胝体及扣带回的静脉血。

(三)直窦

位于大脑镰与小脑幕的附着处,由大脑大静脉和下矢状窦汇合而成,向后至枕内隆凸附近与上矢状窦汇合,并向两侧延伸为左右横窦,向后汇入窦汇。其主要收集下矢状窦和大脑大静脉的血液。

临床联系:直窦极少单独发生血栓,多与上矢状窦、横窦同时发生,同时由于收集大脑大静脉的血液,致使病情较重。

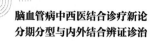

(四)横窦

前始于窦汇,窦汇分注入两条横窦。横窦位于小脑幕的后缘和外侧缘枕骨的横沟中,继而向前下延伸为乙状窦。横窦除接受上矢状窦、直窦的血液外,在其行程过程中还接受岩上窦、后髁静脉、乳突导血管、小脑下静脉、大脑枕叶静脉等处的血液,最后注入乙状窦。

临床联系:通常两侧横窦不等大,右侧较大,左侧较小。右侧横窦阻塞时症状较重,影响到颈静脉孔时可出现颈静脉孔综合征。

(五)乙状窦

位于颞骨乳突和枕骨内侧面的乙状沟内,为横窦向下的延伸,接受横窦血液,注入颈内静脉。

临床联系:乙状窦与乳突邻近,并借助乳突导血管与颅外浅静脉相通,颅外感染容易引起乙状窦感染性血栓形成。由于乙状窦是横窦的延续,乙状窦接受的静脉血与横窦接受的静脉血基本相同,因此横窦和乙状窦被统称为侧窦。横窦或乙状窦发生血栓时互相影响,同时发病,临床上统称侧窦血栓形成。

(六)窦汇

为上矢状窦、直窦和两侧横窦的汇合处,是上矢状窦、直窦的血液向两侧横窦分流的必经之处。另外,窦汇通过枕部导血管与颅外枕静脉相通。

临床联系:窦汇很少单独发病。

(七)海绵窦

位于颅中窝蝶鞍的两侧,左右各一,窦间由结缔组织的小隔把该窦腔分为许多相通的小腔,形似海绵,故称海绵窦。海绵窦接受眼静脉、大脑中静脉的静脉血,向后外经过岩上窦注入横窦,通过岩下窦注入颈内静脉。两侧海绵窦借助海绵间前窦和海绵间后窦相通。窦内不仅充满静脉血,还有颈内动脉和展神经通过;在窦的外侧壁内,自上而下有动眼神经、滑车神经和三叉神经的第一支经过。

临床联系:海绵窦与周围的静脉有广泛的交通。如其通过眼静脉与面静脉相通,向下经卵圆孔的小静脉与翼静脉丛相通,故面部感染可引起海绵窦感染性血栓形成。其通过基底静脉丛与椎内静脉丛相通,而椎内静脉丛又与腔静脉系相通,故盆腔感染可以引起海绵窦感染。

(八)其他静脉窦

枕窦,位于窦汇下方的小脑镰的附着缘处,接受脑膜静脉血,注入横窦。岩上窦,位于颞骨岩部的岩上沟内,接受海绵窦及枕后静脉、小脑上静脉及中耳静脉的血液,汇入横窦。岩下窦,位于颞骨岩部后缘的岩下沟中,较岩上窦短而粗,接受海绵窦及内耳、脑桥和小脑下静脉的血液,注入颈内静脉。

第三节　脑循环生理

脑的血液循环,简称脑循环。脑循环是身体中重要器官的循环,与体循环一样,具有重要的生理功能。脑循环输送产能物质和其他营养物质到脑组织细胞以维持脑的正常代谢与功能;收集和排泄脑代谢产物和不能被脑利用的物质;维持脑的内环境,如渗透压、颅内压、酸碱状态或电解质平衡等。脑循环生理是了解脑血管病的发病机制和治疗的理论依据,应该深入了解。

脑血流量及其调节

(一)脑血流量

脑是机体高级神经活动器官,它的功能和代谢活动极为活跃,并且完全依赖于血液的连续供应。所以,虽然人脑的重量仅占体重的 2% ~ 3%(体重按60kg 计算,则为 1 200 ~ 1 800g,平均为 1 500g),但成人全脑血流量很高,约

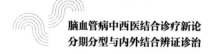

为 800 ～ 1 000ml/min,占每分心搏出量的 20%。如果按平均脑重量为 1 500g 计算,成人的平均脑血流量为 55ml/(100g·min)。脑血流量分布并不均衡,一般大脑皮质的血流量可高达 77 ～ 138ml/(100g·min),而脑白质的血流量仅约为皮质的 1/3。在生理情况下,不管处于睡眠、觉醒、上天、入海、运动、静坐、站立等哪一种状态,脑血流量始终保持相对恒定。

(二)脑血流量的调节

脑血流量可以通过脑灌注压、脑血管阻力、化学因素和神经因素等进行自动调节,但脑血流量的自动调节的程度有限。

1. **血压与脑血管的调节** 脑血流量与脑灌注压成正比,而与脑血管阻力成反比,可以用公式表示:$Q=(MAP-ICP)/R$。其中 Q 为脑血流量,MAP 为平均动脉压,ICP 为颅内压,R 为脑血管的阻力,MAP－ICP 为有效灌注压。脑血管阻力 $R=8\eta \cdot L/\pi r^4$,则 $Q=(MAP-ICP)\pi r^4/(8\eta \cdot L)$。脑血流量与血管口径 r^4 成正比,与血液黏度 η 成反比,与血流通过的血管长度 L 成反比。当平均动脉压介于 8.0 ～ 21.3kPa(60 ～ 160mmHg)时,脑血管可以随着血压的变化进行相应的收缩或舒张,从而维持脑血流量的稳定,这就是脑血流量的自动调节作用,即 Bayliss 效应。但是,由于脑组织位于颅腔内,颅腔的容积较为固定,颅腔内为脑组织、脑血管和脑脊液所充满,但脑组织不能压缩,所以脑血管的舒缩程度受到相当的限制,脑血流量的自动调节有限,脑血流的变动范围小。当平均动脉压低于 8.0kPa(60mmHg)时,脑小动脉舒张达最大限度,血管阻力不能继续降低,导致脑血流量的减少;相反,当平均动脉压高于 21.3kPa(160mmHg)时,脑小动脉收缩达最大限度,血管阻力不能继续增加,引起脑血流量增多。

临床联系:当平均动脉压高于自身调节的上限时,可因毛细血管压过高而引起脑水肿。高血压患者脑血流量自动调节范围的上、下限均上移,对低血压的耐受能力减弱,因此在急剧降血压后会诱发脑缺血发作。

2. **脑血流量的化学调节** 脑血流量的化学调节因素包括氧、二氧化碳、钾离子、钙离子及血液和脑脊液的 pH 值等。局部化学因素对血管舒缩活动影响较大。脑血管对血氧减少很敏感,当氧分压降低时,脑血管扩张,血流量增多;当氧分压升高时,脑血管中等程度收缩。当二氧化碳分压升高时,脑血管舒张,脑血流量增多。在脑血管周围的细胞外液中,增加钙离子可以引起脑血管收缩。钾离子对脑血管具有扩张作用。

3. **脑血流量的神经调节**　脑血管上分布的神经也能调节脑血流量,脑血管受交感缩血管纤维和副交感舒血管纤维的支配。但神经因素较局部化学因素对脑血管的影响小。

 ## 脑的氧和糖的供应

脑是机体代谢活动最旺盛的器官,对氧和能量的需求很高。脑的耗氧量占全身供给量的 20% ~ 25%(与血容量相匹配)。脑组织与其他器官不同,它几乎没有氧和能量的储备,脑的氧和能量来源于血液中的氧和葡萄糖提供的能量,脑组织必须不断地得到血液供应,才能得到脑组织代谢活动所需的氧和葡萄糖提供的能量,维持脑组织正常的代谢,保持正常的脑部功能。一个正常人在常温下中枢神经系统各部位能够耐受缺氧的时间不同,大脑皮质 3 ~ 4 分钟,小脑 10 ~ 15 分钟,延髓呼吸血管运动中枢 20 ~ 40 分钟,脊髓 45 分钟,交感神经节 60 分钟。脑为何在血液中断以后只能耐受如此短的时间? 因为在正常体温非麻醉的情况下,脑需要的能量,约为 8cal/(100g·min),在血流完全中断以后,脑全部可利用的储存能量是 20cal/(100g·min),也就是说只能维持功能活动 2 ~ 3 分钟。即使机体很快停止自发电活动来节省能量消耗,但这些储存的能量在睡醒条件下于 5 分钟内即完全被耗尽;在深麻醉的情况下,10 分钟就完全耗尽。可见,正常的血液供应与脑功能的关系非常密切。

临床联系:脑组织对缺血十分敏感,当脑的供血中断导致脑缺氧 10 秒即可出现意识丧失,2 分钟内脑电活动停止,5 分钟后脑组织出现不可逆性损伤,10 ~ 20 分钟大脑皮质出现广泛性的选择性神经元坏死。

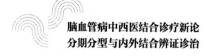

三 脑的储备能力

脑的供血储备主要受两种因素影响,一是当各种因素导致脑血流量下降时,脑血管就会通过脑血流量的自动调节作用维持脑血流量的相对稳定;二是侧支循环的建立,当脑血管的动脉分支闭塞导致脑缺血时,侧支循环可以发挥代偿作用。

脑组织的代谢储备有限。由于脑组织中几乎无葡萄糖和氧的储备,主要依靠血液中的氧和葡萄糖提供。所以,脑的供血储备同时也提供了代谢储备。急性脑梗死缺血性半暗带(ischemic penumbra)(即梗死灶的周围区域)为脑组织赢得了能量代谢储备,及时得到供血,缺血性半暗带内神经元可以得到可逆性恢复。

参考文献

[1] 柏树令 . 系统解剖学 [M]. 北京:人民卫生出版社, 2001 :451-460.

[2] 吴江, 贾建平 . 神经病学 [M]. 3 版 . 北京:人民卫生出版社, 2016 :167-171.

[3] 张致身 . 人脑血管解剖与临床 [M]. 2 版 . 北京:科学技术文献出版社, 2004 :87-182,226-272,395-419.

[4] 蒲传强, 郎森阳, 吴为平 . 脑血管病学 [M]. 北京:人民军医出版社, 1999 :11-32.

[5] 王笑中, 焦守恕 . 神经系统疾病症候学 [M]. 北京:人民卫生出版社, 1979: 482-490.

[6] 姚泰 . 生理学 [M]. 北京:人民卫生出版社, 2002 :177.

[7] 陈杰, 周桥 . 病理学 [M]. 3 版 . 北京:人民卫生出版社, 2015 :416-419.

[8] 顾正中 . 脑循环与临床 [M]. 上海:上海科技技术出版社, 1983 :47-116.

| 第三章 |

脑血管病的病因
与病理

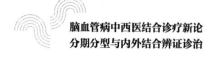

脑血管病的病因病理是脑血管病的临床表现、辅助检查、诊断和治疗的基础,需要了解和掌握。本章主要介绍脑血管病的共性部分。

第一节　脑血管病的病因及发病机制

脑血管病,是指多种原因引起脑血管病变而导致的脑组织损害及相应的脑功能障碍。血管病变主要分为血管闭塞和血管出血两大类,但造成脑血管病变的原因有很多,如血管壁的病变、血流动力学改变、血液成分的改变、血管外的病变(如心房颤动的栓子脱落)等。进一步分析发现造成血管壁病变的原因又有很多,如动脉硬化、血管炎、先天性血管病、外伤、药物、血液病等。根据解剖结构和发病机制,现对脑血管病的病因分类进行介绍。

 血管壁病变

血管壁病变是脑血管病最常见的直接原因,造成血管壁病变的原因涉及动脉硬化、炎症、免疫、先天发育、外伤、药物等。

(一)脑动脉硬化

脑动脉硬化是造成血管壁病变的最常见的原因。动脉硬化是一组以动脉壁增厚、变硬和弹性减退为特征的动脉疾病。高脂血症是动脉粥样硬化的主要危险因素,可以促进动脉粥样硬化。高血压可以促进大动脉粥样硬化,也可以促进细小动脉硬化。糖尿病容易继发高脂血症,促进动脉粥样硬化的形成。动脉粥样硬化也有家族性聚集性的倾向,这说明遗传因素是动脉粥样硬化的危险因素。年龄因素是不可控制的危险因素,尤其是老年人,多有动脉硬化。其他因素如吸烟、嗜酒、肥胖、高同型半胱氨酸血症等均可促进动脉硬化。

脑动脉硬化常发生于颈动脉和大脑的主干动脉,动脉粥样斑块处容易形成血栓,斑块脱落可以形成栓塞,导致缺血性脑血管病。供应脑深部的深穿支细小动脉硬化、细小动脉玻璃样变、管壁变脆等容易造成出血。

(二)血管炎

各种感染如结核、梅毒、钩端螺旋体等可以导致血管炎;结缔组织病常常导致免疫性血管炎。动脉炎容易形成脑血栓。

(三)先天性血管病

如先天性动脉瘤、先天性血管畸形等,容易破裂引起蛛网膜下腔出血。先天性血管狭窄容易形成血栓。

(四)血管损伤

各种原因所造成的脑血管损伤,如脑外伤、颅脑手术、介入插入导管、穿刺等活动可以导致血管损伤,发生脑出血。

(五)其他

某些药物、毒物可以促进血栓形成;恶性肿瘤的病理性血管容易造成脑出血。

 血流动力学改变

一是血压改变,如高血压、低血压或血压的急骤波动,血压突然大幅度降低容易诱发脑缺血,血压突然升高容易诱发脑出血。二是心功能障碍,如心脏传导阻滞、风湿性或非风湿性心瓣膜病、心肌病及心律失常等,尤其是心房颤动,容易形成血栓脱落导致脑栓塞。

三 血液成分改变

　　血液是由血浆和悬浮于其中的血细胞组成的,血浆中含水量在90%以上,对维持循环血量的相对恒定发挥着重要作用。血浆蛋白是血浆中多种蛋白质的总称,对于维持血浆的黏度起决定作用。血液的黏度取决于血中的血细胞,各种血细胞的含量、比例对于维持正常血液循环极为重要。如果血液成分发生改变,包括各种原因所致的高黏滞综合征,如脱水、红细胞增多症、血小板增多症、高纤维蛋白原血症、严重的高脂血症、严重的高血糖症等,容易出现血流缓慢,发生血栓形成。

　　血液病及凝血机制异常,如弥散性血管内凝血和各种血液性疾病之凝血机制异常,口服抗凝药物等均可引起出血性脑血管病。

四 血管外的各种栓子

　　血管外的各种栓子,如空气的栓子、外伤的脂肪栓子、恶性肿瘤的癌细胞、寄生虫病的寄生虫栓子等,脱落后可以随着脑血液的流动卡在不能通过的部位,形成脑栓塞。

五 其他病因

　　脑血管受压、外伤、血管痉挛等,均可以影响脑循环,发生脑缺血。

第二节　脑血管病的病理

 ## 一　缺血性改变

在病理生理上,脑缺血时,当侧支血供不能维持病变动脉供血区的正常灌注压时,起初一段时间内的血供减少,可以通过血流调节的生理机制来代偿。灌注压的降低,首先引起阻力血管的自动调节扩张,其后无氧代谢引起高乳酸血症,可以进一步引起血管扩张。一旦阻力血管完全扩张,自动调节和CO_2反应便会失效,血流随系统血压波动而波动。

当局灶缺血的周边区域组织代谢和离子紊乱,脑血流量为0.35ml/(g·min)时,首先是蛋白质合成被抑制,而糖的利用和能量代谢则在更低血流量时才能发生改变。当脑血流量在0.10 ~ 0.20ml/(g·min)之间时,脑组织区域处于电衰竭状态,此区域称为缺血性半暗带。此时,脑血流量虽然严重减少,但恢复供血可以挽救此区域的缺血脑组织。只有当脑血流量低于0.10ml/(g·min)时,细胞膜离子泵和细胞能量代谢衰竭,脑组织才发生不可逆性损害。

脑缺血后脑损伤有很多机制:①兴奋性氨基酸的作用,如缺血后兴奋性氨基酸,尤其是谷氨酸升高,激活谷氨酸受体门控通道开放;能量衰竭,腺苷三磷酸(adenosine triphosphate,ATP)生成不足,离子交换障碍;细胞无氧酵解使得乳酸增多,细胞膜通透性增加,导致钾外流,钠内流,细胞内钙超载,继发一系列损伤。细胞外钠进入细胞增多,细胞内渗透压升高,造成细胞水肿。②细胞内钙超载可以加重缺血性神经元损伤。细胞内钙超载激活磷脂酶A和C,使磷脂降解为游离氨基酸,尤其是花生四烯酸(arachidonic acid,AA)的大量释放,导致脂质膜流动性降低及通透性增高,细胞肿胀。AA在环氧合酶及脂氧合酶作用下生成前列腺素、白三烯和自由基等活性物质,使血管收缩,进一步造成缺血后低灌注;钙增高使活性钙调蛋白增加,钙与钙调蛋白复合物导致5-羟色胺及去甲肾上腺素释放,引起脑血管痉挛,局部血流状况恶化,加重脑缺血;线粒体内钙沉积造成氧化磷酸化电子传递脱耦联,ATP大量减少,离子泵失效,致使跨膜离子流和膜电位丧失,细胞呼吸受抑制,导致不可逆性神经元损伤;钙增高造成自由基和一氧化氮增加;脑血管内皮细胞钙超载,使内皮间隙扩大,损害血-脑脊液屏障,产生血管源性脑水肿。现在多认为细胞内钙超载是各种原因造成神经元损伤的共同路径。③脑缺血后产生大量自由基,通过攻击线粒体、攻击脱氧核糖核酸(deoxyribonucleic acid,DNA)修复酶等方式损害脑组织。④脑缺血后还可引起炎症反应、细胞凋亡等,从而损害脑组织。

脑缺血后脑损伤的病理生理过程:超早期,缺血后5分钟缺血中心区能量衰竭,细胞膜去极化,脑组织发生不可逆性损伤;缺血中心区的外周形成缺血性半暗带,处于电衰竭的状态,脑组织处于可逆性损伤状态。此后,缺血中心区逐渐向外周的缺血性半暗带扩展,4～6小时后缺血中心区和周边的缺血性半暗带重合,形成大面积的坏死区。延迟损伤期,超早期后继发血管源性脑水肿、炎症反应和细胞凋亡,脑组织损伤进一步加重,持续数天至数周,其持续的时间与缺血区的大小和代偿能力有关。

在病理形态上,脑血管闭塞后6小时内病变脑组织变化不明显,6小时后梗死区暗淡,灰质白质界限不清;24小时后大量神经细胞脱失,胶质细胞坏死,中性粒细胞、淋巴细胞及巨噬细胞浸润,局部水肿;2～3天后水肿加重,4～5天达到高峰;7天后坏死脑组织软化;3周后液化坏死脑组织被格子细胞缓慢清除,逐渐形成脑萎缩,小病灶形成胶质瘢痕,大病灶形成中风囊。此期持续数月至2年。

静脉血栓形成后,由于静脉血液回流受阻,血液淤积于小静脉和毛细血管内,称为淤血,又称静脉性充血,导致血管内流体静压升高和缺氧,发生出血、水肿和梗死。

二 出血性改变

脑出血形成血肿,脑组织受压坏死,导致血肿继发性损伤,如脑水肿、血肿周围缺血、代谢异常等。

三 脑水肿

脑缺血和脑出血均可引起脑水肿,脑水肿继发颅内压增高,严重者形成脑疝,危及患者生命。

参考文献

[1] 吴江,贾建平.神经病学[M].3版.北京:人民卫生出版社,2016:180-181,191.

[2] 贾建平,陈生弟.神经病学[M].7版.北京:人民卫生出版社,2013:171,176-177,188-189.

[3] 凌锋.脑血管病理论与实践[M].北京:人民卫生出版社,2006:76-80.

[4] 陈杰,周桥.病理学[M].北京:人民卫生出版社.2015:74-76,418.

| 第四章 |

脑血管病的神经系统表现

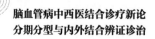

　　脑血管承担着整个脑部的血液供应,保证脑组织的结构、代谢和功能的完整性。任何局部的脑血管病变,都会导致相应的脑组织损伤及相应的病理改变,出现相应的症状和体征。所以,脑血管病的症状和体征涵盖了整个脑部损害的表现,有必要掌握脑组织损害所出现的临床表现。它包括两个方面,一是神经系统损害的症状和体征,如高级神经系统、脑神经、运动系统、感觉系统、自主神经系统等系统的症状和体征;二是脑各个局部损害的症状和体征,也就是神经系统的定位诊断。脑血管病神经系统症状和体征是诊断脑血管病的基础,应该掌握。虽然神经系统局部的损害出现相应的症状和体征,但神经系统的系统性很强,不同部位的损害又可表现出相似的症状和体征,需要进行鉴别。所以,本章将系统介绍神经系统损害的临床表现。这既有利于脑血管病的诊断,又有利于与非脑血管病的鉴别。

第一节　一般情况

　　一般情况主要包括生命体征和头颈部及四肢的一般表现。生命体征包括体温、呼吸、脉搏和血压。

 生命体征

　　1. **体温**　缺血性脑血管病一般没有发热,但出血性脑血管病可以有发热。如脑出血和蛛网膜下腔出血可以出现血液吸收热,体温不至于过高,一般不超过38℃,但严重的丘脑损害可以出现中枢性高热。按照发热程度进行分类时,低热为37.3 ~ 38℃,中度发热为38.1 ~ 39℃,高热为39.1 ~ 41℃,超高热为41℃以上。正常人体温一般为36 ~ 37℃,24小时内体温波动一般不超过1℃。一般规律是下午、进餐后体温略高,老年人稍低于青年人。感染性发热多为中度发热或高热。

2. **呼吸**　轻度的脑血管病没有呼吸异常,严重的脑血管病可以发生中枢性呼吸异常。呼吸是机体与外环境之间进行 O_2 和 CO_2 气体交换过程。机体在生命活动中所消耗的能量来自细胞的新陈代谢,细胞在新陈代谢过程中不断地消耗 O_2,并产生 CO_2。呼吸的主要意义就是排出细胞在新陈代谢过程中产生的过多的 CO_2,并补充 O_2,使得细胞新陈代谢和其他生命活动能够正常进行。正常的呼吸运动是一种自动节律性活动。呼吸的节律性运动的产生和调节在于脑部呼吸中枢,同时受 CO_2、H^+ 和 O_2 的调节。所以观察患者的呼吸方式、频率和节律等可以了解病变的部位。正常的呼吸不深不浅,稳定而有节律,频率一般为 16 ~ 18 次 /min,大于 24 次为过速,低于 12 次为过缓。中枢神经系统病变可导致呼吸中枢抑制,出现呼吸节律的改变:①过度换气后呼吸暂停,表现为每 5 ~ 10 次深呼吸后,有 12 ~ 30 秒的呼吸暂停,多为大脑半球广泛损害所致。②潮式呼吸,表现为渐增 - 渐减的呼吸频率和呼吸深度,随之有一呼吸暂停阶段,然后重复上述周期性呼吸,周期可以长达 30 秒至 2 分钟,暂停的时间可长达 5 ~ 30 秒。潮式呼吸见于中线深部结构、双侧大脑半球或弥散性皮质损害。③中枢神经源性过度通气,表现为快速节律性过度通气,频率为 30 ~ 70 次 /min,为中脑到脑桥上部被盖区的病变所致。④长吸式呼吸,表现为吸 2 ~ 3 次呼 1 次;或延长性吸气痉挛,表现为充分吸气后,暂停 2 ~ 3 秒才呼气。长吸式呼吸及延长性吸气痉挛见于双侧脑桥损害。⑤失调呼吸,表现为整个呼吸节律的异常,呼吸频率和时间均不规律,见于延髓损害。

非中枢性呼吸异常一般没有节律异常,主要为呼吸形式和频率的变化。深而快的规律性呼吸常见于败血症、糖尿病酸中毒、尿毒症等;浅而快的规律性呼吸见于休克、心肺疾患或安眠药中毒引起的呼吸衰竭;肺炎等缺氧性疾病可伴有发绀和鼻翼扇动;摇头式或切齿式呼吸见于颅内压增高或脑疝形成时;吗啡、巴比妥类药物中毒时呼吸缓慢。

3. **脉搏**　一般检查桡动脉。正常脉率为 60 ~ 100 次 /min,平均 72 次 /min,女性略快,老年人减慢,为 55 ~ 60 次 /min。轻度的脑血管病一般没有脉搏的异常,但急性颅内压增高时脉搏缓慢而有力;心源性脑栓塞常有原发病的

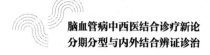

脉搏异常。

4. **血压**　血压计袖带下缘为肘窝上 3cm，第一声为收缩压，声音消失时为舒张压。目前，我国采用的血压分类和标准见表 4-1。高血压定义为未使用降压药物的情况下诊室收缩压 ≥ 140mmHg 和（或）舒张压 ≥ 90mmHg。根据血压升高水平，进一步将高血压分为 1 ~ 3 级

表 4-1　血压水平分类和定义（单位：mmHg）

分类	收缩压		舒张压
正常血压	<120	和	<80
正常高值血压	120 ~ 139	和（或）	80 ~ 89
高血压	≥ 140	和（或）	≥ 90
1 级高血压（轻度）	140 ~ 159	和（或）	90 ~ 99
2 级高血压（中度）	160 ~ 179	和（或）	100 ~ 109
3 级高血压（重度）	≥ 180	和（或）	≥ 110
单纯收缩期高血压	≥ 140	和	<90

血压显著升高在神经科常见于高颅内压、脑出血、脑梗死进展期和蛛网膜下腔出血急性期。血压过低可引起脑缺血，尤其是合并颅内大动脉严重狭窄的患者。

 头颈部表现

头位异常可见于痉挛性斜颈、颈椎疾病，后颅凹占位病变常引起强迫头位。检查有无颅颈部血管杂音时，患者取坐位，使用钟形听诊器，在眼眶、颞部、乳突、锁骨上窝和下颌角下方的颈总动脉分叉处听诊。颅内动静脉畸形患者可在眼眶或颅部听到杂音，颈动脉或椎动脉狭窄的患者可在颈部闻及血管性杂音。

四肢表现

注意有无肢体的活动受限等。脑血管病累及锥体束时常常出现肢体活动受限。

第二节　高级神经活动表现

高级神经功能活动就是精神活动,包括感知、思维、智力、情感、意志、行为等活动。精神活动是大脑功能的表现。正常脑的结构、代谢和功能是精神活动的物质基础,当与精神活动有关的脑的结构、代谢和功能异常时,就会出现精神症状。

引起精神症状的原因有原发性和继发性。原发性精神障碍表现为单纯的精神症状,目前尚未发现肯定的脑、躯体或精神活性物质的证据。继发性精神障碍包括脑器质性疾病、躯体疾病、精神活性物质引起的精神症状。

脑血管病无论是缺血性还是出血性损害,只要造成与精神活动有关部位的损害,均可出现精神症状。

一　意识障碍

(一)解剖生理

意识是指个体对外界环境、自身状况以及它们相互联系的确认。意识活动包括醒觉和意识内容两方面。意识的醒觉系统可以激活皮质并使之维持一定水平的兴奋性,使机体处于清醒状态,从而在此基础上产生意识内容。意识内容即高级的皮质活动,涉及感知、思维、记忆、注意、智能、情感和意志活动等心理过程,为精神活动。

意识的醒觉为上行网状激活系统(非特异性上行投射系统),包括脑干网状结构和丘脑非特异性投射系统。脑干网状结构与特异性传导通路比较有两点显著的不同,一是在它的投射通路上要经过较多的神经元转换,和特异性传导通路的三级神经元转换相比,神经冲动传导速度较慢,并容易被药物所阻断;二是脑干网状结构内神经元之间依傍性的突触联系使得它不能引起突触后的有效放电,而是引起下一个神经元的电紧张变化或维持神经元的兴奋水平,从而对其他部位的神经兴奋起易化作用。上行激活性网状结构主要是从脑桥上 2/3 两侧旁中央网状结构发出纤维上行,投射到丘脑非特异性核团。丘脑非特异性核团包括丘脑的腹侧前核、网状核、中央核、中线核和内髓板核等。刺激这类核团能引起广泛的两侧皮质的募集反应,改变皮质的兴奋状态,增强它的反应性。

清醒状态的机制:机体通过各种感官接受外界的适宜刺激,产生神经冲动,通过脑干特异性上行投射系统传至大脑皮质,同时发出侧支到脑桥上 2/3 两侧旁中央网状结构,由此发出纤维投射到丘脑非特异性核团(丘脑非特异性神经核、前脑基底部核团和下丘脑等),由此再弥散地激活整个大脑皮质,对皮质的诱发电位产生易化作用,从而使皮质出现清醒状态。

如果大脑皮质或上行网状激活系统损害,就会出现意识障碍。但需要注意,一是大脑半球任何局部的功能丧失或广泛慢性的损害只表现意识内容的改变,而不发生诸如昏迷等意识障碍;除非是两侧半球广泛性的、来势较急的病变,或大脑半球向下移位压迫丘脑或中脑时,才会造成昏迷。二是上行网状激活系统内不同部位或不同程度的损害即可发生不同程度的意识障碍。临床病理研究表明,延髓和脑桥下端下 1/3 损害不发生意识障碍,当病变累及脑桥上 2/3 被盖网状结构、中脑、丘脑后部时可表现为不同程度的意识障碍甚至昏迷。

当颅外病变最终波及网状结构,使其突触传递发生阻断时,同样也可引起昏迷。临床最常见的原因是各种类型的酸中毒,尤其是代谢性酸中毒,可以使脑许多部位包括网状结构在内的突触传递停止,大脑皮质和网状结构功能和联系近于丧失,从而陷入昏迷。还有脑的代谢性障碍,如低血糖时脑能源缺乏,各种镇静剂、麻醉剂及有机磷中毒,都会严重影响或抑制上行网状激活系统的功能而导致昏迷。

脑血管病无论是缺血性还是出血性的,当损害脑干或丘脑的上行网状激活系统时,均可产生不同程度的意识障碍甚至昏迷。当小脑幕以上大面积梗死或较大量脑出血出现严重脑水肿,继发性损害丘脑或向下压迫中脑时,也可以产生意识障碍。

根据对周围环境的认识和自我认识的不同,意识障碍又可分为对周围环境的意识障碍和自我意识障碍。自我意识,又称自我体验,是指个体对自身精神状况和躯体状况的认识。每个人都意识到自己的存在,是独立的单一的个体。自己的精神活动完全由自己控制,并为自己所认识。

(二)意识障碍类型

1. **以觉醒程度改变为主的意识障碍** 根据昏迷时意识障碍的程度,分为嗜睡、昏睡、昏迷;昏迷又可分为浅昏迷、中昏迷和深昏迷。

(1)嗜睡(somnolence):程度最轻的一种意识障碍,表现为睡眠状态过度延长。当呼唤或推动患者的肢体时可以使其清醒,并能进行正确的交谈或执行指令,停止刺激后患者又继续入睡。

(2)昏睡(sopor):是一种比嗜睡程度深的意识障碍。一般的外界刺激不能使患者清醒,但给予较强烈的刺激时可有短时的意识清醒,醒后可简短地回答提问,当刺激减弱后又很快进入睡眠状态。

(3)昏迷(coma):是指意识完全丧失,任何感觉刺激均不能唤醒的状态,可无自发睁眼,缺乏睡眠觉醒周期。按其程度可分为浅昏迷、中昏迷、深昏迷。①浅昏迷,表现为睁眼反应消失或偶见半闭合状态,无自发言语和有目的地活动,疼痛刺激时有躲避动作和痛苦表情,脑干反射基本保留,如瞳孔对光反射、角膜反射、咳嗽反射和吞咽反射等。②中昏迷,对一般的外界刺激无反应,强烈的疼痛刺激时可见防御反射活动,角膜反射减弱或消失,呼吸节律紊乱,可见到周期性呼吸或中枢神经源性过度通气。③深昏迷,对任何刺激均无反应,全身肌肉松弛,眼球固定,瞳孔散大,脑干反射消失,生命体征发生明显变化,呼吸不规则。

2. 以意识内容改变为主的意识障碍,可分为意识模糊和谵妄。

(1)意识模糊(confusion):淡漠和嗜睡是其突出的表现。注意力减退,定向障碍,言语不连贯,嗜睡,情感淡漠,随意活动减少,对声、光、疼痛等刺激能表现有目的的简单动作反应。

(2)谵妄(delirium):对客观环境的认识能力及反应能力均有下降,注意力涣散,定向障碍,言语增多,思维不连贯,多伴有睡眠觉醒周期紊乱。常有错觉和幻觉,在恐怖性错觉、幻觉的影响下,表现出情绪紧张、恐惧和兴奋不安,大喊大叫,甚至有冲动攻击行为。病情呈波动性,白天减轻,夜间加重。起病急,持续时间多为数小时至数天,个别可持续更长时间。发作时意识障碍明显,间歇期可完全清楚。

3. 特殊类型的意识障碍,可分为去大脑皮质状态和无动性缄默症。

(1)去大脑皮质状态(decorticate state):大脑皮质广泛损害导致皮质功能丧失,而皮质下结构的功能仍然存在。患者表现为无任何自发言语,呼之不应,貌似清醒,实无意识;双眼凝视或无目的地活动,情感反应缺乏,偶有无意识哭叫或自发性强笑;患者缺乏随意运动,但原始反射活动保留,四肢深反射亢进,病理反射阳性;大小便失禁,腺体分泌亢进;存在睡眠觉醒周期,但时间是紊乱的,觉醒时交感神经功能亢进,睡眠时副交感神经功能占优势;患者表现出特殊的身体姿势,双前臂屈曲和内收,腕及手指屈曲,双下肢伸直,足跖屈。

(2)无动性缄默症(akinetic mutism):又称睁眼昏迷,由脑干上部和丘脑的网状激活系统受损引起,此时,大脑半球及其传出通路无病变。患者能注视周围环境及人物,貌似清醒,但不能活动或言语,二便失禁;肌张力减低,无锥体束征;强烈刺激不能改变其意识状态,存在睡眠觉醒周期。本症常见于脑梗死。

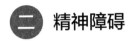 **精神障碍**

(一)解剖生理

精神活动主要分为认知活动、情感活动和意志行为活动三大过程。大脑结构如额叶、颞叶、边缘叶、下丘脑、胼胝体等部位是维持精神活动的主要结构。

(二)主要精神症状

脑血管病变常常造成额叶、颞叶、边缘叶、下丘脑、胼胝体等部位的损害,出现精神症状,如错觉、幻觉、情感异常等。

 智能障碍

(一)解剖生理

智能,又称智力,指人们认识客观事物,获得知识并运用知识解决实际问题的能力。这种能力是在实践中发展的,是先天素质、后天实践共同作用所形成的。根据表现能力的不同,可将智力分为抽象智力、机械智能和社会智能三大类。

认识事物就是认知事物。认知是指人脑接受外界信息,经过加工处理,转换成内在的心理活动,从而获取知识或应用知识的过程。所以,智力也是认知能力。在临床上,评价智力的认知活动主要包括记忆、理解、判断、计算、执行、视空间等活动。

精神活动是大脑的活动,认知是精神活动的主要部分,认知也是大脑的活动。所以脑的解剖生理是认知的基础。大脑结构主要包括额叶、顶叶、颞叶、枕叶和边缘叶(扣带回、海马回、钩回),各部分具有不同的认知功能。根据解剖生理及临床表现推测,额叶具有执行功能,顶叶具有概括、判断、计算功能,颞叶具有记忆、理解功能,枕叶与视空间功能有关,边缘叶参与高级神经、精神

(情绪和记忆等)和内脏的活动。各个部分之间有复杂的联络纤维沟通协调，共同完成复杂的功能活动。所以，脑的结构和功能异常就会出现认知障碍。

(二)智能障碍的类型

脑血管病变常常损害与智能有关的结构，出现不同程度的认知障碍。智能障碍主要是认知障碍，反应智能减退的认知障碍可以称为认知减退，严重影响个体生活和社会活动的认知障碍称为痴呆。

1. **认知减退**(mild cognitive impairment，MCI) 是介于正常衰老和痴呆之间的一种中间状态。与年龄和教育程度匹配的正常老年人相比，患者存在认知功能减退，但日常能力没有受到明显影响。认知减退的核心症状是认知功能的降低，根据病因或大脑损害部位的不同，可以累及记忆、理解、判断、计算、执行功能及视空间功能等中的一项或一项以上。

(1)记忆障碍：是认知障碍的主要症状之一。记忆是既往经验在脑内贮藏和再现的心理过程，包括信息的识记、保持和再现三个环节。记忆通路，位于边缘系统(limbic system)，它沿颞叶内侧的海马结构、穹隆和乳头体，到达丘脑前核、扣带回、隔区及额叶眶面，其中海马回及丘脑背内侧核最为重要。由于记忆与回忆过程在脑中须通过极复杂而特定的神经通路，若记忆通路损害，则出现记忆障碍。记忆障碍分为记忆减退和遗忘两大类。弥漫性脑病或双侧局限性脑部病损都可能引起遗忘。

1)记忆减退(hypomnesia)：是指识记、保持和再现能力普遍降低。早期往往表现为对日期、年代、专有名词、术语和概念等的回忆障碍，且以近事记忆减退较多见。随病情的进展，逐渐波及对远事的回忆。近事记忆是指对数分钟至数日前的事情的记忆(近事记忆发生在 24 ～ 48 小时内)。近事记忆检查：询问两天内经历的事情，如早晨吃的什么饭？昨天晚上吃的什么？远事记忆是指对数日前的事情的记忆(远事记忆发生在 48 小时以前)。远事记忆检查：询问过去的经历，如几岁上学？什么时间参加工作？临床上记忆减退常见于血管性痴呆。

2) 遗忘(amnesia):是指局限于某一事件或某一时期经历回忆的丧失,即"回忆的空白",可分为顺行性遗忘和逆行性遗忘。①顺行性遗忘(anterograde amnesia)指不能回忆疾病发生以后一段时间内所经历的事件。遗忘和疾病的发生同时开始,如脑震荡或脑挫伤的患者对受伤后一段时期经历的所有事件均不能够回忆,而远事记忆保存。②逆行性遗忘(retrograde amnesia)指不能回忆疾病发生之前某一阶段经历的事件。遗忘可能是完全的或部分的,通常只涉及较短的一段时间。

(2) 定向力障碍:定向力是指一个人对时间、地点、人物以及自身状态的认识能力。对时间、地点和人物的认识能力称为对周围环境的定向力,对自身状态的认识能力称为自我定向力。定向力是在感知基础上产生的,涉及记忆等。定向力障碍,是对环境或自身状态的认识能力丧失或错误。时间定向障碍,即对当前时间的认知障碍,如年、季、月、日、白天或晚上,上午或下午;地点定向障碍,是对所处地点的认知障碍,如城市的名称,身处医院还是家里等;人物定向障碍,是对周围环境中人物的认知障碍,如周围人的姓名、身份、与患者的关系等;自我定向障碍,包括对自己的姓名、性别、年龄及职业的认知障碍。

(3) 理解力及判断力障碍:理解力及判断力是智能的体现。在认识事物的过程中,人们离不开对事物的理解与判断。理解需要分析与综合、比较与分类、抽象与概括,对概念形成认知。判断是利用概念进行肯定或否定另一概念。如让患者叙述苹果、橘子和梨的共同特征,一帆风顺是什么意思,来了解患者的理解力。让患者叙述鸡和鸭之间的区别,一斤棉花和一斤铁哪个更重些,来了解患者的判断力。

(4) 计算力障碍:计算力是指对事物的数量的计算能力。计算能力取决于患者本身的智力、先天对数字的感觉和数学能力,以及受教育水平。计算力障碍,指计算能力减退,以前能做的简单计算现在无法正确做出,或患者难以回答,或者要经过长时间地计算和反复地更正;患者甚至不能进行非常简单的计算。

计算力检查:一般常从最简单的计算开始,如 2+2=? ,2+3=? ,1+2=?

等;检查计算能力更常用的方法是从 100 中连续减 7(如果不能准确计算,则让患者从 100 中连续减 3)。此时还需注意力和集中力的参与协助。

(5)执行功能障碍:执行功能是指确立目标、制订和修正计划、实施计划,从而进行有目的的活动的能力,是一种综合运用知识、信息的能力。执行功能与额叶 - 皮质下环路有关,额叶 - 皮质下环路受损容易出现执行功能障碍。执行功能障碍,指患者不能作出计划,不能进行创新性的工作,不能根据规则进行自我调整,不能对多件事进行统筹安排。

执行功能检查:若患者不能按照要求完成较复杂的任务,可以让患者画一个钟表,填上数字,并在指定时间内画出表针。此项检查可以反映执行功能和视空间功能两项功能是否异常。执行功能障碍常见于脑血管病。

(6)视空间障碍:视空间功能是指患者能准确地判断自身及物品的位置的技能,涉及对物体的形状、大小、远近、方位等的判断,可通过多种分析器协同完成,如触觉、动觉、视觉、记忆等。视空间障碍,指患者因不能准确地判断自身及物品的位置而出现的功能障碍。视空间障碍表现为患者停车时找不到停车位,回家时因判断错方向而迷路,铺桌布时因不能对桌布及桌角的位置正确判断而无法使桌布与桌子对齐,不能准确地将锅放在炉灶上而将锅摔到地上;患者不能准确地临摹立体图,严重时连简单的平面图也无法画出;在生活中,可有穿衣困难,不能判断衣服的上下和左右,衣服及裤子穿反等。

视空间功能检查:可以让患者临摹立体图形或平面图形。

2. **痴呆**(dementia) 是脑发育正常成熟后,在成年期由于各种疾病因素造成脑损害而导致的智能减退,属于获得性智能障碍。与认知减退相比,痴呆患者必须有两项或两项以上认知功能受损,并导致患者的日常或社会能力明显减退。痴呆患者除认知症状如记忆、定向、理解、判断(语言)、计算、执行功能及视空间功能等减退外,还可以伴发精神情感症状和行为的异常。精神情感症状包括幻觉、妄想、淡漠、意志减退、抑郁、焦躁等;行为异常包括徘徊、多动、攻击、暴力、捡拾垃圾、藏匿东西、过食、异食、睡眠障碍等。有些患者还有明显的人格改变。

在智能检查时,无明显脑损害症状的患者通常只需要进行一般智能状况检查。一是首先询问患者的日常生活、社会交往和工作能力有无明显变化,大致了解智能活动的基本情况,了解是否为痴呆。二是再选择性检查记忆力、定向力、理解力、判断力、计算力、执行功能和视空间功能等,了解患者的认知减退情况。具有认知障碍的属于认知减退,同时影响患者日常生活和社会交往活动的为痴呆。

四 言语障碍

(一)解剖生理

言语是人类在劳动和生活中形成并发展起来的高级神经活动和特有的认知功能,通过言语的各种表达方式或符号(如口语、文字、手语等)达到沟通与交流思想的目的。言语和思维密不可分,言语是思维活动的外在表现,思维是言语在脑内的形成和活动过程。语言功能与大脑皮质的特定区域及联络纤维有关。纤维联系为大量的神经通路将上述各中枢区连接起来,同时也与其他的皮质区域相连接,其中最重要也是最稳定的连系通路为弓状束。

根据临床观察和解剖资料,言语发生的解剖生理学基础已经得到了证实,从而提出了所谓言语中枢的概念。言语运动与额叶有关:①布罗卡回(Broca gyrus),又叫运动性语言中枢,管理言语运动。其位于优势半球的额下回后部。②书写中枢,位于优势半球的额中回后部,与支配手部的皮质运动区相邻。言语感觉与颞叶有关:①听觉联络区,位于颞叶的颞中回和颞下回,与韦尼克区(Wernicke area)紧邻。②韦尼克区,又叫感觉言语中枢,位于优势半球颞叶的颞上回后部。此区邻近听觉初级皮质颞横回。③命名中枢,位于优势半球的颞中、下回后部。言语的整合与顶叶有关:缘上回,位于顶下小叶前部,围绕着大脑外侧裂尾端的脑回。缘上回占有很关键的位置,恰在视、听区和一般躯体感觉区之间,十分有利于实现不同类型感觉信号的综合分析和传导。传导性言语中枢在缘上回,信息在此整合后产生语义,沿着弓状束传到布罗卡回。诵

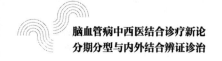

读主要与顶下小叶有关:视性语言中枢,为理解看到的文字和符号的皮质中枢,位于顶下小叶后部,围绕着颞上沟尾端的角回。此处与枕叶相邻。

言语在脑内形成即是脑内言语阶段,包括了解他人所说或所写的意义,或在言语被说出或写出之前在脑内发生的言语形成过程,可以称为言语形成阶段。

言语形成的过程:别人的言语经过听觉系统传导输送到颞横回(输入阶段);然后通过听觉联络区输送到感觉言语中枢,在此经过分析成为理解言语(理解);再输送到角回和缘上回等区的言语整合中枢进行整合,产生新的言语,形成新的词,组成符合逻辑的句子(整合);下一步输送到运动性语言中枢,将新的言语变成运动性言语命令(表达);言语命令传送到中央前回,通过锥体系统、锥体外系、小脑系统,指令发音器官进行表达(输出阶段)。感觉言语中枢、角回和缘上回等区的言语整合中枢和运动性语言中枢是脑内言语阶段的三个关键部位。

(二)言语障碍类型

脑血管病常常损害不同部位的言语中枢及其联系区域而出现不同形式的言语障碍。

1. **失语症**　是指在意识清醒的情况下出现的言语理解或表达障碍。

(1)运动性失语:是由优势半球的额下回后部布罗卡回又叫运动性语言中枢损害所致,又称表达性失语或布罗卡失语。患者理解他人言语的功能正常,但言语产生困难,或不能言语,或用词错误,或不能说出连贯的句子而呈电报式语言。患者能够理解书面文字,但不能读出或读错。通过谈话可以了解运动性失语的情况。

(2)失写症:是由位于优势半球的额中回后部的书写中枢损害所致。患者出现书写不能,手部运动功能正常,但丧失书写能力,或写出的内容存在词汇、语义和语法方面的错误,抄写能力保留。失写症多合并运动性和感觉性失语。检查时令患者书写姓名、地址、系列数字、简单的叙事等,观察患者书写是否正确。

(3)感觉性失语:是由位于优势半球的颞上回后部感觉言语中枢损害所致,又称韦尼克失语。患者听力正常,但不能理解他人和自己的言语,不能对他人的提问或指令做出正确反应。患者自己的言语尽管流利,但用词错误或零乱,缺乏逻辑,让人难以理解。检查时让患者做某些动作可以了解感觉性失语的情况。

(4)命名性失语:是由优势半球的颞中回、颞下回后部命名中枢损害所致。患者对语言的理解正常,自发言语和言语的复述较流利,但对物体的命名发生障碍。患者表现为能够叙述某物的性状和用途,也能对他人称呼该物名称的对错做出正确判断,但自己不能正确说出该物名称。检查时让患者说出检查者所指的物品的名字,如杯子、钢笔、手电等,观察患者回答得正确与否。

(5)混合性失语:既有运动性失语,同时又有感觉性失语。

(6)传导性失语:传导性言语中枢位于缘上回,信息在此整合后产生语义,沿着弓状束传到布罗卡回。缘上回及弓状束被损害可导致传导性失语,表现为流利性口语,表达的短语或句子完整,但患者言语中有大量错词且自身可以感知错误,欲纠正而显得口吃,听起来似非流利性失语。听力理解损害较轻,在执行复杂指令时明显。命名、阅读和书写也有不同程度的损害。检查时要求患者重复检查者所用的词汇或短语等内容,注意有无错误。

(7)失读症:是位于优势半球顶叶以及颞叶的角回理解看到的文字和符号的视性言语中枢损害所致。患者并无失明,但不能辨识书面文字,不能理解文字意义。轻者能够朗读文字材料,但常出现语义错误,如将"桌子"念成"椅子",将"上"念成"下"等。重者将口头念的文字与书写的文字匹配的能力也丧失。检查时可以通过字辨认、听词辨认、词图匹配、朗读指令并执行等,以判定患者对文字的朗读及理解能力。如让患者朗读书报的文字,判断患者对文字的理解能力。

2. 构音障碍 构音障碍是言语产生的第三阶段即言语输出阶段,所包括的各结构的损害或生理过程的失调所造成的言语输出障碍,也叫作构音困难。

如果言语完全不能就称为构音不能,这组症状的特点是构音运动(即把脑内言语变成声音、组成言语的运动功能)障碍。因此,它并不包括词义或言语的正确理解及运用的障碍,而只是表现为口语的声音形成困难,严重者则完全不能发音。

构音是由与发音相关的锥体系统、锥体外系统、小脑共同维持的发音器官的正常言语发声。如果维持上述发音器官的系统发生疾病导致不能正常发音,即发音器官的障碍所形成的言语障碍,称为构音障碍。

(1)锥体系统病变

1)上运动神经元损害:单侧皮质延髓束病变可造成对侧中枢性面瘫和舌瘫,主要表现为双唇和舌承担的辅音部分不清晰,发音和语音共鸣正常。双侧皮质延髓束损害可导致咽喉部肌肉和声带的麻痹(假性延髓麻痹),表现为说话带鼻音、声音嘶哑和言语缓慢,伴有吞咽困难、饮水呛咳、咽反射亢进和强迫性哭笑等。

2)下运动神经元损害:支配发音和构音器官肌肉的脑神经核和/或脑神经以及司呼吸肌的脊神经病变,可造成弛缓型构音障碍,共同特点为发音费力和声音强度减弱。

3)肌肉病变:重症肌无力、进行性肌营养不良症或强直性肌病等累及发音和构音相关的肌肉时可造成构音障碍,其表现类似下运动神经元损害,按原发病不同伴随其他相应的临床症状。注意与脑血管病导致的构音障碍进行鉴别。

(2)锥体外系统病变(基底节病变):由于唇、舌肌张力增高以及声带不能完全张开,导致构音缓慢而含糊,声调低沉,发音单调,音节颤抖样融合,言语断节,口吃样重复言语。

(3)小脑病变:小脑蚓部或脑干内与小脑联系的神经通路病变,可导致发音和构音器官肌肉运动不协调,表现为构音含糊,音节缓慢拖长,声音强弱不等甚至呈爆发样,言语不连贯,呈吟诗样或分节样,又称共济失调性构音障碍。

构音障碍检查时,应与患者进行交流,观察患者的发音清晰度。除了分析患者的通常言语,还可以让他说一些难于发音的词句,如说绕口令等,这样常常能查出轻度的构音障碍。

 五 失用

(一)解剖生理

运用是指有目的的动作行为。有目的的动作,是一个感觉—观念(意念)—运动的过程。要完成任何一个随意运动,要有联络皮质的运动意念、完好的体象感觉和储存完整的运动形式的记忆印迹(engram)的共同参与,支配锥体束、锥体外系统与小脑的整合,通过下运动神经元支配肌肉的运动来完成。左侧顶叶缘上回是运用功能皮质代表区,其发出纤维至同侧中央前回,再经胼胝体到达右侧中央前回,支配锥体系统,在锥体外系统的辅助下,以及小脑的协调下完成随意运动。在锥体系统、锥体外系统、小脑正常的情况下,如果左侧顶叶缘上回损害,就会出现失用。

失用(apraxia),是脑部疾病的患者在既无瘫痪、共济失调、肌张力障碍和感觉障碍,也无意识和认知障碍的情况下,在企图做有目的的或精细的动作时不能准确执行所了解的随意动作,不能正确地运用肢体和器官功能完成已形成的习惯动作,如洗脸、刷牙、伸舌、吞咽、划火柴和开锁等简单动作,但不经意时却能自发完成这些动作。德国神经学家和精神病学家 Hugo Liepmann(1863—1925)称之为失用症或运用障碍(dyspraxia)。

缺血性脑血管病容易损害顶叶,常常损害左侧顶叶缘上回和胼胝体,出现各种失用。左侧顶叶缘上回病变产生双侧失用,左侧顶叶缘上回至同侧中央前回间病变引起右侧肢体失用,胼胝体前部或右顶叶皮质病变引起左侧肢体失用,这些是联系通路中断出现的失联络综合征(disconnection syndrome)。靠近左侧中央前回皮质的连合纤维阻断可导致右侧偏瘫、运动性失语,左上肢无瘫痪,但出现左侧失用,称为交感性失用(sympathetic apraxia)。

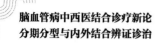

(二)失用类型

1. 肢体运动性失用 患者不能完成有目的的复杂动作,执行指令、模仿和自发动作均受影响,多见于上肢。如前臂的伸屈、握拳、划火柴或做手势等。肢体运动性失用是由优势半球顶叶下部病变,或双侧或对侧运动区(4、6区)及其纤维或胼胝体前部病变所致。

2. 观念性失用 观念性失用是对复杂精细的动作失去了正确概念,患者能够完成复杂行为中的单一或分解动作,但不能把各分解动作按逻辑顺序有机地结合起来构成完整的行为。如点火吸烟时把火柴棒放进嘴里,而将香烟当作火柴棒划火柴盒。观念性失用是由优势半球顶叶较广泛损害所引起,多见于左侧顶叶后部、缘上回及胼胝体病变。

3. 结构性失用 患者无个别动作的失用,也能理解空间排列的位置关系,但涉及空间结构关系的复杂行为能力受到损害,不能将物体的各个成分连贯成一个整体。如不能模仿火柴棒排列的图案,不能模仿画图,不能摆搭积木等,而患者能够认识自己的错误。两侧半球顶、枕叶交界部位病变均可引起结构性失用,但多为非优势半球枕叶与角回间连合纤维中断所致。

4. 穿衣失用 患者不能正确穿衣裤,衣裤的内外不分,手穿衣袖困难,多为非优势半球顶叶病变所致。

(三)失用检查

失用通常很少被患者自己察觉,也常被医生忽视。检查时可给予患者口头或书面命令,观察患者能否完成目的性简单的动作,如伸舌、闭眼、举手、书写和系纽扣等;再观察复杂的动作是否有序和协调,如穿衣、洗脸、梳头和用餐等动作。患者如有失语或失认,可用示意动作令患者模仿。让患者用积木搭房子或用火柴拼图形,检查者可先示范,让其模仿,看有无结构性失用。

六 失认

(一)解剖生理

对物体的认识是人的高级神经系统特有的知觉功能,知觉是客观事物的各种属性在人脑中经过综合,并借助过去的经验(记忆)所形成的一种完整的印象。脑的认识功能与大脑的感觉系统密切相关,尤其是颞叶、顶叶和枕叶。这些部位损害后出现各种失认。缺血性脑血管病容易损害颞叶、顶叶和枕叶,表现出不同形式的失认。

失认(agnosia),是脑损害患者无视觉、听觉、躯体感觉、意识及认知障碍,但不能通过某种感觉辨认熟悉的物体,却能通过其他感觉识别。如患者看到手表不知为何物,但通过触摸或聆听可立刻辨别。

(二)失认类型

1. **视觉失认** 患者能够看到物体,但不能辨认视觉对象,包括物体失认、颜色失认和面容失认等。但患者可通过其他途径认出,如看到手机不认识,但通过手触摸后可以认识。视觉失认见于枕叶病变。

2. **听觉失认** 患者能够听到声音,但不能辨别原熟悉的声音。如不能认出汽车声。听觉失认见于两侧听觉联络皮质、颞上回中部及其联络纤维或优势半球颞叶皮质下白质病变。

(1)精神性聋(psychic deafness):不能辨认非口语声音的听觉失认,如动物叫声、铃声和汽笛声,病变在双侧听觉联络皮质。

(2)纯词聋(pure word deafness):或称皮质下词聋,罕见,为口语听觉失认。患者不能理解口语,不能复述和听写,但自发言语、书写和阅读完好。

3. **触觉失认** 患者触压觉、温度觉和本体觉正常,但不能通过触摸辨认原熟悉的物品,如闭眼后不能通过触摸辨别以前熟悉的物品如牙刷等。触觉失认见于两侧半球顶叶角回和缘上回的病变。

4. **体象障碍(空间失认)** 患者的基本感知功能正常,但对自己身体部位

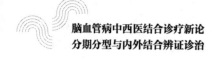

的存在、空间位置和各部分之间的关系有认知障碍,表现为自体部位失认、偏侧肢体忽视、病觉缺失和幻肢等。体象障碍多见于非优势半球顶叶病变。

(1)偏侧肢体忽视:患者对病变对侧的空间和物体不注意、不关心,好像与自己无关。

(2)病觉缺失:患者对对侧肢体的偏瘫全然否认,甚至当把偏瘫肢体出示给患者时,患者仍否认瘫痪的存在。

(3)手指失认:指不能辨别自己的双手手指和名称。

(4)自体部位失认:患者否认对侧肢体的存在,或认为对侧肢体不是自己的。

(5)幻肢:患者认为自己的肢体已不复存在,自己的手脚已丢失,或感到自己的肢体多出了一个或数个,如认为自己有三只手等。

(三)失认检查

对视觉失认的检查,可要求患者识别照片、线条图或实物。对听觉失认的检查,可让其辨识原本熟悉的声音,包括言语声音、闹铃声和乐曲等。对触觉失认的检查,可要求患者闭目后触摸熟悉的物品,并说出物品的名称或用途(存在命名性失语时)。

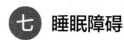 **睡眠障碍**

(一)解剖生理

睡眠是人和高等动物普遍存在的生理节律现象。脑的结构和神经递质是维持睡眠的物质基础。与睡眠相关的脑结构包括延髓、脑干、上行网状激活系统、中缝核、孤束核、蓝斑、丘脑网状核、下丘脑 - 视交叉区、额叶底部和眶部等。很多神经递质参与了睡眠过程,如多巴胺、5- 羟色胺、去甲肾上腺素、γ- 氨基丁酸、乙酰胆碱、褪黑素等。

根据睡眠时脑电图的表现、眼球运动情况和睡眠深度等情况,人类正常睡眠可分为 2 个时相,即非快速眼动睡眠(non-rapid eye movement sleep,NREM)(脑电图呈现同步化慢波的时相)和快速眼动睡眠(rapid eye movement sleep,REM)(脑电图呈现去同步化快波时相)。正常的睡眠首先是 NREM。NREM的特征是代谢减慢、神经元活动下降、脑电图出现慢波,故又称慢波睡眠。根据睡眠深度和脑电图慢波程度,NREM 又分 4 期,分别是:1 期,入睡期;2 期,浅睡期;3 期,中度睡眠期;4 期,深度睡眠期。又有将深度睡眠期和中度睡眠期合并为深度睡眠期的。在生理睡眠中 NREM 循环由浅入深,再由深到浅,然后进入 REM。NREM 期:全身代谢减慢,总代谢率较入睡前静息状态降低10% ~ 25%,脑血流量减少,大部分脑区神经元活动降低,呼吸、循环及交感神经系统活动降低,表现为呼吸平稳、心率减慢、血压与体温下降和肌张力减低(仍保持一定姿势),无明显眼球运动。REM 期:脑代谢加快,脑血流量增加,大部分脑区神经元活动增加,脑活动和脑电图表现与清醒时相似,除眼肌、中耳肌外,其他肌张力极低;自主神经功能不稳,呼吸浅快不规则、心率增快、血压波动、瞳孔时大时小、体温调节功能丧失;阴茎或阴蒂勃起,各种感觉功能显著减退。总之,REM 的特征是自主神经功能不稳定、肌张力进一步降低、梦境等,其脑电活动与觉醒时相似,故又称快波睡眠。在睡眠中 NREM 和 REM 交替出现,一般一夜经历 4 ~ 6 个 NREM/REM 周期。其中 NREM 占 75% ~80%,REM 睡眠占 20% ~ 25%。每周期为 90 ~ 120 分钟,NREM 越来越短,REM 越来越长。觉醒可以发生在 NREM 或 REM 期,REM 期觉醒时梦境记忆可能更为清楚。首次 REM 的潜伏期一般为 60 ~ 100 分钟,其潜伏期的改变对发作性睡病和抑郁诊断有价值。NREM 期生长激素增加;REM 期脑蛋白合成增加,这与神经生长发育有关,能够促进学习,恢复精力。睡眠占到人生的三分之一时间,是维护机体健康以及中枢神经系统功能正常必不可少的生理过程。只有在良好的睡眠的基础上,人们才能更好地保证生活质量,完成各种社会活动。

（二）睡眠障碍类型

睡眠障碍，指睡眠的数量、质量、时间或节律紊乱。睡眠障碍的症状包括失眠、睡眠过多等。其主要类型有下列几种。

1. **失眠**　入睡困难，30 分钟内不能入睡，或易醒超过两次，或早醒后不能入睡，或睡眠持续困难；失眠后体能下降，影响生活和工作；上述症状每周出现 3 次以上，持续 1 个月以上；每夜睡眠总时间少于 6 小时者为失眠。

2. **睡眠过多**　如发作性睡病、中枢神经系统异常引起的嗜睡等。

（1）发作性睡病（narcolepsy）：是一种原因不明的慢性睡眠障碍，临床上以日间出现不可抗拒的短暂性睡眠发作、猝倒发作、睡眠瘫痪以及睡眠幻觉四大主征为特点。

（2）嗜睡：是一种病理性思睡，表现为睡眠状态过度延长。当呼唤或推动患者的肢体时可以使其清醒，并能进行正确的交谈或执行指令，停止刺激后患者又继续入睡，属于轻度意识障碍。

3. **异相睡眠**　如睡行症、睡惊症等。

（1）睡行症：习惯称为梦游，是指患者在睡眠过程中突然起床，在室内或户外行走，或做一些简单活动，常持续数分钟至十多分钟，然后自行上床再度入睡。

（2）睡惊症：又称夜惊症，主要为反复出现从睡眠中突然醒来并惊叫的症状，持续 1 ~ 10 分钟。睡惊症多见于儿童。

4. **睡眠觉醒节律紊乱**　如上夜班导致的失眠等。

当与睡眠有关的脑的结构及神经递质发生改变时，就会引起正常睡眠的紊乱，出现睡眠障碍。另外，心理活动、环境改变、药物、躯体疾病及精神疾病均可影响睡眠。如果睡眠障碍性疾病不及时控制，将会导致机体产生一系列的病理生理变化，诱发更严重的躯体和心理疾病。

（三）睡眠障碍与脑血管病

在脑血管病中，主要由中枢神经系统损害引起的，可以表现为失眠，也可以表现为睡眠过多。嗜睡是睡眠过多的一种表现形式,属于轻度意识障碍,在诊治时应注意原发病的诊断和治疗。严重失眠要及时处理。高血压患者严重失眠可加重高血压,容易诱发脑出血,血压波动也容易发生脑梗死。

第三节　脑神经损害表现

脑神经(cranial nerves),与脑相连,属于周围神经,共有 12 对,其中第Ⅰ、Ⅱ对脑神经是大脑和间脑的组成部分,在脑内部分是其Ⅱ级和Ⅲ级神经元的神经纤维束;后 10 对脑神经分别与脑干相连。在脑干内有与脑神经相连的脑神经核,其中第Ⅲ、Ⅳ对脑神经核位于中脑,第Ⅴ~Ⅷ对脑神经核位于脑桥,第Ⅸ~Ⅻ对脑神经核位于延髓,第Ⅺ对副神经核的一部分位于颈髓上部的前角(颈髓第一至第五节)。

负责脑干供血的是椎 - 基底动脉系统,缺血性脑血管病可以造成脑干损害,影响脑神经核及其脑干内的传导纤维,出现脑神经损害。脑神经损害症状和体征是脑血管病的主要表现之一。

 嗅神经损害表现

(一)解剖生理

嗅神经(olfactory nerve),为传导气味刺激的特殊内脏感觉性脑神经。虽然脑血管病很少单独损害嗅神经,但作为鉴别诊断也需要了解嗅神经损害的表现。

嗅神经Ⅰ级神经元起于鼻腔上鼻甲及鼻中隔上部黏膜内的嗅细胞,其中枢突集合成约 20 条嗅丝(即嗅神经),穿过筛板的筛孔和硬脑膜到达颅前窝,前行至Ⅱ级神经元的嗅球。嗅球神经元发出的纤维组成嗅束,经外侧嗅纹向后行,终止于颞叶钩回、海马回前部及杏仁核组成的嗅中枢。嗅球神经元发出

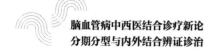
的一部分纤维经内侧嗅纹及中间嗅纹分别终止于胼胝体下回及前穿质,与嗅觉的反射联络有关。由此可见嗅觉系统是唯一不在丘脑换神经元,而将神经冲动直接传到皮质的感觉系统。凡是能影响到鼻腔的嗅细胞、嗅神经、嗅球、嗅束、嗅纹和嗅中枢的病变均可造成嗅觉障碍。

(二)嗅觉障碍类型

1. **嗅觉减退或丧失** 嗅神经发生破坏性病变时,可出现嗅觉减退或丧失。

2. **嗅觉过敏或幻嗅** 嗅神经受到刺激时,可出现嗅觉过敏或幻嗅。

(三)嗅觉障碍检查

嗅觉障碍可以用牙膏、香皂进行测试。嗅觉正常时,患者可正确区分各种测试物品的气味,否则为嗅觉减退或丧失;轻度气味刺激即引起强烈的气味感觉,为嗅觉过敏或幻嗅。

 视神经损害表现

(一)解剖生理

1. **视神经** 是传导视力、参与瞳孔对光反射的脑神经。视神经症状和体征常常是脑血管病的表现之一,容易被忽视。缺血或出血损害到视神经传导路径时就会出现视力损害,如内囊后部视神经纤维、白质的视放射、枕叶的视皮质受累时出现视野缺损,尤其是枕叶梗死时多见对侧偏盲。

2. **解剖生理** 视神经起源于视网膜内的神经节细胞,主要分三层。第一层即最外层,为视杆细胞和视锥细胞,是视觉感受器。视杆细胞位于视网膜周边,与周边视野有关;视锥细胞集中于黄斑部,与中心视野有关。第二层为 I 级神经元的双极神经细胞。第三层是 II 级神经元的神经节细胞。视网膜的神经节细胞发出的轴突在视盘处形成视神经,经视神经孔进入颅中窝,在蝶鞍上方形成视交叉,来自视网膜鼻侧的纤维交叉至对侧,来自视网膜颞侧的纤维不交叉,继续在同侧走行,并与来自对侧眼球的交叉纤维结合成视束,终止于Ⅲ级神经元的外侧膝状体。外侧膝状体换神经元后再发出纤维,经内囊后肢后部形成视放射,终止于枕叶视皮质中枢(距状裂两侧的楔回和舌回),此区也称纹状区。

3. **参与瞳孔对光反射**   在视觉径路中,尚有光反射纤维,在外侧膝状体的前方离开视束,经上丘臂进入中脑上丘和顶盖前区,上丘发出纤维与顶盖球束和顶盖脊髓束联系,完成视觉反射;顶盖前区发出纤维与动眼神经核联系,司瞳孔对光反射。

视神经的三层被膜与脑蛛网膜下腔相通。由于视神经外面包有三层脑膜延续而来的三层被膜,脑蛛网膜下腔也随之延续到视神经周围,因此当颅内压增高时,常出现视盘水肿。

由于视神经是在胚胎发育时期脑向外突出形成的视器的一部分,从其构造来看,视神经纤维并无周围神经的神经鞘膜结构,而在纤维之间存在着神经胶质细胞,因此视神经不属于周围神经,而是间脑的一部分。因此,视神经属于中枢神经的白质,容易发生脱髓鞘病变。

因为视神经的功能是传导视力,损害后可产生视力障碍。弥散性损害则出现视力减退或失明,部分损害则出现视野缺损。另外,顶盖前区以前的病变影响瞳孔对光反射。

(二)视神经损害类型

由于视觉径路在脑内所经过的路线是从视网膜到枕叶视中枢,由前向后贯经全脑。所以视觉径路的不同部位损害,可产生不同程度的视力障碍及不同类型的视野缺损。

1. **视神经损害**   弥漫性损害可产生同侧视力下降或全盲,瞳孔直接对光反射消失,间接对光反射存在。部分损害则出现同侧视野缺损。

2. **视交叉损害**   视交叉正中部病变可出现双眼颞侧偏盲,盲侧的光反应

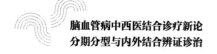

消失。整个视交叉损害可引起全盲。

3. **视束损害** 一侧视束损害可出现双眼对侧视野同向性偏盲。

4. **视辐射损害** 视辐射损害不影响瞳孔反射。视辐射全部受损则出现双眼对侧视野的同向性偏盲,视辐射部分受损则出现象限盲。如视辐射下部(颞叶)损害,出现双眼对侧视野的同向性上象限盲;视辐射上部(枕叶)受损,出现双眼对侧视野的同向性下象限盲。

5. **枕叶视中枢损害** 枕叶视皮质中枢刺激性损害,可使对侧视野出现闪光幻视;一侧枕叶视中枢局限性病变,可出现对侧象限盲;一侧枕叶视中枢完全损害,可引起对侧偏盲,但偏盲侧瞳孔对光反射存在,存在黄斑回避,这是由于一侧黄斑部的纤维居于视神经的中轴部,也分成交叉纤维和不交叉纤维随着视束投射到两侧的枕叶。

(三)视神经损害检查

视力是眼睛所看到的全部视野的清晰度,代表视网膜黄斑中心凹处的视敏度。检查可分为远视力和近视力检查。远视力检查通常采用国际标准视力表,近视力检查采用标准近视力表。正常视力在 1.0 以上,小于 1.0 即为视力减退。如果患者视力明显减退以致不能分辨视力表上的符号,可嘱其在一定距离内辨认检查者的手指(指数、手动),测定结果记录为几米指数或几米手动。视力障碍伴随瞳孔异常,视力减退更严重时,可用手电筒照射检查,了解患者有无光感,完全失明时光感也消失。

视野是眼球保持居中位置时平视前方所能看到的空间范围,分为周边视野和中心视野(中央 30° 以内)。正常单眼视野范围大约是颞侧 90°、下方 70°、鼻侧和上方各 60°。临床上周边视野检查多用对照法,简单方便。患者背光与检查者相隔约 60cm 相对而坐,双方各遮住相对一侧眼睛(即一方遮右眼,另一方遮左眼),另一眼互相直视,检查者持棉签在两人等距离间分别由颞上、颞下、鼻上、鼻下从外周向中央移动,嘱患者一看到棉签即报告。此法以检查者的视野范围作为正常视野与患者比较,判断患者是否存在视野缺损。如果采用上述方法粗测患者存在视野缺损,可进一步采用视野计测定。视野计测定法常采用弓形视野计,可精确测定患者视野。将视野计的凹面向着光源,患者背光坐在视野计的前方,将下颏置于颏架上,受检眼注视视野计中心白色固定点,另一眼盖以眼罩。通常先用 3 ~ 5mm 直径的白色视标,沿金属板的内面在各不同子午线上由中心注视点向外移动,直到患者看不见视标为止;或由外侧向中心移动直至患者能看见视标为止,将测定的视野记录在视野表上。依此方法每转动视野计 30° 检查一次,最后把视野表上所记录的各点连接起来,就是该眼视野的范围。由于不同疾病的患者对各颜色的敏感度不同,因此除用白色视标检查外,视网膜疾病患者选用蓝色和黄色视标;视神经疾病患者选用红色和绿色视标,逐次检查。中心视野检查:目标可以是检查者的脸,患者遮住一只眼睛,然后询问患者是否可以看到整个检查者的脸。如果只能看到一只眼睛或没看到嘴,则可能存在中心视野缺损。必要时可用精确的视野计检查。在中心视野里有一椭圆形的生理盲点,其中心在固视点外侧。

 动眼神经、滑车神经和展神经损害表现

(一)眼球运动

1. **眼球运动解剖生理** 眼球位于眶腔内,近似球形,前后径约 24mm。眼球活动主要是动眼神经、滑车神经和展神经支配眼外肌的运动,眼球运动神经核接受双侧皮质脑干束的支配,一侧皮质脑干束损害不出现眼球运动的症状。

眼球运动具有协同性。眼球向各方协同活动,需要各眼肌间非常精细地协调。两眼的共同运动,无论是随意的共同运动还是反射的共同运动,永远是同时的、协调的。眼球同向运动是由大脑皮质或脑干的眼球同向运动中枢或其传导束协调完成。核间联系及协调的功能由内侧纵束完成。

(1)动眼神经:为支配眼肌的主要运动神经。动眼神经核在中脑,具有支配眼外肌的运动纤维和支配眼内肌的副交感纤维两种成分。支配眼外肌的运动纤维具体支配上睑提肌(司眼睑上提,受同侧支配)、上直肌(司眼球向上和

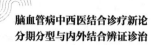

稍向内转,受同侧支配)、内直肌(司眼球内转,有交叉和不交叉)、下斜肌(司眼球向上和稍向外转,有交叉和不交叉)、下直肌(司眼球向下和稍向内转,全部交叉)。动眼神经发自中脑上丘水平的动眼神经核,此核较大,长5~6mm,形状不规则,可分为三部分。①外侧核,为运动核,位于中脑四叠体上丘水平的导水管周围腹侧灰质中,左右各一。其发出的运动纤维走向腹侧,穿过红核组成动眼神经,由中脑脚间窝出脑,在大脑后动脉与小脑上动脉之间穿过,向前与后交通动脉伴行,穿过海绵窦之侧壁经眶上裂入眶,支配眼外肌。②正中核,或称帕里亚核,位于中线上,两侧缩瞳核(Edinger-Westphal nucleus,E-W核)之间,不成对,发出的副交感纤维到达双眼内直肌,主管双眼的辐辏反射。③ E-W核,位于正中核的背外侧,中脑导水管周围的灰质中。其发出的副交感神经节前纤维入动眼神经,至睫状神经节交换神经元,其节后纤维支配瞳孔括约肌和睫状肌,司瞳孔缩小及晶状体变厚而利于视近物,参与缩瞳和调节反射。

(2)滑车神经:滑车神经核在中脑动眼神经核下端,四叠体下丘水平的导水管周围腹侧灰质中,滑车神经由此发出,其纤维走向背侧顶盖,在顶盖与前髓帆交界处交叉后,经下丘下方出脑,再绕大脑脚外侧至腹侧脚底,穿过海绵窦外侧壁,与动眼神经伴行,经眶上裂入眶后,支配上斜肌,司眼球向外下方转动(对侧支配)。

(3)展神经:发自脑桥中部被盖中线两侧的展神经核,此核长3mm,展神经由此发出,其纤维从桥延沟内侧部出脑后,向前上方走行,最后在斜坡前通过硬脑膜下间隙进入海绵窦,在颅底经较长的行程后,由眶上裂入眶,支配外直肌,司眼球向外侧转动。

2. **损害类型** 脑干梗死或脑干出血累及这些神经核及其传导纤维时,会出现眼球运动受限、复视等。

(1)周围性眼肌麻痹:眼球运动神经类似于电话线样结构,所以损害时容易相对呈完全性。①动眼神经麻痹,可导致上睑提肌、上直肌、内直肌、下斜肌、下直肌及瞳孔括约肌失灵,表现为上睑下垂,眼球向外下斜视(由于外直肌及上斜肌的作用),向上、向内、向下转动受限,患者主观有复视,检查伴有瞳孔散大,瞳孔对光反射及调节反射均消失。②滑车神经麻痹,可导致上斜肌失灵,表现为眼球向外下方活动受限,下视或下楼梯时出现复视。单纯滑车神经单独损害少见,判定较困难。③展神经麻痹,可导致外直肌瘫痪,表现为患侧眼球内斜视,外展运动受限或不能,患者主观可伴有复视。因为展神经在脑底行程较长,在高颅内压时常受损,而出现两侧展神经轻度麻痹,此时无定位意义。④如果支配患眼的动眼神经、滑车神经和展神经均受损,则眼肌全部失灵,眼球只能直视前方,不能向任何方向转动,伴有瞳孔散大,瞳孔对光反射消失。

(2)核性眼肌麻痹:动眼神经核数量较多,比较分散,损害时可以呈部分性。另外,神经核位于脑干,其周围有脑干的其他结构,损害时常伴有其他结构损害的表现。所以,核性眼肌麻痹与周围性眼肌麻痹的临床表现性质类似,但也有不同特点。一是可选择性地损害个别神经核团,如中脑水平动眼神经核的亚核多且分散,病变时可仅累及其中部分核团而引起某一眼肌受累,其他眼肌不受影响,呈分离性眼肌麻痹;二是常伴有脑干内邻近结构的损害,如展神经核病变常损伤围绕展神经核的面神经纤维,而伴发同侧的周围性面瘫;三是核性眼肌麻痹也可累及双侧。

(3)核间性眼肌麻痹:核间联系及协调的功能由内侧纵束完成。两侧的内侧纵束,上自中脑背盖,下至颈髓上端,紧靠近中线,沿脑干下行。它连接眼肌运动诸神经核,并与皮质下的视中枢及听觉中枢(四叠体上丘及下丘)发生联系,以完成由于视觉或听觉刺激,头及眼向刺激侧发生的不随意的反射性转动。内侧纵束还接受来自颈髓、前庭神经核、网状结构以及来自皮质和基底节的神经冲动。内侧纵束是眼球水平性同向运动的重要联络通路,影响对侧的动眼神经内直肌核;同时还与脑桥的侧视中枢相连,影响同侧眼的外直肌,而实现眼球的同向水平运动。

核间性眼肌麻痹病变主要损害脑干的内侧纵束,故又称内侧纵束综合征。损伤时可出现以下不同的类型。

1)前核间性眼肌麻痹:病变位于脑桥侧视中枢与动眼神经核之间的内侧

纵束上行纤维。表现为双眼向病变对侧注视时,患侧眼球不能内收,对侧眼球外展时伴有眼球震颤;辐辏反射正常。由于双侧内侧纵束位置接近,同一病变也可使双侧内侧纵束受损,出现双眼均不能内收。

2)后核间性眼肌麻痹:病变位于脑桥侧视中枢与展神经核之间的内侧纵束下行纤维。表现为双眼向病变同侧注视时,患侧眼球不能外展,对侧眼球内收正常;刺激前庭患侧可出现正常外展动作;辐辏反射正常。

3)一个半综合征(one and a half syndrome):一侧脑桥背盖部病变,引起脑桥侧视中枢和对侧已交叉过来的联络同侧动眼神经内直肌核的内侧纵束同时受累。表现为患侧眼球水平注视时既不能内收又不能外展;对侧眼球水平注视时不能内收,可以外展,但有水平性眼震。

核间性眼肌麻痹多见于脑干腔隙性梗死或多发性硬化。

(4)核上性眼肌麻痹:核上性眼肌麻痹亦称中枢性眼肌麻痹,是指由于大脑皮质眼球同向运动中枢或其传导束损害,使双眼出现同向注视运动障碍。人在观察物体时,双眼总是同时向各方向运动,并伴有头的运动。这种复杂的协同运动叫作双眼同向注视,系Ⅲ、Ⅳ、Ⅵ对脑神经核受脑的同向运动中枢调节,使之相互联系、相互协调而完成的。

1)皮质侧视中枢:额中回后部为支配对侧的皮质侧视中枢,产生对侧眼球的水平同向运动。病变时,可产生凝视麻痹:破坏性病变(如脑出血),双眼向病灶侧共同偏视;刺激性病变(如癫痫),双眼向病灶对侧共同偏视。

2)眼球垂直同向运动的皮质下中枢:位于上丘,上丘的上半司眼球的向上运动,上丘的下半司眼球的向下运动。因此上丘病变时,可引起眼球垂直运动障碍。当上丘的上半损害时,出现双眼向上同向运动不能,称帕里诺综合征(Parinaud syndrome),也称四叠体综合征,常见于松果体肿瘤。当上丘的上半刺激性病变时,可出现发作性双眼转向上方,称动眼危象,见于脑炎后帕金森综合征或服用吩噻嗪类药物后。当上丘的下半损害时,可引起双眼向下同向注视障碍。

3)皮质下侧视中枢:位于展神经核附近的脑桥旁中线网状结构,其发出的纤维到达同侧的展神经核和对侧的动眼神经内直肌核,支配双眼向同侧注视,并受对侧皮质侧视中枢控制。此处破坏性病变可造成双眼向病灶对侧共同偏视。

在临床上核上性眼肌麻痹有三个特点:①双眼同时受累;②无复视;③反射性运动仍保存,即患者双眼不能随意向一侧运动,但该侧突然出现声响时,双眼可反射性转向该侧。

眼球运动参与了瞳孔对光反射和辐辏反射的调节。

(5)辐辏反射及调节反射:冲动沿视网膜→视神经→视交叉→视束→外侧膝状体→枕叶距状裂皮质→额叶→皮质桥延束→动眼神经 E-W 核和正中核→动眼神经→瞳孔括约肌、睫状肌(司调节反射),双眼内直肌(司辐辏反射)。

正常时是指注视近物时双眼会聚(辐辏)及瞳孔缩小(调节)的反射。辐辏反射丧失见于帕金森综合征(由于肌强直)及中脑病变。调节反射丧失见于白喉(损伤睫状神经)及脑炎(损伤中脑)。如果是顶盖前区病变,只影响光反射径路及交感神经下行纤维,而不影响辐辏及调节反射。

(二)瞳孔异常

1. **解剖生理** 瞳孔的结构及其神经支配:瞳孔是由瞳孔括约肌和瞳孔开大肌共同组成的,位于虹膜中央。虹膜呈环形,位于角膜后方及晶状体的前方。在虹膜中央的瞳孔括约肌及瞳孔开大肌的收缩能使瞳孔缩小或扩大。瞳孔括约肌为薄而扁的环形肌,围绕在瞳孔边缘,由副交感神经支配;瞳孔开大肌则不太明显,呈辐射状,贴近虹膜后面的色素上皮,由交感神经支配。动眼神经的副交感神经纤维(支配瞳孔括约肌)和颈上交感神经节发出的交感神经节后纤维(支配瞳孔开大肌)共同调节瞳孔的大小。影响交感神经和副交感神经的药物也影响瞳孔的大小。另外,视神经也参与调节瞳孔的大小。

正常瞳孔:在正常白天光线情况下瞳孔直径为 3 ~ 4mm。瞳孔的变化与光线的关系密切,成人在晴天昼光之下,瞳孔直径在 2 ~ 4mm;中度照明条件下,瞳孔直径在 3 ~ 4mm;在暗处,瞳孔直径变大。瞳孔的改变与年龄也有一定的关系,年龄不同,瞳孔有不同的变化,因此瞳孔也是人类年龄变化的指征之一。60 岁左右瞳孔调节反应即出现迟钝,甚至消失,大多数可见瞳孔变形,部分人出现瞳孔不等大。60 ~ 90 岁的人瞳孔直径绝大多数为 2 ~ 2.5mm,少数为 1.5mm,瞳孔对光反应与辐辏反应都明显降低。

2. **损害类型**　缺血性脑血管病可以损害交感神经的下行纤维而出现霍纳综合征(Horner syndrome);脑桥出血出现双侧瞳孔缩小;大面积脑梗死或脑出血导致高颅内压而发生天幕疝,则出现一侧瞳孔散大等。

(1)瞳孔缩小:一侧瞳孔缩小多见于霍纳综合征,除病变侧瞳孔缩小外,伴有眼球内陷、睑裂变小、面部少汗。霍纳综合征是由颈上交感神经径路损害所致。如果双侧交感神经的中枢径路损害,则出现双侧瞳孔缩小,见于脑桥出血、脑室出血压迫脑干等。瞳孔缩小也可见于吗啡或有机磷中毒影响交感神经的功能时。

(2)瞳孔散大:瞳孔散大见于动眼神经副交感神经纤维麻痹。由于动眼神经的副交感神经纤维在神经的表面,所以当发生天幕疝时,可首先出现瞳孔散大而无眼外肌麻痹。双侧瞳孔散大可见于阿托品类药物中毒,影响了副交感神经的功能。当视神经病变导致失明时,瞳孔也可以散大。大面积脑梗死或脑出血容易导致高颅内压而发生天幕疝,出现一侧瞳孔散大。

(3)瞳孔的光反应变化:瞳孔光反应传导路径为光线→视网膜→视神经→视交叉→视束→中脑顶盖前区→两侧 E-W 核→动眼神经→睫状神经节→节后纤维→瞳孔括约肌。传导径路上任何一处损害均可引起瞳孔对光反射消失和瞳孔散大。多见于动眼神经损害和视神经损害,但因司瞳孔对光反射的纤维不进入外侧膝状体,所以当外侧膝状体、视放射及枕叶视中枢损害引起中枢性失明时,瞳孔对光反射不消失。

阿 - 罗瞳孔(Argyll Robertson pupil):表现为双侧瞳孔较小,大小不等,边缘不整,瞳孔对光反射消失而调节反射存在。这是由于顶盖前区的光反射径路受损,而调节反射径路未受影响。阿 - 罗瞳孔常见于神经梅毒,偶见于多发性硬化。

阿迪综合征(Adie syndrome):又称强直性瞳孔,多见于中年女性,表现为一侧瞳孔散大,瞳孔直接、间接对光反射及调节反射异常,伴有深反射(特别是膝反射、跟腱反射)减弱或消失。阿迪综合征的病因和发病机制尚不清楚。

所谓瞳孔反射异常,是指在普通光线下检查病变瞳孔时,瞳孔对光反射消失,但在暗处强光持续照射时,瞳孔可出现缓慢的收缩,光照停止后瞳孔又缓慢散大。调节反射也同理,即以一般方法检查瞳孔不缩小,但让患者较长时间注视一近物后,瞳孔可缓慢收缩,停止注视后可缓慢恢复。

(三)眼睑与睑裂

1. **解剖生理** 眼睑是眼的保护器,分上睑和下睑。眼睑由外向内分为五层:皮肤、皮下组织、眼轮匝肌、睑板肌和睑结膜。睑裂是指在睁眼时,上、下睑之间的裂隙,宽度(最宽处)为 12 ~ 15mm。维持睑裂宽度的主要是动眼神经的提上睑肌核,其支配提上睑肌使睑裂开大;交感神经支配睑板肌,负责睑裂的紧张度;面神经的运动纤维支配面部的表情运动;眼轮匝肌负责睑裂的闭合。

2. **损害类型** 动眼神经麻痹出现上睑下垂;交感神经损害后睑裂变小;面神经损害后睑裂变大、眼睑闭合无力;肌肉病变可导致睑裂闭合无力。注意不同部位的损害都有其他的伴随症状。

(四)检查

1. **检查眼睑和睑裂** 嘱患者双眼平视前方,观察两侧睑裂是否对称一致,有无增大或变窄,上睑有无下垂。

2. **检查眼球的位置与运动**

先观察静止状态下眼球的位置,判断眼球是否突出或内陷,是否存在斜视或偏斜。

再请患者向各个方向转动眼球,分别观察两侧眼球向各个方向活动的幅度,注意有无向某一方向活动的缺失或受限;是否出现复视。

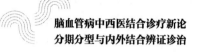

嘱患者注视正前方约 30cm 处检查者的示指,然后迅速移动示指至患者鼻根部,正常时可见双侧瞳孔缩小(调节反射)和双眼球内聚(辐辏反射)。

3. 检查瞳孔

(1)瞳孔大小:在普通室内光线下,正常瞳孔直径为 3 ~ 4mm,儿童稍大,老年人稍小,两侧等大。但 20% 的正常人有差异,差异一般小于 1mm。瞳孔直径小于 2mm 为瞳孔缩小,大于 5mm 为瞳孔扩大。

(2)瞳孔形态:正常瞳孔应为圆形,边缘整齐。

(3)瞳孔对光反射:检查时用手电筒从侧面分别照射双眼,瞳孔对光反射正常时即刻可见瞳孔缩小。照射侧瞳孔缩小为直接对光反射,对侧瞳孔同时缩小为间接对光反射,应分别记录。

四 三叉神经损害表现

(一)解剖生理

1. 三叉神经　为混合性脑神经,含有一般躯体感觉和一般运动两种神经纤维。感觉神经司面部、口腔及头顶部的感觉;运动神经支配咀嚼肌的运动。当脑血管病损害三叉神经核以上到中央后回的感觉中枢部位时,可以出现对侧面部感觉障碍,伴有对侧躯干及肢体的感觉障碍。当脑干梗死损害三叉神经脊束核时,则出现同侧面部的感觉障碍。

三叉神经感觉中枢位于中央后回感觉中枢,三叉神经感觉纤维末端为面部。感觉纤维第 I 级神经元位于三叉神经半月节,三叉神经半月节位于颞骨岩尖三叉神经压迹处,此节相当于脊髓神经节,亦含假单极神经元,其周围突分为眼神经、上颌神经和下颌神经三个分支:①眼神经(第 1 支):分布于头顶前部、前额、上睑及鼻根的皮肤以及鼻腔上部、额窦、泪腺、角膜及结膜等处的黏膜,从眼眶内侧经眶上裂入颅。②上颌神经(第 2 支):分布于下睑与口裂之间的皮肤以及上唇、上颌牙齿和齿龈、硬腭和软腭、扁桃体窝前部、鼻腔、上颌窦及鼻咽部黏膜,从眼眶外侧经圆孔入颅。③下颌神经(第 3 支):与三叉神经运动支并行,感觉纤维分布于耳颞区和口裂以下的皮肤以及下颌部的牙齿及齿龈、舌前 2/3 及口腔底部黏膜,从下颌切迹经卵圆孔入颅。其中枢突进入脑桥后,深感觉纤维终止于三叉神经中脑核;触觉纤维终止于三叉神经感觉主核;痛温觉纤维沿三叉神经脊束下降,终止于三叉神经脊束核,此核是最长的脑神经核,从脑桥至第 2 颈髓后角。三叉神经脊束核在面部的分布:来自口周及面部中央区的痛温觉纤维止于三叉神经脊束核的上部,来自面部周围区及耳周的纤维止于此核的下部。三叉神经脊束核这种节段关系,在临床上有较重要的定位意义。由三叉神经感觉主核及三叉神经脊束核的Ⅱ级神经元发出的纤维交叉至对侧,组成三叉丘系上升,止于丘脑腹后内侧核,从丘脑第Ⅲ级神经元发出的纤维经内囊后肢最后终止于中央后回感觉中枢的下 1/3 区。

2. **运动纤维**　三叉神经运动纤维仅占小部分,发自脑桥三叉神经运动核,发出的纤维由脑桥的外侧出脑,与三叉神经第 3 支(下颌神经)一起经卵圆孔出颅,支配颞肌、咬肌、翼状肌(翼内肌、翼外肌)和鼓膜张肌等。其主要司咀嚼运动和张口运动。三叉神经运动核受双侧皮质脑干束支配。

3. **反射**

(1)角膜反射通路:角膜反射通路为角膜→三叉神经眼支→三叉神经节→三叉神经感觉主核→面神经核→面神经→眼轮匝肌(出现闭眼反应)。角膜反射是由三叉神经的眼神经与面神经共同完成的。

(2)下颌反射:下颌反射的传入和传出均经三叉神经,中枢在脑桥。正常反射动作不明显。

(二)损害类型

三叉神经损害可出现面部感觉障碍、咀嚼肌的运动障碍及角膜反射和下颌反射异常。感觉性损害包括三叉神经半月节、三叉神经根和三个分支的病变,分刺激性损害和破坏性损害。

1. **感觉障碍**

(1)感觉纤维的刺激性损害主要表现为三叉神经痛。三叉神经痛是位于

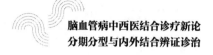

三叉神经分布区的一种疼痛,根据病因是否明确分为特发性三叉神经痛(原因不明者)与症状性三叉神经痛两种。其他与三叉神经发病有关的疼痛有偏头痛、紧张性头痛和丛集性头痛。

(2)感觉纤维的破坏性损害主要表现为三叉神经分布区感觉减弱或消失。①三叉神经半月节和三叉神经根的病变:表现为三叉神经分布区的感觉障碍,角膜溃疡,角膜反射减弱或消失,咀嚼肌瘫痪。②三叉神经分支的病变:表现为三叉神经某分支分布范围内的痛、温、触觉均减弱或消失。若眼神经病变,则可合并角膜反射减弱或消失;若下颌神经病变,则可合并同侧咀嚼肌无力或瘫痪,张口时下颌向患侧偏斜。③三叉神经脊束核损害:延髓腹外侧部的病变可损害三叉神经脊束核,表现为同侧面部呈"剥洋葱"样分离性感觉障碍,即痛温觉缺失而触觉存在。当三叉神经脊束核上部损害时,出现口鼻周围痛温觉障碍;而下部损害时,则面部周边区痛温觉障碍,即病损部位越高,感觉减退的部位越接近口周。三叉神经脊束核损害常见于延髓空洞症。

2. 运动纤维损害　可产生同侧咀嚼肌无力或瘫痪,并可伴萎缩;张口时下颌向患侧偏斜(因翼状肌的功能是将下颌推向前、向下,故一侧神经麻痹时,张口时下颌向患侧偏斜)。

3. 反射损害　三叉神经损害,均可出现角膜反射减弱或消失。双侧皮质脑干束病变时,下颌反射亢进。

(三)检查

1. 三叉神经感觉功能检查　用针、棉絮和盛冷、热水的玻璃试管测试面部皮肤的痛觉、触觉和温度觉,注意两侧对比,评价有无感觉过敏、感觉减退或消失,并划出感觉障碍的分布区域,判断是三叉神经周围支区域的感觉障碍还是核性感觉障碍。

2. 运动检查　首先观察两侧颞肌和咬肌有无萎缩,然后以双手同时触摸颞肌或咬肌,嘱患者做咀嚼动作,检查者体会颞肌和咬肌收缩力量的强弱并左右比较。再嘱患者张口,以上、下门齿的中缝线为参照,观察下颌有无偏斜。

3. **角膜反射检查**　嘱患者向一侧注视,检查者以捻成细束的棉絮由侧方轻触其注视方向对侧的角膜,避免让患者看见,注意勿触及睫毛、巩膜。正常反应为双侧的瞬目动作,触及角膜侧为直接角膜反射,未触及侧为间接角膜反射。

4. **下颌反射检查**　嘱患者微张口,检查者将拇指置于患者下颌正中,用叩诊锤叩击手指。正常反应为双侧颞肌和咬肌的收缩,使张开的口闭合。

五　面神经损害表现

(一)解剖生理

1. **面神经**　为混合性脑神经,其主要成分是运动纤维,司面部的表情运动;次要成分为中间神经,含有躯体和内脏传入纤维及内脏的传出纤维,司味觉和腺体(泪腺、唾液腺)的分泌。

脑血管病常常损害面神经以上的皮质脑干束,出现病变对侧面下部的肌肉瘫痪,而额肌和眼轮匝肌不受影响。当脑血管病损害脑干的面神经核时,出现同侧上、下面部肌肉瘫痪。

2. **运动纤维(躯体运动纤维)**　面神经运动核位于脑桥下部被盖腹外侧,此处发出运动纤维,其纤维行于背内侧,绕过展神经核,再向前下行,于脑桥下缘邻近听神经处出脑,此后与听神经并行,共同经内耳孔进入内耳道,在内耳道底部,面神经与听神经分道,再经面神经管下行,在面神经管转弯处横过膝状神经节,沿途分出镫骨肌神经和鼓索神经,最后经茎乳孔出颅,穿过腮腺,支配除咀嚼肌和提上睑肌以外的所有面肌及颈阔肌、镫骨肌及耳部肌。在脑桥内支配上部面肌(额肌、皱眉肌及眼轮匝肌)的神经元受双侧皮质脑干束控制,支配下部面肌(颧肌、颊肌、口轮匝肌、颈阔肌等)的神经元仅受对侧皮质脑干束控制。

3. **感觉纤维**　味觉纤维是最主要的感觉纤维,司舌前 2/3 味觉。味觉纤维起自舌前 2/3 的味蕾,经舌神经(三叉神经下颌支的分支)进入鼓索神经,再经面神经干至膝状神经节(第Ⅰ级神经元),其中枢突形成面神经的中间神经,在运动支的外侧进入脑桥,终止于孤束核(第Ⅱ级神经元)。从孤束核发出纤维交叉至对侧,于内侧丘系之内侧上行,终止于丘脑外侧核(第Ⅲ级神经元),再发出纤维终止于中央后回下部。膝状神经节内有少量感觉神经元,这种一般感觉纤维接受来自鼓膜、内耳、外耳及外耳道皮肤的感觉冲动。当这些纤维病变时,则产生耳痛。

4. 副交感神经纤维 主要司泪腺、舌下腺及颌下腺的分泌。面神经的副交感神经发自脑桥的上泌涎核,经中间神经→鼓索支→舌神经,至颌下神经节,其节后纤维支配舌下腺及颌下腺的分泌。司泪腺分泌的纤维经中间神经取道于岩浅大神经,至翼腭神经节,其节后纤维支配泪腺的分泌。

面神经参与反射,构成角膜反射和掌颏反射的传出通路。

(二)损害类型

1. **周围性面瘫** 为下运动神经元损伤所致,病变在面神经核或核以下的周围神经。临床表现为同侧上、下部面肌瘫痪,即患侧额纹变浅或消失,不能皱眉,睑裂变大,眼睑闭合无力。当用力闭眼时眼球向上外方转动,暴露出白色巩膜,称为 Bell 征。患侧鼻唇沟变浅,口角下垂,鼓腮漏气,不能吹口哨,吃饭时食物存于颊部与齿龈之间。周围性面瘫时,病变在面神经管内和管外的临床表现不同,还可以根据伴发的症状进一步确定病变的具体部位。

面神经核损害:除表现出周围性面瘫外,常伴有展神经麻痹及对侧锥体束征,病变在脑桥。面神经核损害常见于脑干肿瘤及脑血管病。膝状神经节损害:表现为周围性面瘫,同时有耳后部剧烈疼痛,鼓膜和外耳道疱疹,可伴有舌前2/3味觉障碍及泪腺、唾液腺分泌障碍,也可伴有听觉过敏,为镫骨肌神经受累,称亨特综合征(Hunt syndrome)。亨特综合征多见于膝状神经节带状疱疹病毒感染。面神经管内损害:表现为周围性面瘫,伴有舌前 2/3 味觉障碍及唾液腺分泌障碍,为面神经管内鼓索神经受累;若还伴有听觉过敏,则病变多在镫骨肌神经以上。茎乳孔附近病变:表现为典型的周围性面瘫。

2. 中枢性面瘫　为上运动神经元损伤所致,病变在一侧中央前回下部或皮质脑干束。临床仅表现为病灶对侧下部面肌瘫痪,即鼻唇沟变浅,口角轻度下垂,而上部面肌(额肌、眼轮匝肌)不受累。中枢性面瘫常见于脑血管病。

3. 反射变化　周围性面瘫时,眼轮匝肌反射降低;中枢性面瘫后面肌痉挛时,此反射增强。掌颏反射阳性提示锥体束受损,但双侧掌颏反射阳性也可见于正常老年人。

(三)检查

1. 运动功能检查　首先观察患者两侧额纹、睑裂和鼻唇沟是否对称,有无一侧口角下垂或口角歪斜。然后嘱患者做睁眼、闭眼、皱眉、示齿、鼓腮、吹口哨等动作,观察其能否正常完成及左右是否对称。

2. 味觉检查　准备糖、盐和醋酸溶液,嘱患者伸舌,检查者用棉签分别蘸取上述溶液涂在患者舌前部的一侧,为了防止舌部活动时溶液流到对侧或舌后部,事先和患者约好辨味时舌部不能活动,仅用手指指出预先写在纸上的甜、咸、酸、苦四字之一。每测试一种溶液后要用清水漱口。舌两侧要分别检查并比较。面神经损害时舌前 2/3 味觉丧失。

3. 反射检查　角膜反射检查见三叉神经损害部分。眼轮匝肌反射:检查者的拇指、示指将患者的外眦拉向一侧,用叩诊锤敲击患者的拇指可引起同侧眼轮匝肌明显收缩(闭目),对侧眼轮匝肌轻度收缩。周围性面瘫时,眼轮匝肌反射降低;中枢性面瘫后面肌痉挛时,此反射增强。掌颏反射:敲击或划手掌可引起同侧颏肌收缩,该病理反射提示锥体束受损,但双侧掌颏反射阳性也可见于正常老年人。

4. 副交感损害　膝状神经节或其附近病变可导致同侧泪液减少,膝状神经节远端病变可导致同侧泪液增多。

六 前庭蜗神经损害表现

前庭蜗神经(vestibulocochlear nerve),又称位听神经,由功能不同的蜗神经和前庭神经组成,是特殊感觉性脑神经。脑血管病可以引起幕上或幕下损害。幕上损害一般不会出现耳聋,因为一侧蜗神经核发出纤维到两侧的听觉中枢。幕上损害也不会引起明显眩晕,不会出现呕吐。当损害到脑干的前庭神经核或小脑绒球小结叶时,患者会出现明显眩晕。

(一)蜗神经损害表现

1. **解剖生理** 声音的产生、声音的感受是通过耳郭和外耳道收集声波并将其通过鼓膜振动传至中耳,中耳的鼓室内有 3 块听小骨——锤骨、砧骨和镫骨,在后壁上有前庭窗和蜗窗与内耳相通。内耳为感音部分,从耳蜗的断面可见膜迷路内有前庭膜和基底膜,将膜迷路管腔分为前庭阶、耳蜗管和鼓室阶三个部分。在基底膜上,有声音的感受器。

声波振动鼓膜,经过听骨链促成镫骨来回地叩击前庭窗,先引起前庭阶里淋巴液的振动,接着耳蜗管和鼓室阶内的淋巴液相继发生共振。基底膜的振动使声音感受器内毛细胞的纤毛来回地触击盖膜而被刺激,发生与声波同一频率的膜电位变化,从而使在毛细胞周围的听神经末梢产生神经冲动。

听觉的蜗神经传导路径:Ⅰ级神经元为内耳螺旋神经节的双极细胞,其周围突分布于螺旋器(Corti 器)毛细胞,中枢突进入内耳道组成蜗神经,终止于脑桥尾端的蜗神经前后核(Ⅱ级神经元),发出的纤维一部分经斜方体至对侧,一部分在同侧上行,形成外侧丘系,终止于四叠体的下丘(听反射中枢)及内侧膝状体(Ⅲ级神经元),内侧膝状体发出纤维经内囊后肢形成听辐射,终于颞横回皮质听觉中枢。

2. **损害类型** 蜗神经的功能主要是传导听觉,即听觉冲动的神经传导,损害后主要表现为听力障碍和耳鸣。耳聋是指听力的减退或丧失。耳聋的程度可用耳语试验测定。听力正常时,耳语可在 6m 的距离处听到;此距离如缩短至 4m,表示轻度耳聋;1m 为中度耳聋;较 1m 更短时,即为严重的以至完全性耳聋。在耳语试验时,注意不要让患者看到检查者的口唇动作。也可在静室里让患者听手表的声音,测定能听到声音的距离,两侧比较,并可与正常人比较,以确定听力有无障碍。耳鸣为在无外界声音刺激的情况下,主观听到声响的症状。耳鸣由听觉感应器或其传导路径受到病变的刺激时引起,感音性病变为高音调,传导路径病变为低音调。

根据病变的部位可将耳聋分为三类:①传导性耳聋,系由中耳和 / 或外耳病变引起,如急慢性中耳炎或耳硬化症等。听力减退以低音频为主,不伴眩晕。林纳试验(Rinne test)骨导大于气导,韦伯试验(Weber test)音响偏向患侧。②感觉神经性耳聋,系由内耳和蜗神经病变引起,见于迷路炎、听神经瘤等。听力障碍以高音频为主,常同时伴有眩晕。林纳试验气导大于骨导,韦伯试验音响偏向健侧。③中枢性耳聋,罕见,系双侧蜗神经核及核上听觉中枢径路损害导致的听力减退,往往伴有脑干或大脑病变的其他临床表现。核上听觉中枢径路损害不会造成明显耳聋,因听觉的传导达到双侧的听觉皮层,患者对正常的声音感觉比实际声源的强度大。中耳炎的早期鼓膜过度紧张可引起听觉过敏,面瘫也可引起听觉过敏。

3. 蜗神经检查

(1)听力检查:分别检查两耳。用棉球塞住一耳,采用语音、机械表音或音叉振动音测试另一侧耳听力,由远及近至能够听到声音为止,记录其距离。再用同法测试对侧耳听力。两侧对比,并与检查者比较。如果发现听力障碍,应进一步行电测听检查。

(2)音叉试验:可鉴别传导性耳聋(外耳或中耳病变)和感觉神经性耳聋(内耳或蜗神经病变)。① Rinne 试验:将振动的音叉柄放在耳后乳突上(骨导),至患者听不到声音后再将音叉移至同侧外耳道旁(气导)。在正常情况下,气导能听到的时间长于骨导能听到的时间,即气导 > 骨导,称为林纳试验阳性。传导性耳聋时,骨导 > 气导,称为林纳试验阴性;感觉神经性耳聋时,虽然是气导 > 骨导,但气导和骨导时间均缩短。②韦伯试验:将振动的音叉放在患者前额或颅顶正中,正常时两耳感受到的声音相同;传导性耳聋时患侧较响,称为韦伯试验阳性;感觉神经性耳聋时健侧较响,称为韦伯试验阴性。③施瓦巴赫试(Schwabach test):比较患者和检查者骨导音响持续的时间。传导性耳聋时间延长;感觉神经性耳聋时间缩短。

(二)前庭神经损害表现

1. **解剖生理** 前庭神经的Ⅰ级神经元为内耳前庭神经节的双极细胞,其周围突分布于3个半规管的壶腹、椭圆囊和球囊,感受身体和头部的空间移动。中枢突组成前庭神经,和蜗神经一起经内耳孔入颅腔,在脑桥小脑角处,经延髓脑桥沟外侧部入脑,终止于脑桥和延髓的前庭神经核群(内侧核、外侧核、上核、脊髓核,为Ⅱ级神经元)。前庭神经核群发出的纤维一小部分经过小脑下脚止于小脑的绒球及小结;由前庭外侧核发出的纤维构成前庭脊髓束,止于同侧脊髓前角细胞,调节躯体平衡;来自其他前庭神经核的纤维加入内侧纵束,与眼球运动神经核和上部颈髓建立联系,调节眼球及颈肌反射性活动;前庭神经核群还发出纤维与脑干网状结构、迷走神经背核及疑核联系,故当平衡觉传导通路或前庭器受刺激时,可引起眩晕、呕吐、恶心等症状;由前庭神经核群发出的第2级纤维向大脑皮质的投射径路尚不明确,可能是在丘脑的腹后核换神经元,再投射到颞上回前方的大脑皮质。

2. **前庭神经损害** 前庭神经的功能是反射性调节机体的平衡,并调节机体对各种加速度的反应。前庭神经损害主要表现为眩晕、平衡障碍、眼球震颤及呕吐。

(1)眩晕:眩晕的概念要明确,眩晕是患者出现周围物体或自身在旋转、升降和倾斜的运动幻觉,常伴有平衡障碍、站立和步态不稳和眼球震颤。由于前庭器官与脑干网状结构的自主神经中枢相连,因而眩晕也可产生恶心、呕吐、全身大汗和面色苍白等迷走神经刺激症状。

眩晕是前庭系统功能障碍的主要症状,涉及耳科和神经科,所以眩晕的定位非常重要,可以根据中枢性和周围性眩晕的临床表现来定位。①中枢性眩晕:眩晕程度较轻,呈持续性,病程长,性质和方向不明,多在静止时出现;倾倒方向不定;眼球震颤无潜伏期,呈持续性,无适应性;多无自主神经损害症状;耳蜗的听力多正常,无耳鸣;常有脑部症状。②周围性眩晕:眩晕程度较重,呈发作性,病程短,性质和方向较明确,多见于运动时;多倒向前庭功能低下侧;眼球震颤有潜伏期,呈短暂性,较快适应;多有自主神经损害症状且较严重;耳蜗表现多有听力异常,耳鸣;多无脑部症状。

眩晕的伴随临床表现也能帮助定位,如耳源性、脑底部的前庭神经性病变多有一侧听力障碍;内耳迷路、前庭神经或前庭神经核病变多有眩晕、眼球震颤、倾倒、呕吐同时出现;前庭神经核以上病变多无呕吐;脑底部或脑部病变多有脑神经、脑干、小脑症状。

眩晕可以按前庭系统传导路径进一步定位。①耳源性眩晕:由内耳迷路半规管病变所致。②前庭神经性眩晕:由脑底部的前庭神经性病变引起。③脑性眩晕:由脑实质内的前庭系统病变引起。前庭神经核性眩晕,由延脑前庭神经核病变所致;脑干性眩晕,由脑干内的前庭眩晕传入径路病变引起;小脑性眩晕,由小脑绒球、小结叶病变引起;大脑性眩晕,由大脑颞上回前庭皮质区病变所致。④颈性眩晕:多由颈椎增生或椎动脉病变等引起内耳迷路和/或前庭神经核缺血所致。

(2)平衡障碍:前庭系统损害时出现躯体平衡障碍,表现为步态摇晃不稳,站立和行走时向患侧偏斜;指鼻试验不准,手指向患侧偏斜。

(3)眼球震颤:为眼球自发性或诱发性的左右上下或旋转性的摆动和震荡,由此构成水平性、垂直性、旋转性和混合性眼震。当前庭器官、前庭神经、内侧纵束及前庭小脑束病变时均可出现眼震。眼球震颤有快相与慢相之分,通常以快相的方向作为眼球震颤的方向。多数眼球震颤在向某一方向注视时出现,少数在眼球静止时即出现。由于前庭系统病变部位不同,眼球震颤的方向不一,如急性迷路病变常引起快相向健侧的旋转眼震,同时伴有眩晕;脑干被盖部病变以垂直性眼震为特征;前庭中枢性病变时眼球震颤方向不一,快相多向注视侧。

3. **前庭神经检查**　前庭系统功能较复杂,涉及躯体平衡、眼球运动、肌张力维持、体位反射和自主神经功能调节等。

(1)平衡功能:前庭神经损害时表现平衡障碍,患者步态不稳,常向患侧倾倒,转头及体位变动时明显。

(2)眼球震颤:前庭神经病变时可出现眼球震颤,眼震方向因病变部位和性质而不同。急性迷路病变(如内耳炎症、出血)引起冲动性眼震,慢相向患侧,快相向健侧,向健侧注视时重,向患侧注视时减轻。中枢性前庭损害(如脑干病变)时眼震方向不一,可为水平、垂直或旋转性。

(3)前庭功能检查:①旋转试验,请患者坐转椅中,闭目,头前倾30°,先将转椅向右(顺时针)以 0.5 周 /s 的速度旋转 10 周后突然停止,并请患者立即睁眼注视前方。正常可见水平冲动性眼震,快相和旋转方向相反,持续 20 ~ 40 秒,如果<15秒则提示前庭功能障碍。间隔5分钟后再以同样方法向左旋转(逆时针),观察眼震情况。正常时两侧眼震持续时间之差值应 <5 秒。②冷热水试验,检查患者无鼓膜破损方可进行本试验。用冷水或热水注入一侧外耳道,至引发眼球震颤时停止注入。正常情况下眼震持续 1.5 ~ 2.0 分钟,注入热水时眼震快相向注入侧,注入冷水时眼震快相向对侧。前庭病变时眼震反应减弱或消失。

七　舌咽神经、迷走神经损害表现

舌咽神经和迷走神经含有躯体运动、内脏运动(副交感)、躯体感觉和内脏感觉 4 种成分,为混合性脑神经。两者具有共同的分布、共同的走行和共同的神经核(疑核、孤束核)。疑核发出的纤维随舌咽神经和迷走神经支配软腭、咽、喉和食管上部的横纹肌。舌咽神经和迷走神经的一般内脏感觉纤维的中枢突终止于孤束核,两者关系密切,常同时受损。椎 - 基底动脉系统病变损害脑干时出现延髓麻痹,颈内动脉系统病变损害双侧皮质脑干束时出现假性延髓麻痹。

（一）解剖生理

1. **舌咽神经**　舌咽神经起自延髓,其纤维构成 1 ~ 3 个分支,在小脑下脚的腹侧部和橄榄体的外侧交界处出延髓。舌咽神经与迷走神经及副神经并行,由颈静脉孔出颅。舌咽神经在分出脑膜支和鼓室支之后,在舌骨水平延伸至咽腔之旁,组成咽丛的成分。在颅底外面,舌咽神经位于茎突的后方,伴行于颈内动脉与静脉,以后绕行于颈内动脉的前面,再横过茎突咽肌,分布于舌及咽部,在颈静脉孔及其稍下方,舌咽神经发出分支与颈上交感神经节、迷走神经和面神经连接。

(1) 感觉纤维:①特殊内脏感觉纤维,其胞体位于结状神经节(下神经节)内,中枢突止于延髓的孤束核,周围突分布于舌后 1/3 的味蕾,传导味觉。②一般内脏感觉纤维,其胞体亦位于结状神经节内,中枢突止于延髓的孤束核,周围突分布于咽、扁桃体、舌后 1/3、鼓室及咽鼓管等,传递黏膜的感觉;还有分布于颈动脉窦和颈动脉球的纤维(窦神经),参与呼吸、血压、心率的反射调节。③一般躯体感觉纤维,其胞体位于上神经节内,其周围突分布于耳后皮肤,中枢突止于三叉神经脊束核。

(2) 运动纤维:发自延髓疑核,经颈静脉孔出颅,支配茎突咽肌和咽缩肌。其功能是提高咽穹隆,上提软腭,与迷走神经共同完成吞咽动作。

(3) 副交感纤维:内脏运动纤维起自下泌涎核,经鼓室神经、岩浅小神经,终止于耳神经节,其节后纤维分布于腮腺,司腮腺分泌。

2. **迷走神经**　迷走神经行程最长,分布范围最广。

(1) 感觉纤维:①一般躯体感觉纤维,其胞体位于上神经节内,中枢突止于三叉神经脊束核,周围突分布于外耳道、耳郭凹面的一部分皮肤(耳支)及硬脑膜。②一般内脏感觉纤维,其胞体位于结状神经节内,中枢突止于孤束核,周围突分布于咽、喉、食管、气管及胸腹腔内诸脏器。

(2) 运动纤维:发自疑核的纤维由橄榄体的背侧出延髓,经颈静脉孔出颅,支配软腭、咽及喉部的横纹肌,司吞咽、发声运动。

(3) 副交感纤维:内脏运动纤维起自迷走神经背核,其纤维终止于迷走神

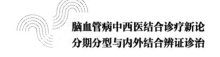

经丛的副交感神经节,发出的节后纤维分布于胸腹腔诸脏器,控制平滑肌、心肌和腺体的活动。

(二)损害类型

舌咽神经和迷走神经的功能为传导咽喉部的感觉及耳郭、外耳的感觉,控制咽喉部肌肉的运动,调节腺体和内脏的活动,参与咽反射。舌咽神经、迷走神经彼此邻近,有共同的起始核,常同时受损,主要表现为咽喉的症状。

1. **舌咽神经、迷走神经损伤**　表现为声音嘶哑(喉音、腭音障碍,如发"哥""柯""喝""阿""腭"等音困难)、吞咽困难、饮水呛咳,舌后 1/3 味觉障碍,咽反射消失,临床上称为延髓麻痹。常伴有舌肌萎缩、咽反射消失、下颌反射消失,无强哭强笑,无锥体束征。一侧舌咽神经、迷走神经损伤时症状较轻,张口时可见到瘫痪一侧的软腭弓较低,悬雍垂偏向健侧,患者发"啊"音时患侧软腭上抬受限,伴患侧咽部感觉缺失及咽反射消失。

2. **舌咽神经受刺激**　可出现舌咽神经痛。

3. **皮质脑干束损伤**　舌咽神经、迷走神经的运动核受双侧皮质脑干束支配,当一侧皮质脑干束损伤时不出现延髓麻痹症状;当双侧皮质脑干束损伤时才出现构音障碍和吞咽困难,而咽反射存在,称假性延髓麻痹。假性延髓麻痹的声音嘶哑、吞咽困难、饮水呛咳的症状常常比较轻,常伴有强哭强笑、下颌反射亢进,咽反射存在,无舌肌萎缩,常见于两侧半球的血管病变。

4. **喉返神经损伤**　临床应注意迷走神经在胸部的分支喉返神经损伤。单侧喉返神经麻痹,一般有声音嘶哑。由于声带紧张度不同,故嘶哑的程度也有所不同。可行喉镜检查,了解声带的情况。右侧喉返神经麻痹多见于锁骨下血管性肿瘤、肺尖部病变。左侧喉返神经麻痹见于胸膜、肺及淋巴结的结核性病变。单侧喉返神经亦可因甲状腺手术而受到损伤。

另外,应注意喉痉挛和喉头发作。①喉痉挛:喉痉挛使喉头呈闭锁状态。这种痉挛可以由喉上神经支配区的局部刺激性病变引起。此外,纵隔病变刺激迷走神经时也可以引起喉痉挛。根据既往有发作史以及骤发性喉痉挛、难以忍受,烦躁不安,吸气时有喘鸣,呼吸困难等症状,可以诊断。合并声门开大肌麻痹的喉痉挛患者,痉挛更为严重,呼吸极度困难,有发绀等缺氧症状。此种情况应积极治疗,否则可以导致死亡。发作之后常有持续性呼吸困难,为喉危象。此种发作多见于脊髓痨。②喉头发作:与喉痉挛不同,喉头发作表现为喉头部灼热感,笑时可诱发,可以不伴有声门痉挛。由于迷走神经兴奋可以抑制心率,并能影响脑血液循环,因此可以导致意识丧失。时间短者可伴有痉挛发作、尿失禁、精神障碍及感觉迟钝,此时应与癫痫相鉴别。

(三)检查

1. **运动功能检查**　询问患者有无吞咽困难和饮水呛咳,注意说话声音有无嘶哑或鼻音。嘱患者张口发"啊"音,观察双侧软腭位置是否对称及动度是否正常,悬雍垂是否偏斜。一侧舌咽神经和迷走神经麻痹时,患侧软腭位置较低、动度减弱,悬雍垂偏向健侧。

2. **感觉功能检查**　用棉签轻触两侧软腭和咽后壁黏膜检查一般感觉,舌后 1/3 味觉检查方法同面神经损害部分的味觉检查法。

3. **咽反射检查**　嘱患者张口发"啊"音,用棉签轻触两侧咽后壁黏膜,引起作呕及软腭上抬动作。

4. **眼心反射检查**　检查者用中指与示指对双侧眼球逐渐施加压力 20 ～ 30 秒,正常人脉搏减少 10 ～ 12 次。此反射由三叉神经传入,从迷走神经心神经支传出。迷走神经功能亢进,则该反射增强,每分钟脉搏减慢超过 12 次;迷走神经麻痹、交感神经功能亢进者脉搏不减慢甚至加快。

 ## 八　副神经损害表现

(一)解剖生理

副神经为躯体运动性脑神经,由延髓支和脊髓支两部分组成。延髓支发自延髓疑核尾端的细胞,其纤维在迷走神经下方出延髓,在颈静脉孔处出颅,

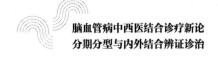

参与构成喉返神经,支配声带运动。脊髓支发自颈髓第 1 ~ 5 节前角腹外侧细胞柱,其纤维经枕骨大孔入颅,与延髓支汇合成副神经干,在颈静脉孔处出颅,脊髓支与延髓支相分离,支配胸锁乳突肌和斜方肌。脑血管病一般不损害副神经,可以作为鉴别诊断进行了解。

(二)损害表现

胸锁乳突肌的功能是使头转向对侧;斜方肌支配耸肩动作。双侧胸锁乳突肌同时收缩时颈部前屈;双侧斜方肌同时收缩时头向后仰。所以副神经损害主要表现为转颈和耸肩异常。一侧副神经核或其神经损害,表现为同侧胸锁乳突肌和斜方肌萎缩,患者向病变对侧转颈不能,患侧肩下垂并耸肩无力。双侧副神经核或其神经损害,表现为双侧胸锁乳突肌力弱,患者头前屈无力,直立困难,多呈后仰位,仰卧位时不能抬头。

(三)检查

首先观察患者有无斜颈或塌肩,以及胸锁乳突肌和斜方肌有无萎缩。然后嘱患者做转头和耸肩动作,检查者施加阻力以测试胸锁乳突肌和斜方肌肌力的强弱,并左右比较。

九 舌下神经损害表现

(一)解剖生理

舌下神经核位于延髓第四脑室底舌下神经三角深处,核长 18mm,其轴突从此发出,在橄榄体与锥体之间出延髓,经舌下神经管出颅,分布于同侧舌肌。舌下神经为躯体运动性脑神经,支配舌肌运动。

(二)损害表现

舌向外伸出主要是颏舌肌向前推的作用,舌向内缩回主要是舌骨舌肌的作用。舌下神经核只受对侧皮质脑干束支配。舌下神经损伤则出现舌歪及舌肌萎缩。脑血管病损害支配舌下神经核以上的皮质脑干束时出现伸舌偏向对侧,无舌肌萎缩及肌束震颤,称中枢性舌下神经麻痹;损害舌下神经核及舌下神经一侧时,患侧舌肌瘫痪,伸舌时舌尖偏向患侧;两侧病变时,伸舌受限或不能。周围性舌下神经麻痹可伴有舌肌萎缩。但脑血管病很少单独损害舌下神经核及其纤维,常伴有其他邻近组织损害的体征。

(三)检查

首先嘱患者张口,观察舌在口腔内的位置、形态以及有无肌纤维颤动。然后嘱患者伸舌,观察舌有无向一侧的偏斜,有无舌肌萎缩。再请患者用舌尖分别顶推两侧口颊部,检查者用手指按压腮部测试肌力强弱。

第四节　运动系统损害表现

运动系统(movement system)包括随意运动、不随意运动、共济运动和平衡运动。随意运动由锥体系统(下运动神经元、上运动神经元、骨骼肌)完成,不随意运动由锥体外系完成,共济运动由小脑系统完成,平衡运动由前庭系统完成。人类要完成精细而协调的复杂运动,需要整个运动系统的互相配合、互相协调,其中任何部分的损害均可引起运动障碍。前庭系统损害已经在前庭神经损害中叙述,本节主要叙述锥体系统、锥体外系统和小脑系统损害的表现。颈内动脉系统病变引起的幕上损害常出现随意运动障碍或辅助运动障碍,椎 - 基底动脉系统病变引起脑干和小脑损害,出现眩晕及小脑损害的症状和体征。所以必须掌握运动系统的解剖生理和损害表现。

一 锥体系统损害表现

（一）解剖生理

1. **上运动神经元（锥体束）** 上运动神经元包括额叶中央前回运动区的大锥体细胞（Betz 细胞）及其轴突组成的皮质脊髓束和皮质脑干束。上运动神经元胞体主要是位于额叶中央前回运动区的大锥体细胞，从此处发出轴突构成锥体束（包括皮质脊髓束和皮质脑干束），向下走行，经放射冠，皮质脊髓束通过内囊后肢，皮质脑干束通过内囊膝下行。皮质脊髓束继续下行，经过中脑大脑脚中 3/5、脑桥基底部，至延髓锥体交叉处，大部分纤维交叉至对侧，形成皮质脊髓侧束下行，终止于脊髓前角；小部分纤维不交叉形成皮质脊髓前束，在下行过程中陆续交叉，止于对侧脊髓前角；皮质脑干束下行，在脑干各个脑神经核的平面上交叉至对侧，分别终止于各个脑神经运动核。

皮质脑干束支配的特点：面神经核的下部及舌下神经核仅接受对侧皮质脑干束支配，而其余的脑干运动神经核均受双侧皮质脑干束支配。因此，一侧皮质脑干束受损时，仅出现对侧舌肌和面肌下部瘫痪。

大脑皮质运动区支配运动的特点是对侧支配，呈倒置人影形，支配的范围与躯体和肢体的复杂程度和灵活性相关。由于在大脑皮质运动区即Brodmann 第 4 区，对侧身体各部分均有相应的代表区域，其排列犹如"倒人形"之投影，呈手足倒置关系，且代表区的大小与运动精细程度和复杂程度有关，而与躯体所占体积无关。上肢尤其是手和手指所占的区域特别大，躯干和下肢所占的区域最小，肛门及膀胱括约肌的代表区在旁中央小叶。所以，大脑皮质运动区及其皮质下纤维损害时可以出现对侧单肢瘫痪。

2. **下运动神经元** 下运动神经元在结构上包括脑神经运动核、脊髓前角细胞及其发出的神经轴突，是运动的最后通路。其接受来自锥体系统、锥体外系统、小脑系统和前庭系统多方面的冲动。其功能是将多种冲动组合起来，通过前根、神经丛和周围神经传递至肌肉的运动终板，引起肌肉的收缩。每一个脊髓前角细胞支配 50 ~ 200 根肌纤维，每个运动神经元及其所支配的一组肌纤维称为一个运动单位。因此,下运动神经元损伤时可产生弛缓性(周围性)瘫痪。

3. **肌肉系统** 人体有 600 多块骨骼肌,占体重的 40%,需要的供血量占心输出量的 12%,耗氧量占全身耗氧量的 18%。每块肌肉由许多肌束组成,而每条肌束再由许多纵向排列的肌纤维聚集而成。肌纤维(肌细胞)呈圆柱状,长 2 ~ 15cm,直径 7 ~ 100μm,是体内所有细胞中,大小、长短差别最大的。肌肉损害可引起不同程度的瘫痪。

(二)瘫痪的类型

瘫痪是指肌力(骨骼肌的收缩能力)的减弱或丧失。但骨骼肌受运动神经元支配,所以锥体系统损害可引起不同类型的瘫痪。锥体系统包括上运动神经元、下运动神经元和肌肉。由于病变的程度和部位不同,其瘫痪程度、性质和形式各异。上运动神经元发自运动区的皮质,下行终止于脑干的相应的脑神经运动核和脊髓前角细胞。脑血管病只累及幕上和脑干,所以,脑血管病可以出现脑干以上各种类型的瘫痪,不会出现脊髓型、周围神经型和肌肉损害性瘫痪。脊髓型、周围神经型、肌肉损害性瘫痪可以作为鉴别诊断。

1. **上运动神经元瘫痪** 亦称痉挛性瘫痪或中枢性瘫痪。

(1)共同特点:痉挛性瘫痪,瘫痪的肢体折刀样肌张力增高,深反射亢进,病理反射阳性,无肌肉萎缩,但病程长者可出现失用性肌萎缩,即废用性肌萎缩。但在急性严重病变时,由于断联休克作用,瘫痪开始是弛缓的,肌张力减低,无病理反射,待休克期过后逐渐转为痉挛性瘫痪。

(2)上运动神经元各水平部位病变时瘫痪的类型。

1)皮质型:可出现中枢性单个肢体的瘫痪,由于皮质运动区呈一条长带及其支配的范围不同,故局限性病变时出现单瘫。此外,神经丛病变也可出现下运动神经元性单个肢体瘫痪,应注意鉴别。

2)半卵圆中心型:半卵圆中心通过的运动传导纤维比较分散,损害时出现不完全性偏瘫,即瘫痪程度轻,上下肢体也可以不一致。

3)内囊型:内囊是感觉、运动、视觉传导束的集中之处,损伤时可以出现中枢性偏瘫、偏身感觉障碍和偏盲,俗称"三偏综合征",常伴有中枢性面、舌瘫。

4)脑干型:由于脑干既有脑神经核及其纤维,又有运动下行传导束,所以损害时出现交叉性瘫痪,即病变侧脑神经麻痹及对侧肢体中枢性瘫痪。

5)脊髓型:由于脊髓两侧均有下行传导束,所以脊髓横贯性损害时,因双侧锥体束受损而出现中枢性双侧肢体的瘫痪,如截瘫或四肢瘫,但均为上运动神经元瘫痪,与广泛性前角、前根、神经丛、周围神经损害时出现的弛缓性四肢瘫不同。

双侧大脑及脑干病变时,除四肢瘫外还可伴有语言、意识障碍及延髓麻痹等;高位颈髓病变时,表现为痉挛性四肢瘫,伴有传导束型感觉障碍及尿便障碍;颈膨大病变时,表现为双上肢弛缓性瘫痪,双下肢痉挛性瘫痪,伴有传导束型感觉障碍及尿便障碍;多发性周围神经病变时,表现为弛缓性四肢瘫,常伴有手套、袜套型感觉障碍。这些应注意鉴别。

2. 下运动神经元瘫痪　亦称弛缓性瘫痪或周围性瘫痪。

(1)共同特点:弛缓性瘫痪,瘫痪的肢体肌张力减低,深反射减弱或消失,无病理反射,有肌肉萎缩。如脊髓前角刺激性病变可伴有肌束震颤,肌电图显示神经传导异常和失神经电位。

(2)下运动神经元各纵行部位病变时瘫痪的类型。

1)脊髓前角细胞损害:表现为节段性、弛缓性瘫痪而无感觉障碍,见于脊髓前角灰质炎等;若为缓慢进展性疾病,还可出现肌束震颤,如运动神经元病等。

2)前根损害:损伤节段呈弛缓性瘫痪,亦无感觉障碍,见于髓外肿瘤的压迫。

3)神经丛损害:神经丛含有运动纤维和感觉纤维,病变时常累及一个肢体的多数周围神经,引起单个肢体的弛缓性瘫痪,伴有感觉及自主神经功能障碍,也可伴有疼痛。

4)周围神经损害:该神经支配区的肌肉出现弛缓性瘫痪,同时伴有感觉及自主神经功能障碍或伴有疼痛。

3. 肌肉疾病的瘫痪　其特点是：四肢近端、骨盆带和肩胛带对称性肌无力和肌萎缩，深反射减弱或消失，或伴有肌肉压痛、假性肥大、肌强直等；严重瘫痪者肌张力减低，但无感觉障碍。

脑血管病不会出现脊髓性的下运动神经元损害及肌肉疾病的瘫痪类型，掌握此部分内容有利于进行鉴别诊断。

锥体外系统损害表现

锥体外系统主要是位于大脑白质深部的基底节系统。在种系发生上，锥体外系统属于比较古老的部分，在低等脊椎动物（如鱼类、两栖类、爬行动物、鸟类等）中是最高级的运动中枢；而在哺乳类动物中，由于大脑皮质的发育和主管骨骼肌随意运动的锥体系统的形成，锥体外系统退居辅助地位。锥体外系统与锥体系统在调节运动功能方面是互相影响、密不可分的整体，只有在锥体外系统使肌张力保持稳定协调的基础上，锥体系统才能完成精确的随意运动。

锥体外系统的主要功能：辅助随意运动，保障运动的灵活性，包括调节肌张力，协调肌肉运动；维持和调整体态姿势；担负半自动的刻板动作及反射性的运动，如走路时两臂摆动等连带动作、表情运动、防御反应、饮食动作等。一旦锥体外系统损害，就会出现对随意运动的辅助作用减弱或丧失，出现运动过多或过少等。脑血管病，尤其是缺血性脑血管病，可以损害基底节系统，出现辅助运动协调障碍。临床医生需要掌握锥体外系统的解剖生理及损害后的症状，及时做出脑血管病的诊断及鉴别诊断。

（一）解剖生理

1. 广义的锥体外系统　锥体外系统是运动系统的一个组成部分，广义的锥体外系统是指锥体系统以外的所有躯体运动系统，包括锥体系统以外的所

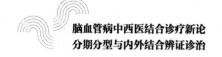

有运动神经核及运动传导束和狭义的锥体外系统(纹状体系统,包括纹状体、丘脑底核、红核、黑质),加上运动前区、丘脑、中脑顶盖、脑桥核、前庭核、脑干网状结构核和小脑以及它们的联络纤维等。它们共同组成了多条复杂的神经回路,如:①皮质—新纹状体—苍白球—丘脑—皮质环路;②皮质—脑桥—小脑—皮质环路;③皮质—脑桥—小脑—丘脑—皮质环路;④新纹状体—黑质—新纹状体环路;⑤小脑齿状核—丘脑—皮质—脑桥—小脑齿状核环路等。广义的锥体外系统很难具体指导临床,具体指导临床的主要是狭义的锥体外系统。小脑、丘脑等结构有相应的章节叙述。

2. **狭义的锥体外系统**　是指纹状体系统,包括纹状体、红核、黑质和丘脑底核,可以称为基底节系统。基底神经节亦称基底核,是位于大脑白质深部的灰质核团,包括尾状核、豆状核、屏状核及杏仁核。其中尾状核和豆状核合称为纹状体,豆状核又分为壳核和苍白球两部分。尾状核和壳核组织结构相同,因在种系发生学上较新(较晚)而称为新纹状体;苍白球在种系发生学上较早,则称为旧纹状体。纹状体是锥体外系统的重要组成部分,在调节躯体运动中起重要作用。杏仁核是基底神经节中发生最古老的部分,称为古纹状体,可能为边缘系统的皮质下中枢。屏状核的作用尚不清楚。虽然红核、黑质位于中脑,丘脑底核位于丘脑底部,它们均参与了纹状体系统。

3. **纤维联系**　锥体外系统的纤维联系十分广泛。其中基底神经节是锥体外系统的中继站,除了各核之间有相互密切的联络纤维,基底神经节与大脑皮质、丘脑、小脑、脊髓都有广泛的纤维联系。大脑皮质(主要是额叶)发出的纤维,直接或通过丘脑间接地止于新纹状体,由此发出的纤维止于苍白球;苍白球发出的纤维分别止于红核、黑质、丘脑底核和网状结构等处。由红核发出的纤维组成红核脊髓束,由网状结构发出的纤维组成网状脊髓束,均止于脊髓前角运动细胞,调节骨骼肌的随意运动。锥体外系统与锥体系统不同的是,锥体外系统不直接影响脊髓前角的下运动神经元,其下行通路均主要经脑干的网状结构与红核,再与脊髓发生联系。

4. **锥体外系统的功能与神经递质有关**　在锥体外系统中,神经元之间的信息传递与许多神经递质和神经调质有关,如多巴胺、乙酰胆碱、γ-氨基丁酸、5-羟色胺、去甲肾上腺素、P物质、脑啡肽、强啡肽等。它们精确地执行各自的生理功能,直接或间接地参与调节神经功能并维持其平衡。当这些神经生化物质的产生和传递出现障碍时,即可引发运动障碍性疾病。在一些运动障碍性疾病中,神经递质间平衡失调可能是产生临床症状的直接原因。例如患帕金森病时,黑质多巴胺能神经元丢失导致输入纹状体系统的多巴胺递质显著减少,使乙酰胆碱的作用相对增强,出现动作减少和肌张力增高;又如亨廷顿病时,γ-氨基丁酸的合成减少,使多巴胺作用相对增强,产生动作增多、肌张力不全和不自主运动等临床表现。

(二)损害类型

锥体外系统病变的主要临床表现有两方面,即出现肌张力变化和不自主运动两大类症状。

1. 肌张力变化

(1)肌张力增高-运动减少伴有震颤综合征:由旧纹状体(苍白球)、黑质病变引起。黑质—纹状体多巴胺通路受损害时,临床表现为铅管样或齿轮样肌张力增高、运动减少及静止性震颤,见于帕金森病。

(2)肌张力减低-运动过多综合征:由新纹状体病变引起。运动过多的症状如下:如壳核病变出现舞蹈样动作,尾状核病变出现手足徐动症,丘脑底核病变出现偏侧投掷症等。基底节病变可以出现扭转痉挛,抽动时可伴有不自主发音,或伴有秽语,故称"抽动秽语综合征",有些则与精神因素有关。

2. 不自主运动　是不受主观意志支配的、无目的的异常运动。

(1)震颤:为主动肌和拮抗肌交替收缩的节律性摆动样动作,多见于头、舌、眼睑、手、上肢、下肢等处,其分类如下。

1)静止性震颤(static tremor):震颤的特点为安静时明显,活动时减轻,睡眠时消失。震颤表现为手指有节律地、每秒4~6次快速抖动,严重时可呈"搓丸样"或"拍水样"震颤,亦可见于头、下颌、前臂、下肢及足等部位震颤。静止性震颤多见于苍白球和黑质病变,如帕金森病。

2)姿势性震颤(postural tremor):这种震颤在随意运动时不出现,当运动完成,肢体和躯干主动保持在某种姿势时才出现。如当患者上肢伸直,手指分开,保持这种姿势时可见到手臂的震颤,肢体放松时震颤消失,当肌肉紧张时又变得明显。姿势性震颤以四肢为主,头部及下肢也可见到。姿势性震颤常见于特发性震颤、慢性酒精中毒、脑病、肝豆状核变性等。

3)动作性震颤(kinetic tremor):动作性震颤多见于小脑病变,是指肢体指向一定目的物时所出现的震颤,特点是当肢体即将达到目的物时震颤更明显,主要表现为稳准性不良,实际上属于四肢共济失调的表现。但须注意震颤可为生理性或功能性。生理性震颤细微,多见于老年人。功能性震颤属于增强性生理性震颤,震颤幅度较大,多见于剧烈运动、恐惧、焦虑、气愤时。

(2)舞蹈样运动(choreic movement):为一种不能控制的、无目的、无规律、快速多变、运动幅度大小不等的不自主运动,如挤眉弄眼、努嘴、伸舌、转颈耸肩、伸屈手指等舞蹈样运动,可伴有肌张力减低。安静时症状减轻,入睡后症状消失。舞蹈样运动多见于尾状核和壳核的病变,如小舞蹈症等。

(3)手足徐动症(athetosis):亦称指划运动,或易变性痉挛。由于上肢远端肌张力异常(增高或减低),表现为手腕、手指、足趾等呈缓慢交替性伸屈、扭曲动作,而且略有规则。如腕过屈时手指常过伸,前臂旋前时手指缓慢交替地屈曲;足部可表现为足跖屈而踇趾背屈等。因此,手及足可呈现各种奇异姿势。若口唇、下颌及舌受累,则发音不清和出现鬼脸,见于核黄疸、肝豆状核变性等。

(4)扭转痉挛(torsion spasm):表现为以躯干为长轴,身体向一个方向缓慢而强力扭转的一种不自主动作,常伴有四肢的不自主痉挛。其动作无规律且多变,安静时减轻,睡眠时消失。病变位于基底节,见于遗传性疾病、吩噻嗪类药物的副作用等。

(5)偏侧投掷症(hemiballismus):表现为一侧肢体猛烈的投掷样不自主运动,运动幅度大,力量强。偏侧投掷症见于丘脑底核损害。

(6)抽动(tic):为单个或多个肌肉刻板而无意义的快速收缩动作。抽动常累及面部及颈部肌肉,表现为挤眉弄眼、努嘴、点头、扭颈、伸舌等。如果累及呼吸及发音肌肉,抽动时可伴有不自主发音,或伴有秽语,故称"抽动秽语综合征"。其病因及发病机制尚不清楚,部分病例由基底节病变引起,有些则与精神因素有关,常见于儿童。

 # 三 小脑系统损害表现

(一)解剖基础

小脑位于颅后窝,在小脑幕下方,脑桥及延髓的背侧,其间为第四脑室。小脑有 3 对小脑脚与脑干相连。小脑下脚(绳状体)与延髓相连,小脑中脚(脑桥臂)与脑桥相连,小脑上脚(结合臂)与中脑相连。小脑表面为灰质(小脑皮质),由分子层、浦肯野细胞层和颗粒层三层组成。皮质下为白质(小脑髓质)。

1. **小脑的外形**　小脑的中央为小脑蚓部,两侧为小脑半球。小脑表面有两条深沟将小脑分为 3 个叶,即绒球小结叶、前叶和后叶。位于小脑上面的原裂将小脑分为前叶和后叶。在小脑下面,后外侧裂是后叶与绒球小结叶的分界,前面即绒球小结叶,后面为后叶。

2. **小脑的内部结构**　在两侧小脑半球白质内各有 4 个小脑核,由内向外依次为顶核、球状核、栓状核和齿状核。顶核在发生学上是最古老的,齿状核是这 4 个核团中最大的一个。

3. **小脑的纤维联系**　小脑借助 3 对小脑脚即小脑下脚、中脚、上脚分别与延髓、脑桥及中脑相连。

1)小脑的传入纤维:小脑的传入纤维来自大脑皮质、脑干(前庭核、网状结构及下橄榄核等)和脊髓,主要有前庭小脑束、脊髓小脑束、橄榄小脑束、顶盖小脑束、脑桥小脑束等。所有传入小脑的冲动均通过小脑的 3 个脚(以小脑下脚和小脑中脚为多)进入小脑,终止于小脑皮质和深部核团。①前庭小脑束,将前庭细胞核发出的冲动经小脑下脚传入同侧绒球小结叶及顶核;②脊髓小

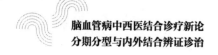

脑束,肌腱、关节的深感觉由脊髓小脑前后束分别经小脑上脚和小脑下脚传至小脑蚓部;③橄榄小脑束,将对侧下橄榄核的冲动经小脑中脚传至小脑皮质;④顶盖小脑束,此纤维位于顶盖中部,向上可至中脑水平,向下则至橄榄体下核的后外侧方而终止于此核中,自中脑的顶盖经结合臂到达小脑。⑤脑桥小脑束,大脑皮质额中回、颞中回、颞下回或枕叶的冲动传至同侧脑桥核,再组成脑桥小脑束交叉到对侧,经小脑中脚传至对侧小脑皮质。

2)小脑的传出纤维:小脑的传出纤维发自小脑深部核团(主要是齿状核、顶核),经过小脑上脚离开小脑,再经过中间神经元(前庭外侧核、红核、脑干的网状核和丘脑核团)到达脑干的脑神经核及脊髓前角细胞。小脑的传出纤维主要有齿状核红核脊髓束、齿状核红核丘脑束、顶核脊髓束等。①齿状核红核脊髓束,自齿状核发出的纤维交叉后至对侧红核,在组成红核脊髓束后交叉至同侧脊髓前角,参与运动的调节;②齿状核红核丘脑束,自齿状核发出的纤维交叉后至对侧红核,再至丘脑,上传至大脑皮质运动区及运动前区,参与锥体束及锥体外系统的调节;③顶核脊髓束,小脑顶核发出的纤维经小脑下脚至延髓网状结构和前庭核,一方面经网状脊髓束和前庭脊髓束至脊髓前角细胞,参与运动的调节;另一方面经前庭核与内侧纵束和眼肌神经核联系,参与眼球运动的调节。

4. **小脑的功能** 一般将小脑划分为3个功能区。①前庭小脑(原小脑):由绒球小结叶及相关的前庭神经核组成,主要与前庭神经核及前庭神经联系;②脊髓小脑(旧小脑):由小脑蚓和半球中间部及相关的顶核与中间核(球状核和栓状核)组成,主要接受来自脊髓的信息;③大脑小脑(新小脑):由小脑半球外侧部及相关的齿状核组成,接受大脑皮质经由脑桥核转达的信息。

小脑并不发出运动冲动,而是通过传入纤维和传出纤维与脊髓、前庭、脑干、基底节及大脑皮质等部位联系,达到对运动的调节作用。小脑是神经系统一个重要的运动调节中枢,主要作用是调节随意运动,通过调节肌张力和协调随意运动,维持躯体平衡和动作的准确性。小脑有躯体各部位的代表区,如小脑半球为四肢的代表区,其上半部分代表上肢,下半部分代表下肢;蚓部则是躯干的代表区。绒球小结叶为前庭代表区。小脑对精巧动作的完成和随意运动的协调起着重要的作用,能保证运动的准确性。小脑病变主要表现为共济失调。脑血管病无论是出血性还是缺血性的,均可损害小脑及其纤维联系,出现共济失调。

(二)损害类型

小脑受损后主要出现共济失调。

1. **绒球小结叶损害** 为前庭性共济失调,表现为眩晕、站立不稳、眼球震颤。

2. **蚓部损害** 为躯干共济失调,表现为站立不稳、步幅加宽、左右摇摆、步态蹒跚,故称醉汉步态。但肢体共济失调及眼球震颤很轻或不明显。

3. **小脑半球损害** 为四肢共济失调。新小脑的功能主要是确定运动的力量、方向和范围。当一侧小脑半球病变时,表现为同侧肢体共济失调,患者不能顺利完成复杂而精细的动作,如穿衣、系扣、书写等,还可出现构音障碍(吟诗样或暴发样语言)。检查发现指鼻试验及跟 - 膝 - 胫试验不稳准、辨距不良、轮替动作差等,常出现水平性眼震,同时伴有肌张力减低、深反射减弱或消失,有时出现钟摆样深反射。

注意与其他原因引起的共济失调相鉴别。①感觉性共济失调:由于深感觉传导路径的损害,产生关节位置觉、振动觉的障碍,导致患者出现站立不稳,行走时有踩棉花样感觉,视觉辅助可使症状减轻。故患者在黑暗处症状加重,睁眼时症状减轻,闭目难立征(Romberg sign)阳性。②前庭性共济失调:由于前庭病变而引起平衡障碍,表现为站立不稳,行走时向患侧倾斜,走直线不能。卧位时症状明显减轻,活动后症状加重。但患者常以眩晕为主诉,容易鉴别。前庭性共济失调可见于链霉素中毒等。③额叶共济失调:由于额叶或额桥小脑束损害,引起对侧肢体共济失调,表现为步态不稳,体位性平衡障碍。但伴有中枢性轻偏瘫、精神症状、强握及摸索等额叶损害的表现,容易诊断,多见于脑血管病。

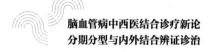
四 前庭系统损害表现

参考脑神经、前庭神经损害表现部分。

五 运动系统检查

运动系统包括锥体系统、锥体外系统、小脑系统、平衡系统,临床症状及体征常有交叉,如肌张力改变与锥体系统、锥体外系统和小脑系统均有关。临床检查应同时进行,分析时要进行区别。

(一)肌肉容积检查

观察肌肉有无萎缩或假性肥大。肌萎缩是指横纹肌体积较正常缩小,肌纤维变细甚至消失。肌肥大是指肌肉的体积增大。可用软尺测量肢体周径,以便左右比较和随访观察。左右肢体应选择对称点测量周径,以避免测量误差。注意肌肉萎缩或肥大的部位和程度,是限于某周围神经支配区,还是限于某个关节活动的范围。如果可能,应确定具体受累的肌肉或肌群。

(二)肌力检查

肌力是受试者主动运动时肌肉产生的收缩力,是随意运动能力的基础。肌力分为6级:0级,肌肉无任何收缩现象,呈完全性瘫痪。1级,肌肉可轻微收缩,但不能活动关节,仅仅在触摸肌肉时感觉到肌肉收缩。2级,肌肉收缩可引起关节活动,但不能对抗地心引力,肢体不能抬离床面。3级,肢体能抬离床面,但不能对抗阻力。4级,能做对抗阻力的活动,但比正常差。5级,正常肌力。最细致的肌力检查首先需要根据每块肌肉的功能对其进行检查。其次了解肌群的变化,如嘱患者随意活动各关节,观察活动的速度、幅度和耐久度,并施以阻力与其对抗,测试肌力大小;也可让患者维持某种姿势,检查者施力使其改变,判断肌力强弱。检查肌力时应左右对比,不同个体肌肉力量的强弱差别较大,两侧对比较为客观,也有利于发现程度较轻的一侧肢体或局部肌群的肌力减退。在肢体肌力的左右对比时应考虑右利或左利的影响,两侧肢体(特别是上肢)肌力强弱存在正常差异。

当对轻度瘫痪的患者采用一般方法不能确定时,可进行下述轻瘫试验。检查上肢时,可进行上肢平伸试验、数指试验和指环试验。①上肢平伸试验:患者平伸上肢,掌心向上,持续数十秒后可见轻瘫侧上肢逐渐下垂,前臂旋前,掌心向内。②数指试验:嘱患者手指全部屈曲,然后依次伸直,做计数动作,或手指全部伸直后顺次屈曲,轻瘫侧动作笨拙或不能。③指环试验:嘱患者拇指分别与其他各指组成环状,检查者以一手指穿入环内快速将其分开,测试各指肌力。

检查下肢时,可进行下肢外旋试验、膝下垂试验、足跟抵臀试验和下肢下垂试验。①下肢外旋试验:嘱患者仰卧,双下肢伸直,轻瘫侧下肢呈外旋位。②膝下垂试验:嘱患者俯卧,维持双膝关节屈曲90°,持续数十秒后轻瘫侧下肢逐渐下落。③足跟抵臀试验:嘱患者俯卧,尽量屈曲膝部,使双侧足跟接近臀部,轻瘫侧不能抵近臀部。④下肢下垂试验:嘱患者仰卧,双下肢膝、髋关节均屈曲成直角,数十秒后轻瘫侧下肢逐渐下垂。

(三)肌张力检查

肌张力是指肌肉在静止松弛状态下的紧张度。正常肌肉均具有一定的张力,做肢体被动运动时,可感到这种张力的存在。检查时根据触摸肌肉的硬度和被动活动的阻力来判断肌张力改变,如正常、增高或减低。①肌张力减低:表现为肌肉松弛,被动运动阻力小,关节运动范围大。②肌张力增高:表现为肌肉变硬,肢体被动运动时阻力增高。根据肢体被动活动时的阻力情况,肌张力增高可分为折刀样肌张力增高、铅管样肌张力增高和齿轮样肌张力增高。折刀样肌张力增高,以上肢屈肌、下肢伸肌肌张力增高明显,拉开屈曲的肘部时,开始时抵抗力较强,到一定角度时突然降低。铅管样或齿轮样肌张力增高,表现为屈肌、伸肌肌张力均增高,被动屈伸肘部时,若不伴有震颤,则各方向阻

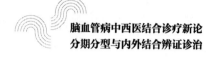
力是一致的,故称为铅管样肌张力增高;若伴有震颤,则在肢体被动活动过程中出现规律间隔的短时停顿,如同两个齿轮镶嵌转动,则有类似扳动齿轮样的顿挫感,称为齿轮样肌张力增高。注意患者不配合时肌张力也增高,为假象。

(四)不自主运动检查

不自主运动是指不能随意控制的运动。观察患者有无不能随意控制的运动。观察和询问患者不自主运动的形式、部位、程度、规律和过程,以及与休息、活动、情绪、睡眠和气温等的关系,并注意询问家族史。包括震颤、舞蹈样运动、手足徐动症、扭转痉挛、偏侧投掷症、抽动等。注意痉挛发作肌肉阵发性不自主收缩,可见于局限性癫痫和癫痫大发作。肌束震颤,为肌肉内的肌束震颤,多见于下运动神经元刺激性损伤,如脊髓前角病变可表现为肌束震颤。

(五)共济运动检查

任何动作的准确完成都需要在动作的不同阶段担任主动、拮抗、协同和固定作用的肌肉密切协调参与,协调运动障碍造成动作不准确、不流畅以致不能顺利完成时,称为共济失调。共济失调主要见于小脑半球或其与额叶皮质间的联系损害、前庭系统病变以及深感觉传导路径病变。此外,视觉障碍、不自主运动、肌张力改变和肌力减退等也可影响动作的协调和顺利完成,分析原因时应当充分加以考虑。

一般观察患者穿衣、扣纽扣、取物、写字和步态等动作的准确性以及言语是否流畅。

1. **指鼻试验**　嘱患者外展伸直一侧上肢,以示指尖触摸自己的鼻尖,先睁眼后闭眼重复相同动作。注意两侧上肢动作的比较,观察动作的准确性。小脑半球病变时患侧指鼻不准,接近鼻尖时动作变慢,并可出现动作性震颤,睁、闭眼无明显差别。感觉性共济失调引起的指鼻不准在睁眼和闭眼时有很大差别,睁眼时动作较稳准,闭眼时很难完成动作。

2. **误指试验**　嘱患者上肢向前平伸,示指掌面触及检查者固定不动的手指,然后维持上肢伸直并抬高,使示指离开检查者手指至一定高度的垂直位置,再次下降至检查者的手指上。先睁眼后闭眼重复相同动作,注意睁、闭眼时的动作以及两侧动作准确性的比较。前庭性共济失调,双侧上肢下落时示指均偏向病变侧。小脑病变者,患侧上肢向外侧偏斜。深感觉障碍者,闭眼时不能触及目标。

3. **轮替动作** 观察患者快速、往复动作的准确性和协调性:①前臂的旋前和旋后,嘱患者用手掌和手背快速交替接触床面或桌面。②伸指和握拳,快速交替进行。小脑性共济失调患者动作缓慢,节律不匀和不准确。

4. **反跳试验** 嘱患者用力屈肘,检查者握其腕部向相反方向用力,随即突然松手,正常人因为对抗肌的拮抗作用而使前臂屈曲迅即终止。小脑病变时缺少对抗肌的拮抗作用,屈肘力量使前臂或掌部碰击到自己的身体。

5. **跟-膝-胫试验** 嘱患者仰卧,抬高一侧下肢,屈膝后将足跟置于对侧膝盖上,然后贴胫骨向下移动至踝部,观察动作的准确性。小脑性共济失调患者抬腿和触膝时动作幅度大,不准确,贴胫骨下移时摇晃不稳。感觉性共济失调患者难以准确触及膝盖,下移时不能保持和胫骨的接触。

6. **平衡性共济失调试验** ①闭目难立征:嘱患者双足并拢直立,双手向前平伸,先睁眼后闭眼,观察其姿势平衡。感觉性共济失调患者表现为睁眼时能保持稳定的站立姿势,而闭目后站立不稳,称闭目难立征阳性。小脑性共济失调患者无论睁眼还是闭眼都站立不稳。一侧小脑病变或前庭病变时向患侧倾倒,小脑蚓部病变时向后倾倒。②卧起试验:嘱受试者由仰卧位坐起,不能借助手来支撑。正常人于屈曲躯干的同时下肢下压,而小脑性共济失调患者在屈曲躯干的同时髋部也屈曲,双下肢抬离床面,称联合屈曲现象。

(六)姿势与步态检查

姿势与步态是随意运动、锥体外系统、小脑系统、前庭系统、周围神经和肌肉共同作用的结果,某一系统损害时可以出现不同的姿势与步态异常。根据不同的姿势和步态异常可以推测病变的部位。脑血管病不会出现跨越步态和肌病步态,两者可以作为脑部病变的否定体征。

1. **痉挛性步态** 包括痉挛性偏瘫步态、痉挛性截瘫步态和慌张步态。①痉挛性偏瘫步态:瘫痪侧上肢屈曲、内旋,行走时下肢伸直向外、向前呈划圈动作,足内翻,足尖下垂。该步态见于一侧锥体束病变。②痉挛性截瘫步态:双下肢强直内收,行走时一前一后交叉呈剪刀样,足尖拖地。该步态常见于脊髓横贯性损害或两侧大脑半球病变。③慌张步态:行走时躯干前倾,双上肢缺乏连带动作,步幅小,起步和停步困难。由于躯干重心前移,患者行走时往前追逐重心,小步加速似慌张不能自制,又称"前冲步态"。该步态见于帕金森病。

2. **蹒跚步态** 行走时步基增宽,左右摇晃,前扑后跌,不能走直线,犹如醉酒者,故又称为"醉汉步态"。该步态见于小脑、前庭或深感觉传导路径病变。

3. **跨阈步态** 足尖下垂,行走时为避免足趾摩擦地面,须过度抬高下肢,如跨越门槛或涉水时之步行姿势。该步态见于腓总神经病变。

4. **肌病步态** 由于骨盆带肌群和腰肌无力,行走缓慢,腰部前挺,臀部左右摇摆,该步态见于肌营养不良。

第五节　感觉系统损害表现

感觉(sense)是刺激各个感受器后在人脑中的直接感受反应,包括特殊感觉和一般感觉两种。特殊感觉包括视觉、听觉、味觉、嗅觉,一般感觉包括浅感觉、深感觉、复合感觉。特殊感觉属于脑神经的功能,已在脑神经损害表现中叙述,本节仅叙述一般感觉。

一般感觉分为浅感觉、深感觉和复合感觉,复合感觉又称皮质感觉。浅感觉是指来自皮肤和黏膜的痛觉、温度觉及触觉引起的感觉。深感觉是指来自肌腱、肌肉、骨膜和关节的运动觉、位置觉和振动觉,又称本体感觉。复合感觉是指大脑顶叶皮质对深浅感觉分析、比较、整合而形成的实体觉、图形觉、两点分辨觉、定位觉和重量觉等。传导躯干和四肢的深感觉传导通路有两条,一条是传至大脑皮质,产生意识性感觉;另一条是传至小脑,不产生意识性感觉,实际上是反射通路的上行部分。

 # 解剖生理

1. **痛觉、温度觉传导通路**　第Ⅰ级神经元为脊神经节,其周围突构成脊神经的感觉纤维,分布于皮肤感受器;中枢突从后根外侧部进入脊髓后角,起始为第Ⅱ级神经元,由此发出纤维,经白质前连合交叉至对侧外侧索,组成脊髓丘脑侧束,上行终止于丘脑腹后外侧核,为第Ⅲ级神经元,再由此发出轴突组成丘脑皮质束,经内囊后肢到达中央后回的中上部和旁中央小叶的后部。

2. **触觉传导通路**　第Ⅰ级神经元为脊神经节,其周围突构成脊神经的感觉纤维,分布于皮肤触觉感受器;中枢突从后根内侧部进入脊髓后索,其中传导精细触觉的纤维随薄束、楔束上行,走在深感觉传导通路中,上行至薄束核、楔束核,为第Ⅱ级神经元,由此发出纤维组成内侧丘系交叉到对侧到达丘脑腹后外侧核,为第Ⅲ级神经元,再发出纤维终止于大脑皮质中央后回。

传导粗略触觉的纤维,从脊神经节即第Ⅰ级神经元发出纤维,经后根进入后角固有核,为第Ⅱ级神经元,其轴突大部分经白质前连合交叉至对侧前索,小部分在同侧前索,组成脊髓丘脑前束上行,至延髓中部与脊髓丘脑侧束合成脊髓丘脑束(脊髓丘系),此后行程同脊髓丘脑侧束,同样到达脑腹后外侧核,为第Ⅲ级神经元,再发出纤维终止于大脑皮质中央后回。

3. **深感觉传导通路**　脊神经节为第Ⅰ级神经元,其周围突分布于躯干、四肢的肌肉、肌腱、骨膜、关节等处的深部感受器,中枢突从后根内侧部进入后索,分别形成薄束和楔束,终止于薄束核、楔束核,为第Ⅱ级神经元,由此发出纤维交叉后在延髓中线两侧和锥体后方上行,形成内侧丘系,止于丘脑腹后外侧核,为第Ⅲ级神经元,由此发出丘脑皮质束,经内囊后肢投射于大脑皮质中央后回的中上部及旁中央小叶后部。

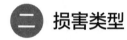

二 损害类型

各种感觉均来源于感觉神经末端感受器,经周围神经、脊髓、脑干、丘脑到达大脑皮质的感觉中枢。感觉系统的任何部位损害均可出现感觉障碍。脑血管病变可以损害大脑皮质的感觉区,半卵圆中心和内囊的感觉传导纤维,脑干的感觉神经核及传导纤维,可以出现皮质型、偏侧型、交叉性感觉障碍,多为抑制性,表现为感觉减退或消失。但丘脑损害不仅可以出现抑制性感觉障碍,也可以出现感觉过度或疼痛或麻木等。所以,有脑血管病的基础,突然出现一侧肢体感觉异常时要想到脑梗死。脑血管病不会出现传导束型、节段型、神经干型、末梢型的感觉障碍,一旦出现此类型的感觉障碍,则可以作为脑部损害的否定症状和体征,用于鉴别诊断。在临床上有必要详细了解感觉系统损害时的表现。

1. **按照感觉障碍的性质分类** 由于病变的性质不同,感觉障碍可分为刺激性症状、体征和抑制性症状、体征两大类。

(1)刺激性损害:是指由于感觉径路受到刺激或兴奋性增高而出现的感觉过敏、感觉过度、感觉倒错、感觉异常和各种疼痛等。①感觉过敏,给予轻微刺激,可引起强烈疼痛。②感觉过度,在感觉障碍的基础上,对外部刺激阈值增高且反应时间延长,因此对轻微刺激的辨别能力减弱,当受到强烈刺激时,需经过一段潜伏期,才出现一种定位不明确的疼痛或不适感。感觉过度见于周围神经或丘脑病变。③感觉倒错,对某种刺激的感觉错误,如冷的刺激产生热的感觉,非疼痛刺激产生疼痛的感觉等。④感觉异常,无外界刺激而发生的异常感觉,如麻木、蚁走感、灼热感等。感觉异常往往为主观的感觉症状,而客观检查无感觉障碍体征。⑤疼痛,是感觉纤维受刺激的表现,是躯体的防御信号。临床上常见的疼痛有以下几种。局部疼痛,系病变部位的局限性疼痛,如神经炎的局部神经痛。放射性疼痛,疼痛可由局部放射到受累感觉神经的支配区,多见于神经干或后根病变,如臂丛神经痛、肋间神经痛、坐骨神经痛等。扩散性疼痛,某神经分支的疼痛可扩散至另一分支分布区,如手指远端挫伤,疼痛可扩散至整个上肢。牵涉痛,当内脏疾患时可出现相应的体表区疼痛。这是由于内脏和皮肤的传入纤维都会聚到脊髓后角的神经元,当内脏疾患的疼痛冲动经过交感神经、脊髓后根传导至脊髓后角时,疼痛冲动可扩散至该脊髓节段支配的体表而出现疼痛。如胆囊炎引起右肩疼痛,心绞痛引起左肩臂疼痛等。灼性神经痛,为烧灼样剧烈疼痛,常见于含自主神经纤维较多的周围神经不全损伤,如正中神经损伤等。

(2)抑制性症状:是指由于感觉径路受破坏而出现的感觉减退或缺失。①感觉减退:是指患者在清醒状态下,对强的刺激产生弱的感觉。这是由于感觉神经纤维遭受不完全性损害所致。②感觉缺失:是指患者在清醒状态下对刺激无任何感觉。感觉缺失有痛觉缺失、温度觉缺失、触觉缺失、深感觉缺失。在同一部位各种感觉均缺失,称为完全性感觉缺失;而在同一部位仅有某种感觉缺失而其他感觉保存,称为分离性感觉障碍。

2. 按照感觉障碍的部位分类 当感觉传导通路的不同部位受损时,临床表现也不同。这为定位诊断提供了重要的线索。临床常见的感觉障碍类型如下。

(1)末梢型感觉障碍:表现为四肢对称性的末端各种感觉障碍,包括温度觉、痛觉、触觉、深感觉,呈手套、袜套样分布,远端重于近端。常伴有自主神经功能障碍。末梢型感觉障碍见于多发性神经病等。

(2)神经干型感觉障碍:某一神经干分布区内的各种感觉均减退或消失,如桡神经麻痹、尺神经麻痹、股外侧皮神经炎等单神经病。

(3)后根型感觉障碍:呈节段性感觉障碍,感觉障碍范围与神经根的分布一致,常伴有剧烈的疼痛,见于腰椎间盘突出症、髓外肿瘤等。

(4)脊髓型感觉障碍:包括3种类型,即传导束型、前连合及后角型和马尾圆锥型。

1)后角型及前连合型感觉障碍:出现分离性感觉障碍。后角损害表现为损伤侧节段性感觉分离,出现病变侧痛温觉障碍,而触觉和深感觉保存。前连合病变时,受损部位呈双侧对称性节段性感觉分离,表现为温度觉、痛觉消失而触觉存在。该型见于脊髓空洞症、脊髓内肿瘤等。

2)马尾圆锥型：主要为肛门周围及会阴部呈鞍状感觉缺失，马尾病变出现后根型感觉障碍并伴剧烈疼痛。该型见于肿瘤、炎症等。

3)传导束型：①侧索型，因影响了脊髓丘脑侧束，表现为病变对侧平面以下痛觉、温度觉缺失而触觉和深感觉保存(分离性感觉障碍)。②后索型，后索的薄束、楔束损害，则受损平面以下深感觉障碍，出现感觉性共济失调。后索型见于糖尿病、脊髓痨、亚急性联合变性等。③脊髓半离断型(脊髓半切损伤综合征)，表现为病变侧损伤平面以下深感觉障碍及上运动神经元瘫痪，病变对侧损伤平面以下痛温觉缺失，亦称布朗 - 塞卡综合征(Brown-Sequard syndrome)。该型见于髓外占位性病变、脊髓外伤等。④脊髓横贯性损害，即病变平面以下所有感觉(温度觉、痛觉、触觉、深感觉)均减弱或缺失，平面上部可能有过敏带。若病变在颈胸段，可伴有锥体束损伤的体征。脊髓横贯性损害常见于脊髓炎和脊髓肿瘤等。

(5)脑干型感觉障碍：延髓外侧和脑桥下部一侧病变，损伤了三叉神经脊束核和来自对侧的三叉丘系，出现同侧面部及对侧半身感觉障碍，即交叉性感觉障碍，如延髓背外侧综合征等；若病变位于脑桥上部和中脑一侧，三叉丘系已与脊髓丘系并行，则出现对侧面部及半身感觉障碍。该型见于炎症、脑血管病、肿瘤等。

(6)丘脑型感觉障碍：丘脑损害出现对侧偏身(包括面部)完全性感觉缺失或减退。其特点是深感觉和触觉障碍重于痛温觉障碍，远端重于近端；并常伴发患侧肢体的自发痛，即"丘脑痛"。该型多见于脑血管病。

(7)内囊型感觉障碍：内囊损害出现对侧偏身(包括面部)感觉缺失或减退，常伴有偏瘫及偏盲，称为"三偏综合征"。该型见于脑血管病。

(8)皮质型感觉障碍：顶叶皮质损害时，可出现病灶对侧的复合感觉(精细感觉)障碍，而痛温觉障碍轻；如部分区域损害，可出现对侧单肢的感觉障碍；如为刺激性病灶，则出现部分性癫痫发作(发作性感觉异常)。

三 感觉系统检查

1. **浅感觉检查** 痛觉检查:用大头针轻刺患者皮肤,询问有无疼痛及疼痛程度。如果发现局部痛觉减退或过敏,嘱患者比较与正常区域差异的程度。触觉检查:用一束棉絮轻触患者皮肤或黏膜,询问是否察觉及感受的程度。也可嘱患者口头计数棉絮接触的次数。温度觉检查:分别用盛冷水(5 ～ 10℃)和热水(40 ～ 45℃)的玻璃试管接触皮肤,嘱患者报告"冷"或"热"。

2. **深感觉检查** 运动觉检查:嘱患者闭目,检查者轻轻捏住患者指、趾的两侧,向上、向下移动 5°左右,嘱其说出移动的方向。如果患者判断移动方向有困难,可加大活动的幅度。如果患者不能感受移动,可再试较大的关节,如腕、肘、踝和膝关节等。位置觉:嘱患者闭目,检查者移动患者肢体至特定位置,嘱患者报告所放位置,或用对侧肢体模仿移动位置。振动觉:将振动的音叉柄(128Hz)置于患者骨隆起处,如足趾、内外踝、胫骨、髌骨、髂嵴、肋骨、脊椎棘突、手指、尺桡骨茎突、锁骨和胸骨等部位,询问有无振动的感觉,两侧对比,注意感受的程度和时限。

3. **复合感觉检查** 实体觉:嘱患者闭目,将患者熟悉的常用物体,如钥匙、纽扣、钢笔、硬币或手表等,放在患者手中,让其触摸和感受,说出物体的大小、形状和名称。定位觉:嘱患者闭目,用竹签轻触患者皮肤,让患者用手指出触及的部位。正常误差在 10cm 以内。图形觉:嘱患者闭目,用竹签在患者的皮肤上画各种简单图形,如圆形、方形、三角形等,请患者说出所画图形。两点分辨觉:嘱患者闭目,检查者将钝脚的两脚规分开,两脚同时接触患者皮肤。如果患者能感受到两点,则缩小两脚间距离,直到两脚接触点被感受为一点为止,此前一次两脚间距离即为患者所能分辨的最小两点间距离。注意正常身体各处能够辨别的两点间最小距离不同:指尖 2 ～ 4mm,指背 4 ～ 6mm,手掌8 ～ 12mm,手背 20 ～ 30mm,前臂和小腿 40mm,上臂和股部 60 ～ 70mm,前胸 40mm,背部 40 ～ 70mm。个体差异较大,注意两侧对比。

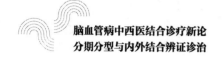

第六节　反射

反射（reflex）是机体对刺激的非自主反应，是最简单也是最基本的神经活动。脑血管病损害的是上运动神经元，表现为深反射亢进，浅反射消失，病理反射阳性。因此，了解反射的解剖生理及损害时的异常变化，有利于诊断及鉴别诊断，同时有助于观察病情变化。

 解剖生理

反射活动依赖于完整的反射弧。反射弧由感受器、传入神经元（感觉神经元）、中间神经元、传出神经元（脊髓前角细胞或脑干运动神经元）、周围神经（运动纤维）和效应器（肌肉、分泌腺等）组成。每个反射弧都有其固定的脊髓节段及周围神经，故临床上可通过反射的改变判定病变部位。反射弧中任何一处损害，均可引起反射的减弱和消失。同时，反射弧还接受高级神经中枢调节，分为抑制和易化。当高级神经中枢病变时，可出现原本受抑制的反射（如深反射）增强，受易化的反射（如浅反射）减弱。反射活动的强弱在正常个体间差异很大，但两侧基本对称。因此，在检查反射时要两侧对比，一侧反射减弱、消失、增强的临床意义更大。

1. **生理反射**　是正常人应具有的反射，包括深反射和浅反射。深反射：是刺激肌腱、骨膜的本体感受器所引起的肌肉收缩，亦称腱反射或肌肉牵张反射。临床上常用的深反射有肱二头肌反射（$C_5 \sim C_6$）、肱三头肌反射（$C_6 \sim C_7$）、桡骨膜反射（$C_5 \sim C_8$）、膝反射（$L_2 \sim L_4$）、跟腱反射（$S_1 \sim S_2$）等。浅反射：是刺激皮肤、黏膜引起的肌肉快速收缩反应，属于保护性反射。浅反射的反射弧比较复杂，除了脊髓节段性的反射弧外，还有传入冲动到达大脑皮质（中央前、后回），而后传出冲动随锥体束下传至脊髓前角细胞。因此，当中枢神经系统病变及周围神经系统病变时，均可出现浅反射的减弱或消失。临床上常用的有腹壁反射（$T_7 \sim T_{12}$）、提睾反射（$L_1 \sim L_2$）、肛门反射（$S_4 \sim S_5$）、跖反射

（S₁～S₂）等。

2. 病理反射 是在正常情况下不出现，当锥体束损害时才出现的各种异常反射，是一种原始反射的释放。1岁半以内的婴幼儿，由于锥体束发育不完全，可出现病理反射，属于正常范围。临床上常用的病理反射有：巴宾斯基征（Babinski sign）、查多克征（Chaddock sign）、普谢普征（Pussep sign）、奥本海姆征（Oppenheim sign）、戈登征（Gordon sign）、舍费尔征（Schaeffer sign）、贡达征（Gonda sign）等。

 损害类型

1. 生理反射的减弱或增强

（1）深反射减弱或消失：周围神经，脊髓前根、后根、后根神经节，脊髓前角、后角，脊髓后索病变等均可引起。多见于周围神经病、脊髓灰质炎、脊髓痨等。这是由反射弧径路的某一部位损伤引起的，是下运动神经元瘫痪的一个重要体征。但脑和脊髓损害的断联休克作用可使深反射消失，这不属于下运动神经元瘫痪。肌肉本身或神经肌肉接头处发生病变也影响深反射，如重症肌无力或周期性瘫痪等。精神紧张或注意力集中在检查部位的患者也可出现深反射受到抑制，不属于异常。镇静药或安眠药、深睡、麻醉或昏迷等也可引起深反射减弱或消失。

（2）深反射增强：在正常情况下，锥体束对深反射的反射弧有抑制作用，在锥体束损害而反射弧完整的情况下，可出现损伤平面以下的深反射增强和反射区扩大。深反射亢进是上运动神经元损害的重要体征。神经症、甲状腺功能亢进、手足搐搦及破伤风等患者虽然也可出现深反射增强，但反射区无扩大，为神经系统兴奋性增高所致，不属于神经系统的损害。

（3）浅反射减弱或消失：每种浅反射均有与节段相当的反射弧，脊髓反射弧的损害可出现浅反射减弱或消失，是下运动神经元损害的体征。由于高级神经中枢对浅感觉具有易化作用，锥体束病变也可引起浅反射减弱或消失，属

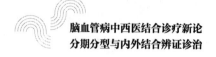

于上运动神经元损害的体征。需注意昏迷、麻醉、深睡时浅反射也可消失,经产妇、肥胖者及老年人腹壁反射往往不易引出。

2. **病理反射** 病理反射是锥体束损害的确切指征,常与下肢深反射亢进、浅反射消失同时存在。霍夫曼征(Hoffmann sign)和罗索利莫征(Rossolimo sign)的本质属性应属牵张反射,亦称屈组病理反射。因此,霍夫曼征和罗索利莫征阳性时,可认为是生理牵张反射亢进现象,只有在锥体束损伤或仅单侧出现时方有意义。

脊髓完全横贯性损害时可出现脊髓自动反射,它是巴宾斯基征的增强反应,又称防御反应或回缩反应,表现为刺激下肢任何部位时均可出现双侧巴宾斯基征和双下肢回缩(髋膝屈曲、踝背曲)。当反应更加强烈时,还可合并大小便排空、举阳、射精、下肢出汗、竖毛及皮肤发红,称为总体反射。

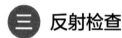 **三 反射检查**

反射检查的结果比较客观,较少受到意识状态和意志活动的影响。但在实际检查时,仍需患者保持平静和松弛,这样有利于反射的引出。反射活动的强弱存在个体差异,两侧不对称或两侧明显改变时意义较大。为客观比较两侧的反射活动情况,检查时应让患者做到两侧肢体的姿势一样,检查者叩击或划擦的部位和力量一样。根据反射改变情况,检查结果分为反射亢进、增强、正常、减弱、消失和异常反射等。

1. **生理反射**

(1)深反射:主要有下列部位。

1)肱二头肌反射($C_5 \sim C_6$,肌皮神经):患者坐位或卧位,肘部半屈,检查者将左手拇指或中指置于患者肱二头肌肌腱上,右手持叩诊锤叩击手指。反射活动表现为肱二头肌收缩,前臂屈曲。

2)肱三头肌反射($C_6 \sim C_7$,桡神经):患者坐位或卧位,肘部半屈,检查者以左手托住其肘关节,右手持叩诊锤叩击鹰嘴上方的肱三头肌肌腱。反射活动表现为肱三头肌收缩,前臂伸展。

3)桡骨膜反射($C_5 \sim C_8$,桡神经):患者坐位或卧位,肘部呈半屈半旋前位,检查者用叩诊锤叩击其桡侧茎突。反射活动表现为肱桡肌收缩,肘关节屈曲,前臂旋前,有时伴有手指屈曲动作。

4)膝反射($L_2 \sim L_4$,股神经):患者坐位时膝关节屈曲90°,小腿自然下垂;仰卧位时检查者左手托其膝后使膝关节呈120°屈曲。叩诊锤叩击膝盖下方的股四头肌肌腱。反射活动表现为股四头肌收缩,小腿伸展。

5)踝反射($S_1 \sim S_2$,胫神经):患者仰卧位或俯卧位,屈膝90°;或跪于椅面上。检查者左手使其足背屈,右手持叩诊锤叩击跟腱。反射活动表现为腓肠肌和比目鱼肌收缩,足跖屈。

阵挛是深反射亢进的表现,正常时不出现,见于锥体束病变的患者。常见①髌阵挛:患者仰卧,下肢伸直,检查者以一手的拇指和示指按住其髌骨上缘,另一手扶着膝关节下方,突然而迅速地将髌骨向下推移,并继续保持适当的推力,阳性反应为股四头肌有节律地收缩使髌骨急速上下移动。②踝阵挛:患者仰卧,检查者以左手托其小腿后使膝部半屈曲,右手托其足底快速向上用力,使其足背屈,并继续保持适当的推力,阳性反应为踝关节节律性的往复伸屈动作。

(2)浅反射:主要有下列类型。

1)腹壁反射($T_7 \sim T_{12}$,肋间神经):患者仰卧,双膝半屈,腹肌松弛,检查者用竹签沿肋缘($T_7 \sim T_8$)、平脐($T_9 \sim T_{10}$)和腹股沟上($T_{11} \sim T_{12}$),由外向内轻而快速地划过腹壁皮肤。反射活动表现为上、中、下腹壁肌肉收缩。

2)提睾反射($L_1 \sim L_2$,闭孔神经传入,生殖股神经传出):男性患者,仰卧,双下肢微分开,检查者用竹签在患者股内侧近腹股沟处,由上而下或由下而上轻划皮肤。反射活动表现为同侧提睾肌收缩,睾丸上提。

3)肛门反射($S_4 \sim S_5$,肛尾神经):患者胸膝卧位或侧卧位,检查者用竹签轻划患者肛门周围皮肤。反射活动表现为肛门外括约肌收缩。

2. 病理反射

(1)巴宾斯基征:检查者用竹签轻划患者足底外侧,由足跟向前至小趾跟部转向内侧。正常(阴性)反应为所有足趾屈曲,阳性反应为踇趾背屈,其余各趾呈扇形展开。

(2)查多克征:检查者用竹签自后向前轻划患者足背外下缘,阳性反应同巴宾斯基征。

(3)普谢普征:检查者用竹签自后向前轻划患者足背外缘,阳性反应同巴宾斯基征。

(4)奥本海姆征:检查者用拇指和示指用力沿患者胫骨前缘自上而下推移至踝上方,阳性反应同巴宾斯基征。

(5)戈登征:检查者用手挤压患者腓肠肌,阳性反应同巴宾斯基征。

(6)舍费尔征(Schaeffer sign):检查者用手捏压患者跟腱,阳性反应同巴宾斯基征。

(7)贡达征:检查者紧压患者外侧两趾使之向下,数秒后突然放松,阳性反应为踇趾背屈。

(8)霍夫曼征($C_7 \sim T_1$,正中神经):检查者以左手握住患者腕上方,使其腕部略背屈,右手示指和中指夹住患者中指第二指节,拇指向下迅速弹刮患者的中指指盖,阳性反应为除中指外其余各指的屈曲动作。

(9)罗索利莫征($L_5 \sim S_1$,胫神经):患者仰卧,双下肢伸直,检查者用叩诊锤叩击患者足趾基底部跖面,亦可用手指掌面弹击患者各趾跖面,阳性反应为足趾向跖面屈曲。

霍夫曼征和罗索利莫征实际上属于牵张反射,但阳性反应常提示锥体束病变,因此习惯上也归为病理反射。

反射虽然分为很多类,但临床上最常用的为浅反射和深反射两种。浅反射一般是根据刺激的部位来命名的,例如角膜反射、腹壁反射、咽反射等。但也有例外,如提睾反射。深反射多以引起肌肉收缩的肌组来命名,例如肱二头肌反射、跟腱反射等。

反射是神经系统检查的重要项目之一,但如果检查方法不当,或患者不能充分合作,或有其他多种因素影响,都能影响检查结果。故做反射检查时,必须注意下列各点:①首先应了解此项反射检查的临床意义,了解所做检查的反射弧的组成,便于分析病灶的部位及病变的性质。②注意被检查者的意识状态,是否清醒或有意识障碍。如有意识障碍,其程度亦应记录。③反射检查工具很重要,叩诊锤是必需的检查工具,应选用头部较重、弹性较大、锤柄稍长的叩诊锤。在叩诊过程中,要依靠手指和腕的动作来完成。④检查时应当做到肢体充分暴露,特别重要者两侧都应充分暴露,检查时应当两侧充分对比。⑤检查时要求做到 3 个一样,即两侧肢体的姿势一样,叩诊部位一样,叩诊的强度一样。这样得出的结果才准确可靠。⑥如果发现深反射丧失,必须转移患者的注意力,使用加强法进行反复多次检查。通过加强法或变换体位等方法仍不能引出深反射时,则可视为深反射丧失。反射的加强法很重要,尤其对于精神紧张、不合作者、儿童或精神病患者更为适用。加强法检查:嘱患者两手互相拉紧或击掌,在患者用力拉手或击掌的一刹那间检查者叩击肌腱或骨膜处,此时就可以发现原来被抑制了的反射被引出。⑦叩诊的强度要适当,叩诊时用力过强容易引起疼痛反应,叩诊用力过弱不能引起肌肉收缩效应,故都不能达到预期的效果,所以叩诊强度要适当。⑧注意被检查的部位有无外伤、瘢痕、关节畸形、挛缩、炎症等,局部有这些变化也影响反射的结果。⑨检查深反射时应同时注意肌固有反射是否减低、丧失或亢进,便于参考。⑩虽然反射种类极多,但是临床工作中常用的"五大反射"必须进行检查,即肱二头肌反射、肱三头肌反射、桡骨膜反射、膝反射、跟腱反射。

第七节　脑膜刺激征

 ## 一　解剖生理

脑膜结构可分为硬脑膜、蛛网膜、软脑膜。硬脑膜的裂孔与脑疝有关;硬脑膜组成静脉窦,与静脉系统病变有关。软脑膜的病变与脑膜刺激征有关,是脑膜病变的重点。脑膜刺激征是脑膜病变所引起的一系列症状和体征,如头痛、呕吐、颈强直、克尼格征(Kernig sign)、布鲁津斯基征(Brudzinski sign)。这些症状及体征多见于脑血管病中的蛛网膜下腔出血、脑膜炎,也可由于颅内其他病变如颅内压增高、脑炎、脑水肿等引起,应注意鉴别。

 ## 脑膜刺激征表现

1. 症状

(1)头痛:头痛是脑膜刺激征的最重要、最常见的症状,也是最基本、必然有的症状。头痛出现的时间、部位、性质、程度依据病因不同而异。

(2)呕吐:呕吐是脑膜刺激征除头痛之外第二个常见症状,多呈喷射状,与进食无关,头位变动或头痛加重时呕吐明显,一般不伴有恶心。

2. 体征

(1)颈强直:颈强直是脑膜刺激征中重要的客观体征,头前屈明显受限,头侧弯也受到一定的限制,头旋转运动受限较轻,而头后仰无强直之表现。颈强直产生的机制:颈肌主要接受颈丛($C_1 \sim C_4$)支配,第1颈神经支配头前直肌、头侧直肌、头后大直肌、头后小直肌。第2颈神经的后支有3个主要分支,即升支、降支和枕大神经。升支和降支主要支配颈深部肌肉,即头下斜肌、夹肌(头夹肌、颈夹肌)。第3颈神经的内侧支主要支配颈部肌群;外侧支通过斜方肌走行于枕大神经之内侧,称为第3枕神经,支配枕部皮肤。第4至第8颈神经的内侧支沿棘突方向走行,发出运动纤维支配颈深部短肌。第1至第4颈神经通过自主神经与后4对脑神经相联系。由于这种解剖结构特点,脑膜或颅底病变、颈椎和颈神经病变均可导致颈部肌群痉挛,并伴有疼痛产生颈强直。

颈强直的检查,正常人颈部运动有一定的范围,头前屈时下颏可触及胸骨柄,头后仰时其颈背部皮肤皱褶与枕骨结节相接近,头侧弯时耳郭距同侧肩3横指,头旋转时两侧分别可达50°。检查时用手轻托患者头部并被动前屈,如下颏不能触及胸骨柄且有阻力时则提示有颈强直,颈强直的程度可用下颏与胸骨柄间的距离(如几横指)来表示。颈强直是临床上常见的一种脑膜刺激征,反映脑膜病变。

(2)克尼格征:患者仰卧,检查者托起患者一侧大腿,使髋、膝关节各屈曲成约90°角,然后一手固定其膝关节,另一手握住足跟,将小腿慢慢上抬,使其被动伸展膝关节。如果患者大腿与小腿间夹角不到135°就产生明显阻力,并伴有大腿后侧及腘窝部疼痛,则为阳性。克尼格征阳性除说明有脑膜刺激征之外,尚提示后根有刺激现象。事实上很多脑膜刺激征如颈强直等本身都是影响后根的结果。

(3)布鲁津斯基征:患者仰卧,检查者抬患者头部向胸部屈曲时,两侧大腿与小腿随之屈曲,即为阳性。此征不如克尼格征敏感,但对于1岁以内的婴儿,此征阳性有价值。

3. 各种病变脑膜临床表现的特点 脑膜刺激征是脑膜受到刺激所引起的一系列症状及体征,如头痛、呕吐、颈强直、克尼格征、布鲁津斯基征等。脑膜刺激征也可由于颅内其他病变如颅内压增高、脑炎、脑水肿等影响到脑膜而引起。由于病因不同,病情的程度不同,脑膜刺激征的综合特点也有一些区别。

(1)脑血管病中蛛网膜下腔出血主要表现出一系列脑膜症状,如头痛、呕吐、颈强直、克尼格征、布鲁津斯基征等。其特点是蛛网膜下腔出血时头痛突然发生,全头性剧痛难以忍受;伴有明显呕吐;颈强直可晚于头痛。应注意与其他脑膜病变的症状进行鉴别。

(2)脑膜炎也表现出一系列脑膜症状,如头痛、呕吐、颈强直、克尼格征、布鲁津斯基征等。但脑膜炎等引起的头痛是亚急性发作,逐渐加重,多为广泛性头痛,头痛强度不定,一般情况下可以忍受。头痛可由于胸腹压增加或压迫眼球、压迫颈静脉而加重。颈强直是各种脑膜炎常见或几乎必有的体征,颈强直的程度根据脑膜炎的种类而有所不同。例如化脓性脑膜炎颈强直极为明显,脑膜炎除颈强直外尚有颈枕部疼痛。脑膜炎的颈强直不仅在头前屈时出现,

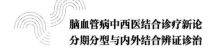

侧弯时也能见到,但头旋转时阻抗较轻。

(3)颅内压增高有时也可以出现一系列脑膜症状,但头痛的程度较轻,严重时伴有呕吐。颈强直的出现与否取决于颅内压增高的程度,这点与蛛网膜下腔出血、脑膜炎早期就出现颈强直不同。颅内压增高的晚期才出现颈强直,但急性颅内压增高时颈强直也可以出现得很快。

(4)其他非脑膜刺激征的疾病的类似脑膜症状的鉴别。

1)广泛脑部病变时出现颈肌、背肌、四肢肌肌张力增高,即呈去大脑强直,严重者出现角弓反张,此时颈强直仅是此征的一部分。去大脑强直常见于脑炎、脑血管病及其他原因引起的急性颅内压增高或脑室出血。脑室出血后脑室内积血明显扩张,从而对下丘脑及脑干上部造成压迫,引起去大脑强直。在正常情况下,脊髓上部由于齿状韧带的固定,脊髓向下移动的范围不超过0.5cm。如果广泛的大脑病变(如脑出血、脑水肿等),大脑下压力增加超越齿状韧带本身的活动限度,脑干发生短缩、弯曲,甚至形成一定角度,同时上部颈神经根明显牵扯紧张,故有颈强直。

2)帕金森综合征中有颈肌肌张力增高,呈僵直型,应与脑膜刺激征的颈强直进行鉴别。帕金森综合征的颈强直不同于脑膜刺激征之处在于头向各个方向运动皆有阻抗,特别是头后仰时阻力更为明显。此点具有特征性,可做"落头"试验进行检查,即患者仰卧位,检查者托起患者头部使之前屈,并立即很快将手撤去,患者头部并不急速落下,而是缓慢下落,谓之落头试验阳性,并常伴有四肢肌张力的增高。

3)颈椎疾患如颈椎畸形、扁平颅底、颅后窝狭小症、枕骨大孔狭小、寰枕融合、小脑扁桃体下疝畸形(Arnold-Chiari综合征)等一些先天发育性疾患除有时出现脑神经麻痹之外常有颈枕部疼痛及颈强直,同时伴有头运动受限。

颈椎病由于经常在颈椎椎间孔或椎管内有骨质增生性改变,因而造成颈神经根甚至脊髓受压,常有颈枕部疼痛。上部颈椎病变的疼痛部位主要位于后枕部或颈项部,下部颈椎病变的疼痛部位靠下,位于肩胛带部。除疼痛外,颈强直与头运动受限也是最突出的症状,有时有强迫头位甚至位置性眩晕(椎动脉受压症状)。使患者头前屈时有剧烈性疼痛向后背部扩延,称为莱尔米特征(Lhermitte sign)阳性,此种现象多见于颈髓病变,更常见于颈神经后根或颈髓后索的病变。颈椎或其附近的癌肿可出现椎旁肌张力增高,此时颈强直极为明显,似棍样硬,在这种情况下头向各方向运动均受限制,且伴有剧烈的疼痛。

4)破伤风分为全身性与局限性两种,局限性破伤风多为良性,主要表现为外伤后局部肌肉强直性收缩并伴有肌肉痉挛性疼痛。头颈部外伤出现局限性破伤风可有颈肌强直收缩。局限性破伤风较少见,全身性最常见,开始多呈局限性,发作以后波及全身,先出现牙关紧闭、颈强直,在外界刺激下容易出现全身性肌肉强直,尤其背肌肌张力明显增高,呈角弓反张。

 ## 判断脑膜刺激征时注意事项

根据上述的临床症状确定脑膜刺激征并不困难,但应注意下列几点。

1. 脑膜炎时脑膜刺激征很显著,颈强直更突出,甚者可出现角弓反张。

2. 颅内压增高程度与脑膜刺激征平行,脑疝时往往颈强直明显而克尼格征与拉塞克征(Lasegue sign)不突出。

3. 蛛网膜下腔出血时,首发症状为头痛,颈强直有时立即出现,有的患者经数小时或 48 小时才出现。故凡突然发作性头骤痛者,虽然没有颈强直,如果跟腱反射减低应高度怀疑有蛛网膜下腔出血。

4. 婴幼儿因为颅骨骨缝未闭合,故脑膜刺激征不典型。此时应注意囟门变化,囟门膨隆可作为参考。

5. 脑膜刺激征在深昏迷时消失。

6. 坐骨神经痛、腰椎局部疾患、腰骶神经根炎时克尼格征与拉塞克征阳性,但无其他脑膜刺激征的症状及体征。

7. 合并偏瘫时双侧克尼格征与拉塞克征有差别。

8. 偏侧帕金森综合征时出现克尼格征与拉塞克征假阳性,结合其他体征

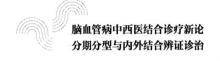

易于鉴别。

第八节　自主神经损害表现

自主神经是神经系统不可分割的一部分,自主神经的活动不受意识控制,属于不随意运动。自主神经支配内脏器官如呼吸道、心血管、消化道、膀胱、内分泌腺、汗腺的活动和分泌等,并参与调节葡萄糖、脂肪、水和电解质代谢,以及体温、睡眠和血压等。自主神经可分为中枢部分和周围部分。自主神经系统的活动是在大脑皮质的调节下,通过下丘脑、脑干及脊髓的各节段调节交感神经和副交感神经,从而对内脏器官产生的既互相拮抗,又互相协调的生理活动。这一系统任何部位损害都会引起自主神经功能障碍。脑血管病容易引起大脑、间脑及脑干损害,常常涉及自主神经的中枢部分,出现葡萄糖、脂肪、水、电解质代谢紊乱,以及体温、睡眠障碍,严重者可引起呼吸、血压、心跳异常,危及患者生命。由于脑血管病损害大脑或脑干时,自主神经损害的表现常作为伴随症状出现,容易被忽视。但当严重的自主神经损害出现中枢性高热、高血糖、低血压、呼吸衰竭时,必须高度重视。所以,临床医生只有了解了自主神经的解剖生理及损害时的症状体征,才能及时做出正确的诊断和鉴别诊断。

 ## 解剖生理

1. 自主神经的活动不受意识控制,属于不随意运动。自主神经可分为中枢部分和周围部分。

(1)中枢部分:中枢包括大脑皮质、下丘脑、脑干的副交感神经核团以及脊髓各节段侧角区。大脑皮质各区均有自主神经的代表区,位置在相应的躯体运动功能区附近或与之重叠,如旁中央小叶与膀胱、肛门括约肌调节有关,岛叶、边缘叶与内脏活动有关。下丘脑是自主神经的皮质下中枢,前区是副交感神经代表区,后区是交感神经代表区,两者共同调节机体的葡萄糖、脂肪、水、电解质代谢,以及体温、睡眠、呼吸、血压和内分泌的功能。脑干上端网状结构与维持觉醒状态有关,延髓有呕吐、吞咽、心跳和呼吸等中枢。

(2)周围部分:自主神经系统的结构和功能特点如下。①具有两级神经元,一级神经元胞体在中枢神经系统内部,其发出轴突为节前纤维,并与二级纤维发生突触联系;二级神经元胞体在周围神经节内,由此发出节后纤维并分布至各内脏器官。②两种纤维,自主神经内具有运动和感觉两种纤维,一种是主司运动和内分泌的运动纤维;一种是来自血管及内脏的感觉传入纤维,其传导路径除周围部分外,均与躯体感觉神经的传导通路相同。感觉冲动由不同水平的后根传入丘脑,而后到达中央后回。③两种功能:一种是司运动和内分泌,一种是具有感觉传导的功能。④互相交错组成自主神经丛:交感神经和副交感神经的分支常分成许多纤细的细支,互相交错组成自主神经丛。例如,位于主动脉弓前后的心丛,位于肺根前后的肺丛,位于腹腔动脉和肠系膜上动脉起始处附近的腹腔丛,位于直肠两侧和骨盆壁的骨盆丛等。⑤交感与副交感的拮抗与协调:交感神经和副交感神经对内脏器官产生既互相拮抗,又互相协调的生理活动。

1)交感神经系统:交感神经节前神经元的胞体位于脊髓的 $C_8 \sim L_2$ 灰质的侧角,节前纤维经前根和脊神经白交通支进入交感干。交感干位于脊柱两旁,与脊柱等长,每侧由二十余个交感干神经节和节间支串联而成。胸腰骶部交感干神经节的数目与椎骨的数目相近,颈部只有上、中、下 3 个交感干神经节。节前纤维进入交感干以后有 3 种去向,①终止于该交感干神经节,与节后神经元形成突触;②在交感干内上行或下行一段,终止于较高或较低的交感干神经节,与节后神经元形成突触;③穿出交感干终止于椎前神经节,椎前神经节包括位于腹腔动脉、肠系膜上动脉和肠系膜下动脉起始部附近的腹腔神经节、肠系膜上神经节和肠系膜下神经节等。

自交感干神经节发出的节后纤维有 3 个:①皮肤支,随脊神经分支分布至

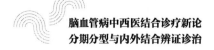

汗腺、立毛肌和皮肤小血管;②血管支,至血管;③内脏支,主要有自颈交感干发出的心支,自胸交感干发出的支气管肺支,自颈上神经节发出的瞳孔支。瞳孔支攀附颈内动脉经颅内进入眶腔,支配眼内的瞳孔开大肌。自椎前神经节发出的节后纤维支配腹腔内的脏器和血管。但支配肾上腺髓质的交感神经是节前纤维。

2)副交感神经系统:副交感神经的节前纤维发自脑干和脊髓骶段的第2~4节侧角。自脑干发出的副交感神经就是第3、7、9、10对脑神经内的内脏运动纤维,分支分布见脑神经部分。副交感神经节位于其所支配的器官近旁或器官内,节后神经元的胞体一般比较分散,节后纤维比较短。节后纤维支配瞳孔括约肌、睫状肌、颌下腺、舌下腺、泪腺、鼻腔黏膜、腮腺、气管、支气管、心脏、肝脏、胰腺、脾脏、肾脏和胃等。

自脊髓骶段发出的副交感神经纤维在其支配的脏器附近或在脏器内神经节换元,发出纤维支配乙状结肠、直肠、膀胱和生殖器官等。

3)自主神经的功能:交感神经和副交感神经的功能是通过神经末梢释放神经递质来完成的。按所释放的神经递质不同分为胆碱能神经和肾上腺素能神经。所有交感和副交感神经的节前纤维、副交感神经的节后纤维末梢,支配汗腺、骨骼肌的交感舒血管纤维末梢释放乙酰胆碱。绝大部分的交感神经节后纤维末梢释放去甲肾上腺素。交感和副交感神经的功能不同,交感神经兴奋,主要表现为器官功能活动增强,机体能量消耗增加,适应于应激状态下的变化,如心跳加快、血压上升、瞳孔扩大、血糖升高等。而副交感神经的功能则表现为抑制机体能量的消耗,增加积蓄,适应于安静状态下的变化。

2. 排尿的解剖生理　脑血管病时常常出现尿便障碍,尤其是小便障碍是敏感表现,在此特别列出。膀胱的神经支配以自主神经为主,同时也有躯体神经的参与。排尿是一个复杂的反射,通过自主神经与躯体随意运动两种功能来完成。

(1)排尿中枢

1)脊髓中枢:脊髓是排尿的基本中枢,排尿的副交感神经中枢和躯体神经中枢都位于骶髓的第2～4节段侧角,对排尿起主导作用。交感神经脊髓中枢对排尿无明显的影响。当脊髓排尿中枢失去上位中枢控制时,骶髓中枢可独立地进行调节,完成排尿。脊髓的排尿反射弧由来自膀胱与尿道黏膜的感觉传入神经和传出神经(自主神经和躯体神经)组成。

2)大脑皮质中枢:大脑皮质位于旁中央小叶,是最高级的排尿中枢,对排尿调节起主要作用。旁中央小叶是排尿的运动中枢,顶叶是排尿的感觉中枢,前额叶对排尿起抑制作用。由大脑皮质发出纤维组成皮质脊髓束,经内囊至脊髓前角,再由前角发出神经支配膈肌、腹肌、会阴诸肌、尿道外括约肌,对排尿起随意支配作用,此神经径路被称为大脑脊髓会阴神经。

(2)周围神经:支配膀胱的自主神经分为交感神经和副交感神经,副交感神经在排尿的生理过程中起着重要作用,交感神经对排尿的运动和感觉功能的支配不起重要作用。

1)交感神经:①运动神经,交感神经起源于T_{11}～L_1侧角细胞,经前根、椎旁交感神经节、主动脉交感神经丛、骶前神经再分为两侧腹下神经,至骨盆部交感神经节交换神经元,发出节后纤维至膀胱,支配膀胱三角肌、内括约肌。②一般感觉,即膀胱与尿道感觉。膀胱顶部和侧壁与尿道口部的黏膜感觉由交感神经传入。膀胱黏膜只有痛觉感受器而无触觉感受器,膀胱黏膜也无温度感受器。温度刺激产生其他感觉,如疼痛感、膨胀感等,并产生尿意。

2)副交感神经:①膀胱的运动神经,副交感神经起源于S_2～S_4侧角细胞,经前根、盆腔神经丛形成骨盆神经,至膀胱壁的副交感神经节交换神经元,发出节后纤维支配膀胱的逼尿肌和内括约肌。②膀胱的本体感受是膀胱的肌肉本身的感觉,包括尿意和膀胱的膨胀感。当膀胱内压力逐步上升到一定程度时,逼尿肌肌张力发出冲动,引起充胀感和尿意。膀胱的充盈感觉经骨盆神经传入S_2～S_4的侧角。③躯体神经,支配膀胱的躯体神经(随意神经)来源于S_2～S_4的前角细胞,组成阴部神经,支配骨盆底部肌群(横纹肌),包括肛门括约肌、尿道外括约肌、坐骨海绵体肌、会阴横肌、肛提肌等随意肌。

膀胱充盈与排空的生理过程:膀胱的功能是储尿和排尿,膀胱的储尿与排

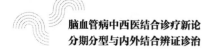

尿是在各级排尿中枢的控制下进行的,脊髓排尿中枢起主要作用,排尿本身属于一种张力反射。尿在肾脏中不断形成,输尿管定期蠕动性收缩而使尿液进入膀胱。当膀胱充满尿液时即产生尿意引起排尿。这些功能的完成有赖于神经、肌肉结构和功能的完整性。在正常情况下,膀胱充盈时,逼尿肌处于弛缓状态,括约肌收缩;随着尿液不断增加,膀胱内压增高,使膀胱壁的感受器产生兴奋,引起逼尿肌收缩,括约肌松弛,形成排尿。膀胱的肌肉具有高度的伸缩性,在膀胱逐渐充满尿液时逼尿肌并不收缩,同时膀胱内压也不产生突然性变化。但如在短时间内尿液突然集聚于膀胱时,则膀胱壁很快地因膨胀而收缩,使膀胱内压急剧增高,逼尿肌产生反射性收缩,括约肌弛缓,产生排尿。膀胱内压的升高不仅仅是由于膀胱的充盈,同时也受膀胱张力的影响。例如当膀胱肌张力减低时,膀胱储尿较正常增多,但并不引起膀胱内压的上升,所以不产生尿意。逼尿肌在膀胱内压上升达 15 ~ 16cmH$_2$O,相当于储尿 250 ~ 300ml 时才收缩。虽然膀胱内压达到一定水平时可产生充胀感和尿意,但膀胱的排尿仍受大脑皮质的控制,如处于急性状态下,即使膀胱尿液增多也不会排尿。

损害类型

由于交感和副交感神经的作用是互相拮抗,又互相协调的,两者共同维持机体功能的平衡性、完整性,使机体适应内外环境的变化,任何一系统功能亢进或不足都可以引起机体功能失调。所以,交感神经系统病损可表现出副交感神经功能亢进的症状,而副交感神经病损可表现出交感神经功能亢进的症状。

1. **交感神经损害** 出现副交感神经功能亢进的表现,如瞳孔缩小,唾液分泌增加,心率减慢,血管扩张,血压降低,胃肠蠕动和消化腺分泌增加,肝糖原储存增加以增加吸收功能,膀胱与直肠收缩促进废物的排出。这些表现也可见于副交感神经功能亢进性疾病。

2. **副交感神经损害** 出现交感神经功能亢进的表现,如瞳孔散大,睑裂增宽,眼球突出,心率加快,内脏和皮肤血管收缩,血压升高,呼吸加快,支气管扩张,胃肠蠕动及消化腺分泌功能受抑制,血糖升高及周围血容量增加等。这些表现也可见于交感神经功能亢进性疾病。

3. **排尿障碍** 排尿障碍主要表现为排尿困难、尿潴留、尿失禁及自动性排尿等,是自主神经系统病变的常见症状之一,为神经源性膀胱。它不同于由膀胱或尿路病变引起的排尿障碍。脑血管病常常损害排尿高级中枢或锥体束而出现排尿障碍,由大脑皮质和锥体束病变使其对骶髓排尿中枢的抑制减弱所致。临床表现为膀胱容量小于正常,张力增高,无残余尿,排尿突然而失禁,称为无抑制性神经源性膀胱。严重脑血管病可以引起昏迷,出现尿失禁;严重昏迷可造成尿潴留,但需要与脊髓病变、周围神经病变引起的排尿障碍进行鉴别。

当骶髓以上的横贯性病变损害两侧锥体束时,完全由骶髓中枢控制排尿,并引起排尿反射亢进,又称为反射性膀胱。由于从排尿高级中枢发出至骶部的传出纤维紧靠锥体束,故锥体束损害时机体不仅丧失了控制外括约肌的能力,而且引起排尿动作所需的牵张反射亢进,不能控制排尿,表现为尿频、尿急以及间歇性尿失禁。膀胱容量大小不定,一般小于或接近正常;有残余尿,一般在 100ml 以内。本症为骶段以上脊髓横贯性损害所致,多见于横贯性脊髓炎、脊髓高位完全性损害。

病变损害骶髓前角、前根或骨盆神经的传出神经时,可导致脊髓排尿反射弧的传出障碍,又称运动障碍性膀胱。膀胱冷热感和充胀感正常,尿意存在,严重时有疼痛感;膀胱容量增大,达 400 ~ 500ml;残余尿增多,为 150 ~ 600ml。本症多见于急性脊髓灰质炎等。

病变损害骶神经后根时,可导致脊髓排尿反射弧的传入障碍,又称感觉障碍性膀胱。早期表现为排尿困难,膀胱不能完全排空;晚期膀胱感觉丧失,毫无尿意,尿潴留或尿液充盈至一定程度不能排出而表现为充盈性尿失禁。膀胱容量显著增大,达 500 ~ 600ml,甚至可达 1 000ml 以上;残余尿增多,可为

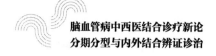

400 ~ 1 000ml。本症多见于多发性硬化、亚急性联合变性及脊髓痨损害脊髓后根,也可见于昏迷、脊髓休克期。

病变损害脊髓排尿反射中枢(S_2 ~ S_4)或马尾或盆神经时,膀胱完全脱离感觉、运动神经支配而成为自主器官,称为自主性膀胱。临床表现为尿液不能完全排空,咳嗽和屏气时可出现压力性尿失禁,早期表现为排尿困难、膀胱膨胀,后期为充盈性尿失禁。如不及时处理,膀胱进行性萎缩,一旦合并膀胱感染,萎缩加速发展。膀胱容量略增大,约 300 ~ 400ml;残余尿增多。本症多见于腰骶段的损伤导致的 S_2 ~ S_4(膀胱反射的脊髓中枢)、马尾或盆神经损害而排尿反射弧完全中断。

4. **排便障碍**　排便障碍是以便秘、便失禁、自动性排便以及排便急迫为主要表现的排便异常,可由神经系统病变引起,也可为消化系统或全身性疾病引起。

脑血管病可以造成大脑皮质对排便反射的抑制增强,出现便秘。可以 2 ~ 3 日或数日排便 1 次,粪便干硬;或表现为便量减少、粪便过硬及排出困难,可伴有腹胀、纳差、心情烦躁等症状。严重脑血管病导致深昏迷时,可以造成肛门内括约肌、肛门外括约肌处于弛缓状态,大便不能自控,粪便不时地流出,称为大便失禁。

当脊髓病变时,由于高级中枢对脊髓排便反射的抑制被中断,排便反射增强,引起不受意识控制的排便,患者每日自动排便 4 ~ 5 次,属于自动性排便,可以作为鉴别诊断。

躯体疾病可引起排便急迫,与神经系统无关。

三　自主神经功能检查

一般检查时应注意皮肤色泽、温度、汗液分泌和营养情况等,注意毛发与指甲有无异常等。二便障碍是主要的表现,注意有无尿潴留或尿失禁,有无大便秘结或大便失禁。常用的自主神经反射对诊断自主神经损害很重要,包括:

①眼心反射:压迫眼球引起心率轻度减慢的变化称为眼心反射。反射弧传入经三叉神经,中枢在延髓,传出经迷走神经。嘱患者安静卧床 10 分钟,此后计数 1 分钟脉搏。再请患者闭眼后双眼下视,检查者用手指压迫患者双侧眼球(压力不致产生疼痛为限),20 ~ 30 秒后再计数脉搏。正常情况为每分钟脉搏减慢 10 ~ 12 次,迷走神经功能亢进者每分钟脉搏减慢 12 次以上,迷走神经麻痹者脉搏无变化,交感神经功能亢进者脉搏不减慢甚至加快。②卧立位试验:受试者由平卧突然直立,变换体位后如果每分钟脉搏增加超过 12 次,提示交感神经功能亢进;再由直立转为平卧,变换体位后如果每分钟脉搏减慢超过 12 次,提示副交感神经功能亢进。③皮肤划痕试验:用竹签在受试者皮肤上适度加压划一条线,数秒后出现先白后红的条纹为正常;如果出现的白色条纹持续时间超过 5 分钟,提示交感神经兴奋性增高;如果红色条纹增宽、隆起,持续数小时,提示副交感神经兴奋性增高或交感神经麻痹。④立毛反射:搔划或用冰块刺激受试者颈部或腋下皮肤,引起立毛反应,7 ~ 10 秒最明显,15 ~ 20 秒后消失。立毛反应扩展至脊髓横贯性损害的平面即停止,可帮助判断脊髓病灶部位。

参考文献

[1] 柏树令 . 系统解剖学 [M]. 北京 : 人民卫生出版社 , 2001 :323-374, 400-465.

[2] 吴江 , 贾建平 . 神经病学 [M]. 3 版 . 北京 : 人民卫生出版社 , 2016 :3-51, 61-90.

[3] 贾建平 , 陈生弟 . 神经病学 [M]. 7 版 . 北京 : 人民卫生出版社 , 2013 :4-90., 97-121.

[4] 王笑中 , 焦守恕 . 神经系统疾病症候学 [M]. 北京 : 人民卫生出版社 , 1979 :37-50, 447-456, 694-697.

[5] 郝伟 , 于欣 . 精神病学 [M]. 7 版 . 北京 : 人民卫生出版社 , 2014 :11-26.

[6] 张葆樽 , 安得仲 . 神经系疾病定位诊断 [M]. 2 版 . 北京 : 人民卫生出版社 , 1984 :1-217.

[7] 刘道宽 , 蒋雨平 , 江澄川 , 等 . 锥体外系疾病 [M]. 1 版 . 上海 : 上海科学技术出版社 , 2000 :1-7.

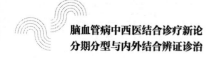

[8]　胡维明,王维治.神经内科主治医生1000问[M].4版.北京:中国协和医科大学出版社,
　　　2011 :16-19.

| 第五章 |

脑血管病局部
病变的表现

脑由大脑半球（端脑）、间脑、脑干、小脑组成，而大脑半球又包括表面的大脑皮质、内部的白质、基底节及侧脑室四部分。脑的血液由颈内动脉系统和椎 - 基底动脉系统提供，维持脑的结构、代谢和功能。一旦出现血管病变，就会导致相应供血区的脑组织的结构、代谢和功能失常。脑血管病是由于各种原因导致的血管闭塞，引起相应的供血区脑组织缺血性损害，如损害大脑、间脑、脑干和小脑；脑出血也可以损害大脑、间脑、脑干或小脑。由于脑血管供血的特殊性，两大系统承担着脑部的供血。血管供血通过主干，分出皮质支和深穿支。皮质支在脑表面反复分支形成软膜小动脉丛，再由该丛发出皮质动脉和髓质动脉进入脑实质，供应大脑皮质及其深面的髓质。所以，皮质支供应大脑皮质及皮质下的白质的血液丰富，缺血后具有比较好的代偿能力，对脑血流的调节及代偿能力较好。深穿支从主干呈直角分出，直接供应基底节、内囊及间脑等。供应白质的深穿支之间虽然存在血管吻合，但吻合支细小，对脑血流的调节和代偿能力较弱，容易发生缺血。

临床上，脑血管的闭塞形式多样。大血管主干闭塞如大脑中动脉甚至颈内动脉闭塞，可导致额叶、顶叶、颞叶 3 个脑叶的大面积梗死，涉及皮质、白质、基底节、丘脑等，继发脑水肿甚至脑疝可危及患者生命。由于皮质支供血丰富、吻合支好，皮质支闭塞梗死范围小。深穿支吻合不良，容易造成基底节及周围白质梗死等，梗死的范围常以基底节区表示。脑血管病脑组织损害的定位涉及大脑的皮质、白质、基底节、间脑、脑干、小脑等部位，具体确切的定位涉及具体的血管病及其供应的脑组织范围。所以，只有全面掌握脑局部损害的表现，才能做到定位准确。

大脑半球的外部结构：大脑半球被大脑纵裂分隔成左右侧，两侧由胼胝体相连接。大脑半球的表面为大脑皮质所覆盖，在脑表面形成脑沟和脑回。大脑半球的内部为白质、基底节及侧脑室。每侧的大脑半球有背外侧面、内侧面和底面。背外侧面向外凸出，与颅骨的顶部相平行。内侧面，位于半球间裂之内，比较平坦，内侧面与背外侧面以上缘为界。底面，略微凹陷，与颅底内面相适应，前部位于颅前窝和颅中窝，后部居于小脑幕之上；它与背外侧面以下缘为界。

大脑半球结构:每侧大脑半球表面均有大脑皮质形成的脑沟和脑回,依据中央沟、大脑外侧裂及其延长线、顶枕裂和枕前切迹的连线这些主要的表面标志分为6叶,即额叶、顶叶、颞叶、枕叶、岛叶和边缘叶。额叶,位于中央沟的前方,大脑外侧裂的上方。顶叶,前方以中央沟为界,下方以大脑外侧裂为界,后方与枕叶相邻。颞叶,上方以大脑外侧裂为界,后方与枕叶相邻。枕叶,在半球内侧面上,此叶位于顶枕裂的后方;在半球背外侧面上,此叶位于自顶枕裂上端至枕前切迹人为地划定的一条虚线的后方。岛叶,位于大脑外侧裂深部,与覆盖在岛叶表面的额叶、顶叶和颞叶部分合称岛盖。边缘叶位于半球内侧面,包括扣带回、海马回、钩回。大脑半球最外部有4个极,额极在额叶的最前端;颞极在颞叶的最前端;枕极在枕叶的最后端;岛极在岛叶的前端,相当于岛域,隐藏在颞叶的深方。

大脑半球的内部结构:大脑半球从表到里可分为3个层次,即浅层、中层、深层。浅层为大脑皮质,由神经元胞体高度集中的灰质层构成;中层是白质,主要由上、下行纤维和联络皮质各部的联络纤维组成,内囊即是上、下行纤维最集中的区域;深层在白质的深方,有一组集中的灰质核团,称为基底神经节。大脑半球的腔隙为侧脑室(不包括第三脑室、第四脑室,因为两者不在大脑半球内)。

脑的功能可以分为高级、运动、感觉、自主功能4类:大脑半球的功能极其复杂,认知、情感、行为等属于高级神经活动;运动、感觉属于低级的功能;自主神经的活动不受意识控制,属于自主活动。两侧大脑半球的功能各有侧重,一般将在言语、逻辑思维、分析综合及计算功能等方面占优势的半球称为优势半球,大部分位于左侧,只有30%左利手者优势半球在右侧。非优势半球一般在右侧。右侧大脑半球为高级的认知中枢所在,主要在音乐、美术、空间、几何图形和人物面容的识别及视觉记忆功能等方面占优势。不同部位的损害会产生不同的临床表现。

大脑半球病变的表现包括大脑皮质、内囊及半卵圆中心和基底节各部位的症状和体征。

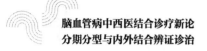

第一节　大脑皮质病变的表现

　　大脑皮质表面布满深浅不同的沟、裂,沟裂之间有隆起的脑回。皮质的这种形态增加了皮质的表面积。Economo(1926 年)计算,成人皮质表面面积约为 2.2 平方米,其中只有 1/3 是在皮质的表面,其余 2/3 贴附在沟壁和沟底。皮质内神经元的数量约为 140 亿,分布在不同的区域。皮质的平均厚度是2.5mm,但各部变异甚大,在中央前回运动区最厚,约为 4.5mm;在枕叶距状裂底部最薄,为 1.5mm。

　　根据进化的次序,大脑皮质可分为 3 种结构。最古老的结构是海马的皮质,称为古皮质。它具有嗅组织的作用,并与下丘脑互相联系。其次是位于额叶底面的旧皮质,包括边缘叶皮质。新皮质把古皮质排挤到背侧和内侧方向,把旧皮质排挤到腹侧和内侧方向,因而发展为巨大的区域,成为人脑外表面的主要部分。人类新皮质占全部皮质的 96%,是整个机体的最高调整中枢。在劳动、言语和文字的影响下,脑的功能高度发达,产生了人类所特有的思维和意识活动。

　　皮质细胞主要有 3 种类型,即锥体细胞、颗粒细胞和梭状细胞。正是这些细胞的轴突组成了各种下行传导束和皮质大的联络纤维。另外还有一些小型的细胞,它们的轴突构成皮质内部各层细胞的连接。新皮质最典型的构造是分为 6 层细胞。一般认为,第 1 ~ 3 层皮质结构执行皮质内和各区皮质间的联络与连合功能;第 4 层主要为接受上行传入纤维的冲动;第 5 ~ 6 层主要为发出传出纤维,完成皮质的传出效应。

　　大脑皮质含有 3 种神经成分。传入纤维,即神经系其他部分发来的传入纤维末梢(如丘脑皮质纤维)。联络神经元,其轴突或是联络同侧半球的远近各部(如联络额叶和颞叶的弓状纤维),或是组成连合纤维而至对侧大脑半球的皮质(如胼胝体)。传出神经元,它们的轴突把经皮质整合过的神经冲动传至神经系统的其他部分,经过放射冠,组成皮质脊髓束、皮质桥延束、皮质丘脑束以及其他的下行纤维束。皮质神经元虽然数量极为庞大,但传出的投射纤维却比较少。这说明皮质神经元的绝大多数是联络神经元,而仅有少数是传出神经元。

大脑皮质的功能定位概念:大脑皮质是脑的重要部分,是高级神经活动的物质基础。机体各种功能活动的最高中枢在大脑皮质上具有定位关系,形成许多重要中枢。但这些中枢只是执行某种功能的核心部分。例如,中央前回主要管理全身骨骼肌运动,但也接受部分感觉冲动;中央后回主要司全身感觉,但刺激它也可产生少量运动。因此,大脑皮质功能定位概念是相对的。除一些具有特定功能的中枢外,还存在着广泛的脑区,他们不局限于某种功能,而是对各种信息进行加工、整合,完成高级的神经精神活动,称为联络区。联络区在高等动物中显著增加。一般来讲,直接与神经系统周围结构相联系的皮质区,定位比较明确。而比较复杂的、种系发生史上出现较晚的皮质功能,就不可能狭义定位。

 额叶病变的表现

额叶占大脑半球表面的前 1/3,位于大脑半球最前部,前端为额极。其外侧面为中央沟以前,底面为大脑外侧裂前上部分,内侧面为扣带沟与扣带回分界的前上部分。中央沟与中央前沟之间为中央前回,是大脑皮质运动区。中央前回前方从上向下有额上沟及额下沟,额上沟的上方为额上回,额上沟和额下沟之间为额中回,额下沟与大脑外侧裂之间为额下回。额叶的主要功能是管理高级精神活动和随意运动,重要的功能区有很多。

中央前回为大脑皮质运动区,锥体束由此发出,其功能是管理对侧半身的随意运动。身体各部位在皮质运动区有各自对应的代表区,由上向下呈"倒人形"排列,头部在下,最接近大脑外侧裂;足在上,位于额叶内侧面,矢状窦旁。旁中央小叶在额叶的内侧面,为排尿、排便中枢。中央前回不同性质的病变损害表现的形式不同,如为刺激性病灶,可出现对侧部分性癫痫发作,如对侧上、下肢或面部的抽搐,或继发全身癫痫发作;如为破坏性病变,可出现对侧肢体瘫痪。由于身体各部位在中央前回为"倒人形"排列,所以损害的范围和程度不同,可以出现对侧单瘫,如上部受损产生对侧下肢瘫,下部受损产生对侧面、舌或上肢瘫痪;严重而广泛的损害可出现偏瘫;如损害额叶内侧面的旁中央小叶,出现排尿与排便障碍。由于旁中央小叶和下肢运动有关的中央前回邻近,损害后在出现排尿和排便障碍的同时常伴有对侧下肢膝以下运动障碍。运动前区位于皮质运动区前方,是锥体外系的皮质中枢。从此发出的纤维到基底神经节、丘脑和红核等处,与联合运动、姿势调节有关。此区也发出额-桥-小脑束,该束与共济运动有关。此区还和下丘脑有联系,是自主神经皮质中枢的一部分。运动前区受损后主要表现为病灶对侧共济失调、步态不稳、锥体外系症状和体征,甚至出现贪食、性功能亢进、高热及多汗等自主神经损害的症状。

额上回后部近中央前回处,为握物控制功能区,管理随意自如地抓握物体运动。受损后引起对侧上肢强握及摸索反射。强握反射(forced grasping reflex)是指物体触及患者病变对侧手掌时,引起手指和手掌屈曲反应,出现紧握该物不放的现象。摸索反射(groping reflex)是指当病变对侧手掌被物体触及时,该肢体向各方向摸索,直至抓住该物紧握不放为止的现象。这是对随意运动失去控制能力所致。

额中回后部为皮质侧视中枢,司双眼同向侧视运动。如为损害性病灶,则双眼向病灶侧凝视。额中回后部为书写中枢,与支配手部的皮质运动区相邻。损害时可致书写不能,即失写症。优势半球额下回后部为运动性语言中枢(布罗卡回),管理语言运动。损害后产生运动性失语(口语表达障碍),患者能理解语言的意义,但不能用言语表达或表达不完整。

额叶联合区:额叶前部(额极)有广泛的联络纤维,与认知、情感、行为等精神活动有关。损害后出现精神症状,主要为痴呆和人格改变。痴呆表现为记忆力特别是近记忆力减退,注意力不集中,自知力、判断力及定向力下降等;人格改变表现为表情淡漠、反应迟钝、呈无欲状及行为幼稚等,也可出现易怒、欣快等症状。

二 顶叶病变的表现

顶叶位于大脑半球的中部,在中央沟后方,大脑外侧裂的上方,后面在顶枕裂和枕前切迹连线的前方。

中央后回在中央沟与中央后沟之间,为大脑皮质感觉区,包括浅感觉和深感觉,接受对侧身体的深、浅感觉信息。身体各部位代表区的排列与运动区的排列大致相对应,呈"倒人形"。中央后回后面有横行的顶间沟,顶间沟上为顶上回(顶上小叶),是分辨性触觉和实体感觉的皮质中枢。中央后回和顶上回为皮质感觉区。所以,中央后回和顶上回损害后出现皮质感觉障碍,病变性质分为两种情况。如为刺激性病变,则出现病灶对侧肢体的部分性癫痫发作,可表现为发作性蚁走感、麻木感、电击感等异常感觉,并按一定方式扩散。如扩散到中央前回运动区,可引起部分性运动性发作,也可扩展为全身抽搐及意识丧失。若为破坏性病变,主要表现为病灶对侧肢体复合感觉障碍,如实体觉、位置觉、两点分辨觉和皮肤定位觉的丧失,而一般感觉正常。

顶下回(顶下小叶)位于顶间沟的下方,为体象功能区,即对身体各部位的存在、空间位置及相互关系的认识功能区。此区受损害后出现体象障碍,即患者对身体各部位的存在、空间位置及相互关系的认识发生障碍,包括病觉缺失和自体部位失认。当右侧顶下小叶邻近缘上回损害时,出现病觉缺失,患者对瘫痪的肢体缺乏识别能力,表现为偏瘫无知症,即否认左侧偏瘫的存在。当右侧顶下小叶邻近角回损害时,可出现自体部位失认,患者否认对侧肢体的存在或认为对侧肢体不是自己的,在穿衣、活动时患者只使用另一只手,在修面、梳头时常常忽略对侧。右侧顶叶病变还可以出现失肢体感(感觉自己的肢体缺如)或幻多肢。

缘上回,位于顶下回(顶下小叶),围绕大脑外侧裂后端。优势半球的缘上回为运用中枢,其功能与复杂动作和劳动技巧有关。损害后出现失用症,即肢体动作的运用障碍。左侧缘上回是运用功能的皮质代表区,其发出的纤维至同侧中央前回,并经胼胝体到达右侧中央前回。因此,优势左侧顶叶缘上回病

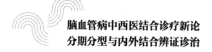

变可产生双侧失用症。左侧缘上回至同侧中央前回间的病变,引起右侧肢体失用。胼胝体前部和右侧皮质下白质受损时,引起左侧肢体失用。失用症包括运动性失用症、观念性失用症、结构性失用症及观念运动性失用症等。运动性失用症:是指患者在无肢体瘫痪,无共济障碍等情况下,失去执行精巧、熟练动作的能力,不能完成精细动作,如写字、穿针、扣衣扣、弹琴等。观念性失用症:是指患者失去执行复杂精巧动作和完成整个动作的观念,表现为动作混乱、前后顺序颠倒等。如擦火柴点烟的动作,患者可出现用烟去擦火柴盒等错误动作;不知怎么用钥匙开门;日常生活中的刷牙、梳发等也不能正确去做。结构性失用症:是指涉及空间关系的结构性运用障碍,表现为患者缺乏对空间结构的认识,丧失对空间的排列和组合能力。如患者在绘图、拼积木、绘画时往往出现排列错误,上下、左右倒置,比例不适,线条的粗细不等、长短不一、支离分散而不成形。观念运动性失用症:是指患者能做日常简单的动作,但不能按指令完成复杂的随意动作和模仿动作,患者知道如何做,也可以讲出如何做,但自己不能完成。如令其指鼻,却摸耳;嘱其伸舌,而张口等。

角回,位于顶下回,围绕着颞上沟尾端,靠近视中枢,为视性语言中枢,又称阅读中枢,为理解看到的文字和符号的皮质中枢。受损后出现失读症。临床上优势半球顶叶角回皮质损害时常出现格斯特曼综合征(Gerstmann syndrome),表现为四主症,即计算不能(失算症)、书写不能(失写症)、不能辨别手指(手指失认症)、不能辨别左右(左右失认症)。

顶叶深部有视放射纤维,损害后出现视野改变,双眼对侧视野的同向性下象限盲。

 ### 颞叶病变的表现

颞叶(temporal lobe)位于大脑外侧裂的下方,顶枕裂的前方,以大脑外侧裂与额、顶叶分界。其前端为颞极,后面与枕叶相邻。颞叶上有横行的沟回,外侧面有两条与大脑外侧裂平行的颞上沟及颞中沟,底面有颞下沟。

颞横回,大脑外侧裂较深,颞上回的一部分掩入沟中,后端为颞横回,为听觉中枢。单侧损害不引起耳聋,双侧损害可致耳聋。刺激性病变可引起幻听,患者可听到声音变大或变小,以及鼓声、喧哗声等。

颞上回,大脑外侧裂和颞上沟间为颞上回,优势半球颞上回后部为感觉言语中枢。损害后出现感觉性失语,表现为患者能听见对方和自己说话的声音,能自言自语,但不能理解他人和自己说话的含义。

颞中回和颞下回,颞上、中沟间为颞中回,颞中、下沟间为颞下回。颞中、下回后部为命名中枢。损害后出现命名性失语,表现为患者丧失对物品命名的能力,对于一个物品,只能说出它的用途,说不出它的名称。如对茶杯,患者只能说出它是"喝水用的",但说不出这是"茶杯"。如果告诉他这叫"茶杯",患者能复述,但过片刻又忘掉,所以也称遗忘性失语。

颞叶前部,与记忆、联想、比较等高级神经活动有关。主侧颞叶广泛病变或双侧颞叶病变时,出现精神症状。精神症状是颞叶病变较常见的表现,如出现人格改变、情绪异常、记忆障碍、精神迟钝及表情淡漠等。双侧颞叶内侧损害常表现为记忆力显著减退。

颞叶底部的内侧面有钩回、海马回前部和海马。钩回和海马回前部接受双侧嗅觉纤维,为嗅中枢。损害时可出现嗅、味幻觉。海马是边缘系统的一个重要结构,与记忆、精神、行为和内脏功能活动等关系密切。海马损害时出现记忆、精神、行为等异常。常见的是上述症状发作性出现,多见于颞叶癫痫,可以表现出不同形式的异常:钩回发作,为嗅、味幻觉,出现舔舌、努嘴、咀嚼动作等;认识及回忆障碍,突然出现似曾相识感、对环境的生疏感、梦幻状态及视物变大、变小等症状;自动症,患者无意义而似乎像有目的的各种形式的自动症,如口消化道自动症表现为反复咂嘴、噘嘴、咀嚼、舔舌、磨牙、吞咽等;手足自动症表现为反复搓手、抚面、脱衣穿衣、解衣服扣等,也可游走奔跑、乘车、上船、叫喊、唱歌等。

颞叶深部的视放射纤维和视束受损时出现视野改变,可出现双眼对侧视野的同向性上象限盲。

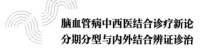

四 枕叶病变的表现

枕叶(occipital lobe)位于大脑半球后部,在顶枕裂至枕前切迹连线的后方,为大脑半球后部的小部分,其后端为枕极。枕叶内侧面被距状裂分成楔回和舌回。

距状裂两侧的皮质称纹状区,为视中枢,接受外侧膝状体传来的视网膜视觉冲动。距状裂上方的视皮质接受上部视网膜传来的冲动,下方的视皮质接受下部视网膜传来的冲动。枕叶的功能主要与视觉有关,视中枢受损后出现视觉异常。幻视,为视中枢的刺激性病变产生的幻觉。患者可出现幻视、闪光、火星、暗影等。视野改变,为视中枢的破坏性病变产生的视野缺损。视野缺损的类型取决于视皮质损害范围的大小。偏盲,一侧视中枢病变可产生对侧同向性偏盲,但中心视力(黄斑部视力)不受影响,称黄斑回避。象限盲,距状裂以下舌回损害,可产生对侧同向性上象限盲;距状裂以上楔回损害,可产生对侧同向性下象限盲。皮质盲,双侧视中枢病变产生双目失明(全盲),但瞳孔大小和对光反射正常。

视觉失认,见于左侧纹状区周围及角回病变。患者并非失明,能绕过障碍物走路,但不认识看见的物体、图像或颜色等,有时需借助于触觉方可辨认。视物变形,见于视中枢及顶、颞、枕交界区病变。患者所看见的物体变大或变小,形状歪斜不规则及颜色改变。此症状亦可能是癫痫的先兆。

五 边缘叶病变的表现

边缘叶(limbic lobe)是指位于大脑半球内侧面,胼胝体周围和侧脑室下角底壁旁的一圆弧形结构,由扣带回、海马回、钩回组成。由于边缘叶在结构和功能上与大脑皮质的岛叶前部、颞极、额叶眶面以及皮质下的杏仁核、隔区、丘脑前核、乳头体核、下丘脑、中脑被盖部等密切相关,因此把边缘叶连同这些结构统称为边缘系统。

边缘系统的功能:边缘系统与网状结构和大脑皮质有广泛的联系,参与高级神经、精神(记忆和情绪等)和内脏的活动。边缘系统损害时可出现精神障碍如情绪及记忆障碍、行为异常、幻觉、反应迟钝等,以及内脏活动障碍。

 ## 六 岛叶病变的表现

岛叶(insular lobe)又称脑岛(insula),呈三角形岛状,位于大脑外侧裂深面,表面被额、顶、颞叶所掩盖。岛叶和外囊紧相邻。

岛叶的功能与内脏感觉和运动有关。岛叶受刺激可引起内脏运动紊乱,出现唾液分泌增加、恶心、呃逆、胃肠蠕动增加或饱胀感等。该叶损害多引起内脏运动和感觉障碍。

第二节　内囊及皮质下白质病变的表现

内囊(internal capsule)为宽厚的白质层,是位于尾状核、豆状核及丘脑之间的白质结构。其外侧为豆状核,内侧为丘脑,前内侧为尾状核,由纵行的纤维束组成,其纤维呈扇形放射至大脑皮质。在大脑水平切面上,内囊形成尖端向内的钝角形,分为前肢、膝部和后肢。内囊前肢:位于尾状核与豆状核之间,下行纤维是额桥束,是由额叶至脑桥核的纤维;上行纤维是丘脑前辐射,是由丘脑内侧核至额叶皮质的纤维。内囊膝:位于"V"字形的尖端部位,前、后肢相交处,皮质脑干束在此通过;其纤维起自皮质运动中枢,终止于脑干各运动性脑神经核。内囊后肢:位于丘脑与豆状核之间,前2/3有皮质脊髓束(支配上肢者靠前,支配下肢者靠后)和皮质红核束(从额叶皮质至红核的纤维)通过。后1/3为丘脑至中央后回的丘脑皮质束,系丘脑外侧核至中央后回的感觉纤维。再其后有听辐射,由内侧膝状体至颞横回,传导听觉;颞桥与枕桥束,发自颞叶和枕叶皮质,终止于脑桥核;视辐射由外侧膝状体至枕叶距状裂皮质。

一 内囊病变的表现

（一）内囊完全损害

内囊的范围狭小，纤维集中，病变的表现特点是偏侧性（身体的半侧）、对侧性（病变对侧）、复合性（如感觉和运动障碍等）。如完全损害，病灶对侧可出现"三偏综合征"，即对侧偏瘫、偏身感觉障碍及偏盲。偏瘫，内囊病变时出现的半身瘫痪为上运动神经元瘫痪，一般上、下肢减退的程度相等。同时伴有舌和下部颜面肌肉的上运动神经元轻瘫。半身感觉缺失，虽然是半身性，但以肢体远端最为明显。由于病灶在丘脑之上，一般仅有某几种感觉缺失。如病灶累及丘脑，在给予较重的刺激时，可引起放散性的、部位不明确的、很不舒适的感觉，并且有后作用，称为感觉过度。偏盲，由视放射受损引起，是单侧性的，为双眼病灶对侧视野缺失。内囊病变时，听觉纤维也会受损伤，但患者一般并无听觉障碍，因为从听神经核走向内侧膝状体的传导束是双侧性的，每侧耳来的冲动都传向两侧大脑半球。如用精细的方法检查，则仍可查出病灶对侧耳的听力有所降低。内囊完全损害多见于脑出血及脑梗死等。

（二）内囊部分损害

内囊的面积虽然不大，但因为它受到几根小血管的血液供应，一支小动脉阻塞也可以只引起内囊的一个部位病变。尤其在血管性疾病中，由于内囊的前肢、膝部、后肢通过的传导束不同，因此不同部位、不同程度的损害，可单独或合并出现 1 ~ 2 个症状，如偏瘫，偏身感觉障碍，偏身共济失调，偏盲，一侧中枢性面、舌瘫或运动性失语等。如病变位于膝部和后肢前部，则仅能见到偏瘫，感觉或仅有轻度障碍，或完全没有障碍。如病变位于后肢后部，则对侧主要有感觉障碍，可能见到另外一种三偏综合征：偏身感觉缺失，偏盲和偏身共济失调（肌肉关节觉丧失的结果）。在这些病例中，锥体束障碍可能很轻，但多少均有存在。内囊的位置与丘脑及锥体外系神经节接近，因而内囊病变时常伴发丘脑性疼痛及锥体外系统障碍。

二 半卵圆中心病变的表现

在内囊、基底核与大脑皮质之间有较多的白质,在横断面上呈半卵圆形,故称为半卵圆中心。其中有行走方向不同的纤维,主要是投射纤维、联络纤维和连合纤维。

(一)投射纤维病变

在半卵圆中心有大量投射纤维束,呈扇形由内囊到达大脑皮质分散投射,称为辐射冠或放射冠,联系大脑皮质和中枢神经系统低级部位。向下走行的投射纤维有:从大脑皮质中央前回发出向下走行的皮质脑干束和皮质脊髓束;从额叶、枕叶、颞叶发出的额桥束和枕颞桥束;主要从额叶发出的皮质丘脑束。向上走行到皮质的有走向中央后回和顶叶的各种丘脑皮层感觉纤维。

半卵圆中心白质投射纤维损害的特点:或无症状,或对侧性,或两侧性,或弥散性。无症状,是由于此处的投射纤维较粗大,而且较分散,轻度损害时可以为脱髓鞘病变,保持了一定的传导功能,所以,可以没有症状。对侧性,是由于此处的投射纤维较分散,不像内囊处那样集中,损害后可引起单纯的运动或感觉障碍,可以是偏侧的,也可以只累及对侧的上肢或下肢等。两侧性,是由于在两侧大脑半球白质病变时,损害两侧皮质脑干束,可引起假性延髓麻痹;同时由于两侧皮质脊髓束受损,将引起双侧锥体束征。弥散性,是由于一个典型的大脑皮质下白质主要受累的疾病是弥散性硬化,病变常起始于一侧或双侧枕叶白质。患者常有同侧偏盲或皮质性失明(视力减退,但眼底及瞳孔对光反射正常);当病灶向前发展,蔓延至颞叶白质时,可出现双侧听力减退;病灶再向前扩大,患者则可发生肢体瘫痪及智力低下。病变刺激到皮质时,也可出现癫痫发作。反复的小血管病变,也可以引起半卵圆中心白质弥散性损害,出现认知障碍和动作迟钝。

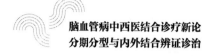

（二）联络纤维病变

联络纤维,是指在每个大脑半球的范围内联系同侧大脑半球的各个脑叶和各个皮质的部分。其中有各种方向和长短不同的纤维。有些短纤维,联系邻接的脑回,可称为弓状纤维。有些纤维较长,则联系较远的各脑区,其中有钩束,呈钩状绕过大脑外侧裂,连接额、颞两叶的前部;上纵束,在豆状核与岛叶的上方,连接额、顶、枕、颞4个叶;下纵束,沿侧脑室下角和后角的外侧壁走行,连接枕叶和颞叶;扣带,位于扣带回和海马旁回的深部,连接边缘叶的各部。由于联络纤维在同侧大脑有广泛的联系,其损害与联系的脑叶、脑回有关,很难单独确定其损害。

（三）连合纤维病变

连合纤维,是连合左右半球皮质的纤维,纤维的方向主要是横的,主要有胼胝体、前连合和穹窿连合。胼胝体:连合纤维中最大和最重要的是胼胝体,横越大脑纵裂之大片中央连合白质,它交互地联系两半球的新皮质。前端呈钩形的纤维板,由前向后可分为嘴、膝、干和压部4部分。在正中矢状切面上,胼胝体很厚;在经胼胝体所作的水平切面上,可见其纤维向两半球内部前、后、左、右辐射,广泛联系额、顶、枕、颞叶。胼胝体的下面构成侧脑室顶。胼胝体其干呈拱形,前面弯曲部分为膝部,由膝部向前腹侧之端为胼胝体嘴,其后端粗厚称为压部,覆盖中脑。在它的中段,横行纤维紧密排列成一条宽阔的厚板,位于大脑半球间裂的底部,并形成侧脑室顶的大部。由此向外,在每侧散成一层放射纤维,叫作胼胝体辐射,几乎分布到皮质各部。由于胼胝体的前端距额极,后端距枕极有一定的距离,因此到额、枕两极的纤维呈"U"形,称为前剪和后剪。前剪由膝部弯向额极;后剪较大,向后弯到枕极。额叶前部广大区域接受来自胼胝体膝部的纤维,顶叶和额叶后部都接受胼胝体干来的纤维,颞叶和枕叶的纤维来自胼胝体压部和干的后部。胼胝体纤维确切的分布尚未完全清楚,它们大多数是联系两半球的对等部分,但也有些纤维联络至其他区域。

胼胝体的功能目前研究得尚不充分,主要与精神、记忆、运用功能有关。

损害后可以出现精神症状或失用症。精神症状:胼胝体病变时常有精神症状,如注意力不集中、记忆力减退、思维困难、理解迟钝,有时伴有空间定向力障碍,人格有轻度改变,甚至易激怒、疏忽淡漠等。失用症:胼胝体损害可引起失用症,主要为左手失用,因为左侧缘上回与右侧缘上回的纤维联系经过胼胝体,所以当胼胝体病变时,两侧缘上回发生联络纤维的损害,故产生左手失用。伴随症状:由于有些锥体束纤维走行经过胼胝体,以及胼胝体的纤维连接许多脑叶区域,因此,胼胝体的损害可伴有肢体瘫痪、共济失调等。

前连合、穹隆和穹窿连合:前连合是在终板上方横过中线的一束连合纤维,主要连接两侧颞叶,有小部分联系两侧嗅球,与嗅觉功能有关。穹隆是由海马至下丘脑乳头体的弓形纤维束,两侧穹隆经胼胝体的下方前行并互相接近,其中一部分纤维越至对侧,连接对侧的海马,称穹窿连合。两者的损害与其联系的部分脑组织有关,很难确定单独损害。

第三节　间脑病变的表现

间脑(diencephalon)位于中脑和两侧大脑半球之间,第三脑室两侧。间脑的体积不足中枢神经系统的2%。间脑前方以室间孔与视交叉上缘的连线为界,下方与中脑相连,两侧为内囊。左右间脑之间的矢状窄隙为第三脑室,其侧壁为左右间脑的内侧面。间脑分为丘脑、下丘脑、上丘脑及底丘脑四部分,其结构及功能非常复杂。

 丘脑

丘脑(thalamus)对称地分布于第三脑室两侧,是间脑中最大的卵圆形灰质团块,前后矢径约3cm,横径和纵径各约1.5cm。丘脑前端凸隆,称丘脑前结节;后端膨大,称为丘脑枕;其后下方为内侧膝状体和外侧膝状体。在两侧的丘脑之间有一个中央质块,为连接两侧丘脑的灰质结构。在中央质块的前下方有一从室间孔斜向后下达中脑导水管上口的浅沟,称下丘脑沟,是丘脑与下丘脑的分界线。

丘脑内部被薄层"Y"形白质纤维(内髓板)分隔为若干核群:前核群、内侧核群、外侧核群。在丘脑内侧面,第三脑室侧壁上的薄层灰质及丘脑间黏合内的核团合称中线核群。在外侧核群与内囊之间的薄层灰质称丘脑网状核。丘脑是感觉传导的皮质下中枢和中继站,它对运动系统、边缘系统、上行网状激活系统和大脑皮质的活动均有影响。按照进化程序的先后,丘脑又可以分为古、旧、新三类核团。虽然这三类核团之间以及与其他脑区均有广泛的联系,但在纤维联系上及功能上仍有所侧重。

1. **非特异性投射核团(古丘脑)** 进化上比较古老,包括中线核(正中核)、网状核和内髓板核(板内核、中央中核),它们主要有嗅脑、脑干网状结构的传入纤维,与下丘脑和纹状体之间有往返联系。网状结构上行纤维经过这些核团转接,弥散地投射到大脑皮质的广泛区域,构成上行网状激活系统,维持机体的清醒状态。

中线核和网状核之上行网状激动系统受损时,可以出现意识障碍。内髓板核、中央核与疼痛有关。内髓板核损害,多表现为病灶对侧肢体出现难以忍受和难以形容的持续性自发性疼痛,亦称丘脑痛。

2. **特异性中继核团(旧丘脑)** 进化较新的丘脑核群。其主要包括腹前核、腹外侧核、腹后核(腹后内侧核、腹后外侧核)。腹后核的腹后外侧核接受内侧丘系和脊髓丘脑束的纤维,由此发出纤维形成丘脑皮质束,终止于大脑中央后回皮质感觉中枢,传导躯体和四肢的感觉。腹后内侧核接受三叉丘系及味觉纤维,发出纤维组成丘脑中央辐射,终止于中央后回下部,传导面部的感觉和味觉。

腹后核受损时,对侧偏身各种感觉均缺失。感觉障碍的特点是:①所有感觉皆有障碍;②深感觉和精细触觉障碍重于浅感觉(因为传导浅感觉的纤维有部分不交叉);③肢体及躯干的感觉障碍重于面部;④严重的深感觉障碍可表现为感觉性共济失调;⑤亦可出现感觉异常(大脑皮质对丘脑的抑制解除)。

腹外侧核接受经结合臂的小脑齿状核及顶核发出的纤维,并与大脑皮质运动前区联系,与运动协调和锥体外系统有关。腹前核接受苍白球的纤维,与纹状体发生联系。

丘脑损害时,对侧面部表情运动障碍。由于丘脑至皮质下(锥体外系统)诸神经核的反射径路中断,病灶对侧的面部可出现分离性运动障碍,即当患者大哭或大笑时,病灶对侧面部表情丧失;但令患者做随意动作时,面肌并无瘫痪表现。丘脑损害时,也可出现对侧偏身不自主运动、意向性震颤或共济失调。由于丘脑外侧核群病变,使之与红核、小脑、苍白球的联络纤维受损害,可出现舞蹈样动作或手足徐动症,并可因手指的指划运动而呈特殊的姿势——丘脑手。

3. **联络性核团(新丘脑)** 进化最新的部分。其包括前核、内侧核、外侧核的背侧组(背外侧核、后外侧核)。前核群位于内髓板分叉部丘脑的前上方,在丘脑前结节的深方,是边缘系统中的一个重要的中继站,与下丘脑、乳头体及扣带回之间均有联络纤维。前核群与内脏活动有关。内侧核群位于内髓板的内侧,邻近第三脑室,包括背内侧核和腹内侧核。背内侧核与丘脑其他核团、额叶皮质、海马、纹状体等均有联系;腹内侧核与海马和海马旁回有联系。内侧核群为躯体和内脏感觉的整合中枢,并与记忆功能、情感等有密切关系。

丘脑内侧核群与边缘系统的联系受损时可出现情感障碍,表现为情绪不稳、强哭强笑。

 下丘脑

下丘脑(hypothalamus)又称丘脑下部,包括第三脑室壁及室底上的一些结构,长约1cm,体积很小,重量仅4g,约为全脑重量的3%,但含有15对以上的神经核团以及数以万计的神经内分泌细胞。其纤维联系广泛而复杂,与脑干、基底节、丘脑、边缘系统及大脑皮质之间均有密切联系。下丘脑位于下丘脑沟的下方,下丘脑腹侧面由前向后依次有视交叉、灰结节、乳头体,灰结节向下延伸出漏斗与神经垂体相连。下丘脑的核团分为视前区、视上区、结节区和乳头体区4个区,并具有不同的功能中枢。

1. **视前区与体温调节和睡眠调节有关** 视前区含有视前核,位于第三脑室的两旁,终板的后方。视前核又分为视前内侧核和视前外侧核,与身体的体温调节有关。在正常情况下,产热和散热处于一种平衡状态,下丘脑的散热中枢在前内侧区,主要是视前区,对体温的升高非常敏感。当体温升高时,散热功能即被发动,表现为皮肤血管扩张和大量出汗,通过热辐射和汗液的蒸发散失多余的热量,以维持正常的体温。如此区病变破坏了散热机制,则表现为中枢性高热和不能忍受温暖的环境。下丘脑的产热中枢在后外侧区,对低的温度非常敏感。当受到低于体温的温度刺激时,则可发动产热机制,表现为血管收缩、汗腺分泌减少、竖毛、心率增加、内脏活动增强等,通过这些活动来减少散热和产生热量,以维持正常的体温。如此区病变破坏了产热机制,则出现体温过低。下丘脑视前区也与睡眠有关,此区受损害可出现失眠。下丘脑后区属于网状结构的一部分,它参与上行网状激活系统的功能,与醒觉状态的发生和维持有关。下丘脑后区受损害可产生嗜睡,还可出现"发作性睡眠综合征",患者表现为难以控制的睡眠,在走路、进食、工作中均可入睡,持续数分钟或数小时不等,并可发生猝倒。如果损害累及中脑网状结构,可引起深睡或昏迷。

2. **视上区与水、糖代谢有关** 视上区含有视上核和室旁核。视上核在视交叉之上循灰结节向前延伸,由此发出视上垂体束,经垂体茎至脑下神经垂体,与水的代谢有关。此处损害时可导致机体水代谢失调,出现尿崩症,表现为多饮及烦渴、多尿、尿比重降低、尿渗透压低于 290mmol/L。室旁核在第三脑室两旁前连合的后方,与糖的代谢有关。此处损害时可出现血糖变化。

3. **结节区与生殖性功能、摄食调节及脂肪代谢有关** 结节区含有下丘脑腹内侧核和背内侧核及漏斗核。下丘脑腹内侧核是位于乳头体之前、视上核之后的卵圆形灰质块,其功能与性功能和摄食调节有关;下丘脑背内侧核居于腹内侧核之上,第三脑室的两旁及室旁核的腹侧,与脂肪代谢有关。下丘脑腹内侧核损害时,可出现性早熟,表现为儿童期出现乳房发育、月经来潮、阴毛生长、生殖器发育为成人型,可伴有智力低下、行为异常等。下丘脑结节区损害,常产生性功能障碍及肥胖症,这是由于调节性腺的神经结构和调节脂肪代谢的神经结构极为接近,故可同时出现向心性肥胖、性器官发育迟缓、男性睾丸较小、女性原发性闭经等,称为肥胖生殖无能症。下丘脑对进食的调节体现在摄食中枢和饱食中枢的平衡活动上。如饱食中枢(下丘脑腹内侧核)损害,则表现为食欲亢进、食量大增,甚至不会主动停止进食,往往导致过度肥胖,称下丘脑性肥胖;如摄食中枢(灰结节的外侧区)损害,则表现为食欲缺乏、厌食,甚至拒食,导致消瘦甚至呈恶病质状态。

4. **乳头体区与产热保温有关** 乳头体区含有下丘脑后核和乳头体核。下丘脑后核位于第三脑室两旁,与产热保温有关,损害后可出现体温异常。

5. **下丘脑为自主神经的高级中枢** 交感神经与下丘脑的后区有关,而副交感神经与下丘脑的前区有关。下丘脑损害时可出现自主神经功能紊乱,表现为血压不稳、心率改变、多汗、腺体分泌障碍及胃肠功能失调等;还可出现严重的胃肠功能障碍,使胃黏膜产生应激性溃疡、广泛糜烂性出血,临床表现为上消化道出血。下丘脑刺激性病变可致间脑癫痫,表现为发作性自主神经功能紊乱,如血压波动、心率加快、面部潮红、多汗、呼吸缓慢或急促、瞳孔散大等。

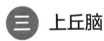 **上丘脑**

上丘脑(epithalamus)位于第三脑室顶部周围,两侧丘脑的内侧。其主要结构有:①松果体,呈锥形,长约 1cm,位于两上丘之间,其基底附着于缰连合。②缰连合,为横行的纤维束,在松果体的前方,位于两上丘中间。③后连合,为横行排列的纤维束,在松果体的下方。上丘脑的病变常见于松果体肿瘤,可出现由肿瘤压迫四叠体和中脑导水管而引起的帕里诺综合征(Parinaud syndrome),表现为瞳孔对光反射消失及眼球垂直凝视麻痹(上丘受累)、感觉神经性耳聋(下丘受累)、小脑共济失调(结合臂受累),可伴有高颅压症状。

四 底丘脑

底丘脑(subthalamus)位于中脑被盖和丘脑的过渡区域,外邻内囊,前内侧是下丘脑,红核和黑质的上端也伸入此区。底丘脑主要的结构是丘脑底核,又称路易体(Lewy body),此核团较小,呈椭圆形,位于丘脑外侧核群的腹侧,黑质上端的背外侧,属于锥体外系统的一部分,接受苍白球和额叶运动前区的纤维,发出的纤维到苍白球、黑质、红核和中脑被盖。丘脑底核受损害时可出现偏侧投掷症,表现为对侧肢体近端大而快速的连续不能控制的投掷运动,特点是以上肢为重,症状只在患者清醒时出现,入睡后消失。

第四节　脑干病变的表现

脑干位于间脑和脊髓之间,自上而下由中脑、脑桥和延髓三部分组成。中脑向上与间脑相连,脑桥居中,延髓向下连接脊髓。

 一 解剖生理

1. 脑干的外形

(1)延髓:延髓的形状似倒置的圆锥体,下端在枕骨大孔、第一颈神经根处,与脊髓相连;上端与脑桥在腹侧面以横行的延髓脑桥沟分界。延髓表面的纵行沟裂从脊髓延续而来,上端与脑桥以延髓脑桥沟为界,背部是第四脑室的下部,是由脊髓的中央管向上延续到延髓向后外敞开而形成的菱形窝的下部,菱形窝中部以横行的髓纹为界与脑桥分开。延髓的腹侧面前正中裂两侧有锥体,从延髓的前外侧自上而下发出舌咽、迷走、副神经和舌下神经。

(2)脑桥:脑桥腹面宽阔膨隆,为脑桥基底部;下缘借助延髓脑桥沟与延髓分界;上缘与中脑的大脑脚相接。从延髓脑桥沟自内侧向外侧依次发出展神经、面神经、前庭蜗神经,从脑桥基底部与脑桥臂交界处发出三叉神经。脑桥基底部向外逐渐变窄移行为小脑中脚。脑桥背面为第四脑室的上部。第四脑室的顶朝向小脑,第四脑室借助脉络组织上的正中孔和两个侧孔与蛛网膜下腔相通。

(3)中脑:中脑腹面上界为间脑视束,下界为脑桥上缘。腹侧面有一对粗大的纵行隆起,为大脑脚底,由大量大脑皮质发出的下行纤维构成。大脑脚底的内侧有动眼神经发出。中脑的背面,上下有两个圆形隆起,为上丘和下丘。滑车神经起于对侧的滑车神经核,从背侧下丘下方发出。

2. **脑干的内部结构**　脑干的内部结构主要有神经核、上下行传导束和网状结构。

(1)脑干神经核:①脑干神经核,为脑干内的灰质核团,共有10对。中脑有第Ⅲ、Ⅳ对脑神经的核团;脑桥有第Ⅴ、Ⅵ、Ⅶ、Ⅷ对脑神经的核团;延髓有第Ⅸ、Ⅹ、Ⅺ、Ⅻ对脑神经的核团。其中有接受脑神经传入纤维的脑神经感觉核和运动核。感觉核接受一般躯体感觉如头面部的感觉、特殊躯体感觉如听感觉和平衡感觉、一般内脏感觉如内脏心血管的感觉、特殊内脏感觉如味觉的脑神经感觉纤维。运动核发出支配躯体运动如眼肌和舌肌,一般内脏运动如平滑肌、心肌和腺体的活动,以及特殊内脏运动如咀嚼肌、咽喉肌的活动的运动纤维。脑神经感觉核的功能为负责传导嗅觉和视觉以外的头颈部的各种感觉信息和内脏感觉信息,经脑干到达相应的中枢。脑神经运动核负责由脑发出支配躯体运动和支配内脏运动的各种运动功能通过脑干而到达相应的下属区域。所以,脑干神经核及其传导纤维损害后可出现相应的脑神经功能异常。②传导深感觉的中继核(薄束核和楔束核),损害后产生深感觉障碍。③与锥体外系统有关的红核和黑质等,参与锥体外系统功能的调节。损害后出现锥体外系统的表现。

(2)脑干传导束:为脑干内的白质,包括深浅感觉传导束、锥体束、锥体外通路及内侧纵束等,负责相应的运动、感觉和锥体外系统功能的传导。损害后出现相应系统的症状和体征。

(3)脑干网状结构:脑干中轴内呈弥散分布的胞体和纤维交错排列的"网状"区域,称网状结构(reticular formation),其中细胞集中的地方称为网状核,

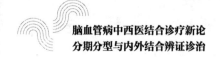

与大脑皮质、间脑、脑干、小脑、边缘系统及脊髓均有密切而广泛的联系。在脑干网状结构中有许多神经调节中枢,如心血管运动中枢、血压反射中枢、呼吸中枢及呕吐中枢等。这些中枢在维持机体正常生理活动中起着重要的作用,损害后出现相应的功能异常,心血管运动中枢和呼吸中枢受累危及生命。网状结构的一些核团接受各种信息,又传至丘脑,再经丘脑非特异性核团中继后传至大脑皮质的广泛区域,以维持人的意识清醒,因此被称为上行网状激活系统。如上行网状激活系统受损,可出现意识障碍。

 ## 二 脑干病变功能障碍的特点

一是交叉综合征,即病灶侧脑神经周围性瘫痪或感觉障碍和对侧肢体中枢性瘫痪及感觉障碍。交叉综合征是脑干病变的基本体征,但如在面神经核以上的对侧脑干束损害也可以不出现交叉综合征。二是病变水平的高低可依受损脑神经进行定位。如出现第Ⅲ对脑神经麻痹,则病灶在中脑;如出现第Ⅴ、Ⅵ、Ⅶ、Ⅷ对脑神经麻痹,则病灶在脑桥;如出现第Ⅸ、Ⅹ、Ⅺ、Ⅻ对脑神经麻痹,则病灶在延髓。三是脑干特殊功能障碍,如意识障碍等。

 ## 三 各水平部位损害的综合征

1. 延髓

(1) 延髓上段的背外侧区病变:可出现延髓背外侧综合征(Wallenberg syndrome)。主要表现为:①眩晕、恶心、呕吐及眼球震颤(前庭神经核损害);②病灶侧软腭、咽喉肌瘫痪,表现为吞咽困难、构音障碍、同侧软腭低垂及咽反射消失(疑核及舌咽神经、迷走神经损害);③病灶侧共济失调(小脑下脚及脊髓小脑束损害);④霍纳综合征(交感神经下行纤维损害);⑤交叉性感觉障碍,即同侧面部痛温觉缺失(三叉神经脊束核损害),对侧偏身痛、温觉减退或丧失(脊髓丘脑侧束损害)。交叉性感觉障碍常见于小脑后下动脉、椎 - 基底动脉或外侧延髓动脉缺血性损害。

(2) 延髓中腹侧损害:可出现延髓内侧综合征(Intramedullary syndrome),主要表现如下。①病灶侧舌肌瘫痪及肌肉萎缩(舌下神经损害);②对侧肢体中枢性瘫痪(锥体束损害);③对侧上下肢触觉、位置觉、振动觉减退或丧失(内侧丘系损害)。延髓内侧综合征可见于椎动脉及其分支或基底动脉后部血管阻塞。

2. 脑桥

(1) 脑桥腹外侧部损害:可出现脑桥腹外侧综合征(Millard-Gubler syndrome),主要累及展神经、面神经、锥体束、脊髓丘脑束和内侧丘系。表现如下。①病灶侧眼球不能外展(展神经麻痹)及周围性面瘫(面神经核损害);②对侧中枢性偏瘫(锥体束损害);③对侧偏身感觉障碍(内侧丘系和脊髓丘脑束损害)。脑桥腹外侧综合征多见于小脑下前动脉阻塞。

(2) 脑桥腹内侧部损害:可出现脑桥腹内侧综合征,又称福维尔综合征(Foville syndrome),主要累及展神经、面神经、脑桥侧视中枢、内侧纵束、锥体束,表现如下。①病灶侧眼球不能外展(展神经麻痹)及周围性面瘫(面神经核损害);②两眼向病灶对侧凝视(脑桥侧视中枢及内侧纵束损害);③对侧中枢性偏瘫(锥体束损害)。脑桥腹内侧综合征多见于脑桥旁正中动脉阻塞。

(3) 脑桥背外侧部损害:可出现脑桥被盖下部综合征(Raymond-Cestan syndrome),累及前庭神经核、展神经核、面神经核、内侧纵束、小脑中脚、小脑下脚、脊髓丘脑侧束和内侧丘系,见于小脑上动脉或小脑下前动脉阻塞,又称小脑上动脉综合征,主要表现如下。①眩晕、恶心、呕吐、眼球震颤(前庭神经核损害);②患侧眼球不能外展(展神经损害);③患侧面肌麻痹(面神经核损害);④双眼患侧注视不能(脑桥侧视中枢及内侧纵束损害);⑤交叉性感觉障碍,即同侧面部痛温觉缺失(三叉神经脊束核损害),对侧偏身痛温觉减退或丧失(脊髓丘脑侧束损害);⑥对侧偏身触觉、位置觉、振动觉减退或丧失(内侧丘系损害);⑦患侧霍纳综合征(交感神经下行纤维损害);⑧患侧偏身共济失调(小脑中脚、小脑下脚和脊髓小脑前束损害)。

(4) 双侧脑桥基底部病变:可出现闭锁综合征,又称去传出状态,主要见于基底动脉脑桥分支双侧闭塞。患者大脑半球和脑干被盖部网状激活系统无损害，意识清醒，语言理解无障碍，出现双侧中枢性瘫痪（双侧皮质脊髓束和支配三叉神经以下的皮质脑干束受损），只能以眼球上下运动示意（动眼神经与滑车神经功能保留），眼球水平运动障碍，不能讲话，双侧面瘫，舌、咽、构音及吞咽运动均障碍，不能转颈耸肩，四肢全瘫，可有双侧病理反射，常被误认为昏迷。脑电图正常或有轻度慢波，有助于和真性意识障碍区别。

3. 中脑

（1）一侧中脑大脑脚底损害：可出现大脑脚综合征（Weber syndrome），损伤动眼神经和锥体束，又称动眼神经交叉瘫，多见于小脑幕裂孔疝，表现如下。①患侧除外直肌和上斜肌外的所有眼肌麻痹，瞳孔散大（动眼神经麻痹）；②对侧中枢性面、舌瘫和上下肢瘫痪（锥体束损害）。

（2）中脑被盖腹内侧部损害：可出现红核综合征（Benedikt syndrome），侵犯动眼神经、红核、黑质和内侧丘系，而锥体束未受影响，表现如下。①患侧除外直肌和上斜肌外的所有眼肌麻痹，瞳孔散大（动眼神经麻痹）；②对侧肢体震颤、强直（黑质损害）或舞蹈样动作、手足徐动症及共济失调（红核损害）；③对侧肢体深感觉和精细触觉障碍（内侧丘系损害）。

基底神经节病变的表现参考第四章第四节"二、锥体外系统损害表现"部分。小脑病变的表现参考第四章第四节"三、小脑系统损害表现"部分。脑膜病变的表现参考第四章第七节脑膜刺激征。

参考文献

[1] 柏树令. 系统解剖学 [M]. 北京：人民卫生出版社，2001：323-374.

[2] 吴江，贾建平. 神经病学 [M]. 3 版. 北京：人民卫生出版社，2016：37-51.

[3] 贾建平，陈生弟. 神经病学 [M]. 7 版. 北京：人民卫生出版社，2013：4-19.

[4] 张葆樽，安得仲. 神经系疾病定位诊断 [M]. 2 版. 北京：人民卫生出版社，1984：221-302.

第六章

脑血管病的
辅助检查

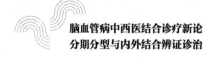

脑血管病的辅助检查是诊断的重要依据,为了贴近临床,此部分内容以教科书相关部分进行整理介绍。

第一节　常规实验室检查及心电图检查

 常规实验室检查

血常规、尿常规、血糖、血脂、同型半胱氨酸、肝功能、肾功能、电解质、凝血功能等检验有助于了解脑血管病的危险因素及全身状况,为本病防治及判断预后提供参考。

 心电图检查

可以了解与脑血管病有关的心脏病变。

第二节　腰椎穿刺和脑脊液检查

腰椎穿刺检查是用腰穿针通过腰椎间隙穿刺进入脊髓蛛网膜下腔的一种方法。脑脊液检查是通过腰椎穿刺了解颅内压及获取少量脑脊液进行检验的一种方法。

脑脊液(cerebrospinal fluid,CSF)是蛛网膜下腔内及各脑室内的一种无色透明的液体,对脑和脊髓具有保护、支持和营养等多种作用。

成人 CSF 总量为 110 ~ 200ml,平均 130ml。其分布每侧侧脑室各有约15ml,第三、四脑室约有 5 ~ 10ml,脑蛛网膜下腔与脑池总计有 25ml,脊髓蛛网膜下腔总量为 75ml。CSF 每日可更新 3 ~ 4 次,其生成速度为 0.3 ~ 0.5ml/

min，每日生成 450ml 左右。CSF 主要从侧脑室脉络丛产生，约占 CSF 的 95%，其余产生于第三脑室和第四脑室等部位。CSF 从侧脑室经室间孔进入第三脑室，经中脑导水管、第四脑室，最后经第四脑室的正中孔和两个侧孔流入脑和脊髓表面的蛛网膜下腔和脑池进行循环。大部分 CSF 经脑穹隆面的蛛网膜颗粒吸收后进入矢状窦，小部分经脊神经根间隙吸收。

在正常情况下，血液中的各种化学成分只能选择性地进入 CSF 中，这种功能称为血脑屏障（blood-brain barrier，BBB）。正常脑脊液的压力、数量、细胞数量及生化波动很小，处于动态平衡状态。在病理情况下，BBB 破坏和其通透性增高可使 CSF 成分发生改变，可以通过腰椎穿刺了解脑脊液的变化。

以往在脑血管病中腰椎穿刺主要用于鉴别出血性与缺血性脑血管病，自从 CT 检查应用以来解决了大部分出血性和缺血性脑血管病的诊断，一般不做腰椎穿刺检查。但少量蛛网膜下腔出血时，CT 尚不能显示出血的征象，需要借助腰椎穿刺对脑脊液进行检查来鉴别；当某些不典型脑血管病需要与其他疾病相鉴别时，也需要进行腰椎穿刺和脑脊液检查。所以，临床医生仍需要掌握腰椎穿刺和脑脊液检查。

 腰椎穿刺

（一）腰椎穿刺的操作方法

患者通常左侧卧位，屈颈抱膝，尽量使脊柱前屈，利于拉开椎间隙。背部要与检查床垂直，脊柱与床平行。穿刺部位的确定是沿双侧髂嵴最高点做一连线，与脊柱中线相交处为第 4 腰椎棘突，然后选择第 4、5 腰椎间隙进针，如失败可以选择第 3、4 腰椎间隙或第 5 腰椎与骶骨间隙。常规消毒铺无菌巾后，用 2% 的利多卡因在穿刺点局部做皮内和皮下麻醉，然后将针头刺入韧带后，回吸无血液，边退针边推注麻醉剂。麻醉生效后，操作者用左手固定穿刺部位皮肤，右手持针，针头斜面向上刺入皮下后，针头略向头部倾斜，缓慢进针。刺入韧带时可感受到一定的阻力，当阻力突然降低则提示进入蛛网膜下腔，抽出针芯，脑脊液流出。测定压力时嘱咐患者放松,并缓慢将双下肢伸直。正确的腰椎穿刺体位是腰椎穿刺成败的关键,所以,腰椎穿刺前一定让患者摆好体位。

(二)腰椎穿刺的适应证

腰椎穿刺的主要适应证是中枢神经系统炎性病变,包括各种原因引起的脑膜炎和脑炎。其他脑部疾病也可以通过腰椎穿刺及脑脊液检查获得诊断依据,如临床怀疑蛛网膜下腔出血而头颅 CT 尚不能证实时、脑膜癌病的诊断、脱髓鞘疾病、怀疑颅内压异常、脊髓椎管梗阻等,脊髓造影以及某些情况鞘内药物治疗等。

(三)腰椎穿刺的禁忌证

颅内压升高伴有明显的视盘水肿者和怀疑颅后窝肿瘤者,腰椎穿刺容易诱发脑疝,危及生命。穿刺部位有化脓性感染灶或脊椎结核者,腰椎穿刺容易造成感染。脊髓压迫症的脊髓功能已处于即将丧失的临界状态时,腰椎穿刺容易加重病情。血液系统疾病有出血倾向者,或使用肝素等药物导致的出血倾向者以及血小板小于 50 000/mm³ 者,腰椎穿刺容易引起出血等。

(四)腰椎穿刺的并发症

腰椎穿刺后头痛是最常见的并发症,发生机制通常是 CSF 放出过多造成颅内压降低,牵拉三叉神经感觉支支配的脑膜及血管组织所致。腰椎穿刺后头痛大多在穿刺后 24 小时出现,可持续 5 ~ 8 天。头痛以前额和后枕部为著,跳痛或胀痛多见,还可伴有颈部和后背痛;咳嗽、喷嚏或站立时症状加重,严重者还可伴有恶心、呕吐和耳鸣;平卧位可使头痛减轻。此时应鼓励患者大量饮水,必要时可静脉输入生理盐水。其次是腰椎穿刺出血,大多数为损伤蛛网膜或硬膜的静脉所致,出血量通常较少,一般不引起明显的临床症状;如出血较多,应注意与原发性蛛网膜下腔出血鉴别。很少见的为感染,穿刺局部有感染灶等,可能导致腰椎穿刺后感染。脑疝是腰椎穿刺最危险的并发症,易发生于颅内压高的患者。如颅内压高者必须行腰椎穿刺才能明确诊断,则一定要在腰椎穿刺前用脱水剂。

 脑脊液检查

许多神经系统的疾病可以使 CSF 的生理、性状、细胞数、生化等发生改变。

(一)压力

常规压力测定:腰椎穿刺成功后接上压力管或压力表,通常使用前者,在患者充分放松后进行测定,脑脊液在压力管中上升到一定的幅度而不再继续上升,此时的压力即为初压。侧卧位的正常压力为 $80 \sim 180mmH_2O$,一般认为大于 $200mmH_2O$ 提示颅内压增高,可见于脑水肿、脑卒中、静脉窦血栓形成、颅内占位性病变、感染、良性颅内压增高,以及心力衰竭、肺功能不全和肝性脑病等。小于 $70mmH_2O$ 提示颅内压降低,可见于低颅压、脱水、脊髓蛛网膜下腔梗阻和脑脊液漏等。

(二)常规检查

1. **性状** 正常 CSF 是无色透明的液体。当 CSF 的红细胞数少于 360 个 $/mm^3$ 时,外观无明显的改变,血性 CSF 提示红细胞数大于 10 000 个 $/mm^3$。如 CSF 为血性或粉红色,可用三管试验法加以鉴别蛛网膜下腔出血或穿刺外伤。用三管连续接取 CSF,前后各管为均匀一致的血色,则为新鲜出血,可见于蛛网膜下腔出血;前后各管的颜色依次变淡,则可能为穿刺损伤出血。血性 CSF 离心后如颜色变为无色,则可能为新鲜出血或损伤;如液体为黄色,则提示为陈旧性出血。CSF 如云雾状,通常是由细菌感染引起细胞数增多所致,见于各种化脓性脑膜炎,严重者可如米汤样;CSF 放置后有纤维蛋白膜形成,见于结核性脑膜炎,此现象称为蛛网膜样凝固。CSF 呈黄色,离体后不久自动凝固为胶冻样(colloid coagulation),称为弗洛因综合征(Froin syndrome),是由

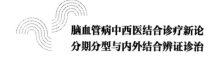

CSF蛋白质过多所致,常见于椎管梗阻。

2. **细胞数** 正常CSF白细胞数为$(0 \sim 5) \times 10^6/L$,多为单个核细胞。白细胞增多见于脑膜和脑实质的炎性病变,病原的诊断可采用涂片检查,可发现致病的细菌、真菌及脱落的瘤细胞等。

(三)生化检查

1. **蛋白质** 正常人(腰椎穿刺)CSF蛋白质含量为$0.15 \sim 0.45g/L$。蛋白质含量增多见于中枢神经系统感染、脑出血、脑肿瘤、脊髓压迫症、吉兰-巴雷综合征、听神经瘤、糖尿病性神经病、黏液性水肿和全身性感染等。蛋白质降低(小于$0.15g/L$)见于腰椎穿刺或硬膜损伤引起CSF丢失、身体极度虚弱和营养不良者。

2. **糖** CSF糖含量取决于血糖的水平。正常值为$2.5 \sim 4.4mmol/L$,为血糖的$50\% \sim 70\%$。通常CSF糖含量小于$2.25mmol/L$为异常。糖含量明显减少见于化脓性脑膜炎,轻至中度减少见于结核性或真菌性脑膜炎(特别是隐球菌性脑膜炎)以及脑膜癌病。糖含量增加见于糖尿病。

3. **氯化物** 正常CSF氯化物含量为$120 \sim 130mmol/L$,较血氯水平为高。细菌性和真菌性脑膜炎均可使氯化物含量降低,尤以结核性脑膜炎最为明显。氯化物降低还可见于全身性疾病引起的电解质紊乱等。

(四)特殊检查

根据临床需要可以进行细胞学、免疫球蛋白、寡克隆区带、病原学等检查。

第三节 影像学检查

医学影像学是指用影像方式显示人体内部结构的形态、功能信息以及实施介入性治疗的科学。影像学的发展经历了X线学、放射学和医学影像学三个阶段。目前医学影像学已经成为一门重要的临床医学学科。下面就常用的与脑血管病有关的诊断技术和临床意义进行介绍。

 # 一 电子计算机体层扫描

电子计算机体层扫描(computerized tomographic scan,CT)技术是由英国的 Hounsfield(1969 年)创立的,1972 年用于颅脑疾病的诊断。CT 诊断的原理是利用各种组织对 X 线的吸收系数不同,通过电子计算机处理得到图像。CT 不仅可以提供形态学方面的信息,而且开始被用于某些功能性信息方面的研究。在 CT 上,对 X 线吸收高于脑实质则表现为增白的高密度阴影,如钙化和脑出血等;对 X 线吸收低于脑实质则表现为灰黑色的低密度阴影,如坏死、水肿、囊肿及脓肿等。CT 的灵敏度较常规 X 线检查提高 100 倍以上,可较确切地显示病变,而且无创伤、简便,已被广泛地用于各种神经系统疾病的诊断,取代了头颅 X 线检查和脑室造影等。

1. **常规头颅 CT 平扫**　即未用对比剂的普通扫描,是脑部疾病最常用的检查方法。在脑血管病中是诊断脑出血、蛛网膜下腔出血和脑梗死最基本的方法,并可以与颅内血肿、脑外伤、脑肿瘤、脑积水、脑萎缩、脑炎症性疾病及脑寄生虫病(如脑囊虫病)、脑发育畸形等病变进行鉴别。

2. **增强 CT**　是通过静脉注射对比剂(甲泛葡胺或泛影葡胺)后进行 CT 检查。如果血脑屏障破坏(如肿瘤或脑炎),则病变组织区域呈现高信号的增强反应,可以更清晰地显示病变,提高阳性诊断率。在平扫不能确定病变时需要进行增强 CT。

3. **CT 血管造影**(computed tomography angiography,CTA)　指静脉注射含碘对比剂后,经计算机对图像进行处理,可以三维显示颅内外的血管系统。CTA 可清楚显示主动脉弓、颈总动脉、颈内动脉、椎动脉、锁骨下动脉、脑底动脉环,以及大脑前、中、后动脉及其主要分支,可为狭窄及闭塞性血管病变提供重要的诊断依据,以明确血管狭窄的程度,并能清晰显示动脉粥样硬化斑块以及是否存在钙化。与数字减影血管造影（digital subtraction angiography，DSA）相比，CTA 不需要动脉插管，操作简便快捷，但不能显示小血管分支的病变。

4. CT **灌注成像**（CT perfusion imaging，CTP）　属于功能成像的范畴。检查时在注射对比剂后对选定层面进行动态扫描，以获得脑组织对比剂浓度的变化，从而反映脑组织灌注量的变化。利用数学模型可以计算出局部脑血流量（regional cerebral blood flow，rCBF）、局部脑血容量（regional cerebral blood volume，rCBV）和平均通过时间（mean transit time，MTT）及达峰时间（time to peak，TTP），利用这些参数组成新的数字矩阵，最后通过数 / 模转换，获取直观、清楚的各种参数彩色图像，即为脑 CTP 图像。其能够反映组织的血管化程度，并能动态反映脑组织的血流灌注情况。在急性脑缺血发生 10 分钟 CTP 即可显示脑缺血的范围，可用于显示缺血性半暗带；通过两侧对比了解脑血流供应和代偿状态，有助于缺血性脑血管病的早期诊断和治疗方案的制订。

 数字减影血管造影

数字减影血管造影（digital subtraction angiography，DSA）是将传统的血管造影与电子计算机相结合而派生的新型技术。该技术利用数字化成像方式取代胶片减影的方法，应用电子计算机程序将组织图像转变成数字信号输入并储存，然后经动脉或静脉注入对比剂，将所获得的第二次图像也输入计算机，然后进行减影处理，使充盈对比剂的血管图像保留下来，而骨骼、脑组织等影像均被减影除去，留下的血管图像经过再处理后传送到监视器上，得到清晰的动态血管影像。脑血管造影通常采用股动脉或肱动脉插管法，可做全脑血管造影，可以观察脑血管的走行，以及有无移位、闭塞和异常血管等。主要适应证是头颈部血管病变如血管狭窄或闭塞、动脉瘤和血管畸形等病变的诊断。但该方法为有创性检查，需要插管和注射对比剂。DSA 也是血管内介入治疗不可缺少的技术，所有介入治疗必须通过 DSA 检查来明确病变的部位、供养血管、侧支循环和引流血管等。

三 磁共振成像

磁共振成像（magnetic resonance imaging, MRI）是 20 世纪 80 年代初开始用于临床的一项影像学诊断技术，能够提供传统的 X 线和 CT 不能提供的信息，是诊断颅内和脊髓病变最重要的检查手段。新的磁共振技术如功能性磁共振成像（functional MRI, fMRI）、磁共振血管成像（magnetic resonance angiography, MRA）、磁共振波谱分析（magnetic resonance spectroscopy, MRS）和弥散加权成像（diffusion weighted imaging, DWI）等的应用扩展了诊断的范围。

1. **磁共振成像**（MRI） 是利用人体内氢质子在主磁场和射频场中被激发产生的共振信号，经计算机放大、图像处理和重建后得到的磁共振成像。MRI 检查时，患者被置于磁场中，接受一系列的脉冲后，打乱组织内的质子运动。脉冲停止后，质子的能级和相位恢复到激发前状态，这个过程称为弛豫。弛豫分为纵向弛豫（简称 T_1）和横向弛豫（简称 T_2）。CT 影像的黑白对比度是以人体组织密度对 X 线的衰减系数为基础的，而 MRI 的黑白对比度则来源于体内各种组织 MR 信号的差异。以 T_1 参数成像时，T_1 短的组织（如脂肪）产生强信号，呈白色；而 T_1 长的组织（如体液）为低信号，呈黑色。反之，以 T_2 参数成像时，T_2 长的组织（如体液）信号强，呈白色；而 T_2 短的组织信号较弱，呈灰黑色。空气和骨皮质无论在 T_1 还是 T_2 加权像上均为黑色。T_1 图像可清晰显示解剖细节，T_2 图像有利于显示病变。液体、肿瘤、梗死病灶和炎症在 T_1 加权像上呈低信号，在 T_2 加权像上则为极易识别的高信号。而心腔和大血管由于血流极快，使发出脉冲至接收信号时，被激发的血液已从原部位流走，信号不复存在，因此，心腔及大血管在 T_1 和 T_2 加权像上均呈黑色，此现象称为"流空效应"。**MRI 的优势及临床应用**：与 CT 比较，MRI 检查没有电离辐射，对人体无放射性损害；能提供多方位和多层面的解剖学信息，不需要对比剂即可清楚地显示出冠状、矢状和横轴三位像，图像清晰度高，不出现颅骨的伪影；可清晰地观察到脑干及颅后窝病变的位置、形态、大小及其与周围组织结构的关系；对大脑灰质与大脑白质可以产生明显的对比度。但对于急性颅脑损伤、颅骨骨折、钙

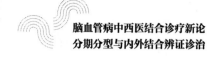

化病灶及出血性病变急性期等 MRI 检查不如 CT 敏感。另外由于 MRI 检查所需时间较长,危重或不能配合的患者往往难以进行检查。MRI 检查能够及时诊断缺血性脑血管病和非急性出血性脑血管病。但体内有金属植入物如假牙、脑动脉瘤手术放置的银夹、心脏起搏器的患者均不能使用 MRI 检查。

2. **液体衰减反转恢复序列** 液体衰减反转恢复(fluid attented inversion recovery,FLAIR)序列,也称水抑制成像技术。该技术可抑制自由水(如脑脊液和水肿)的信号,而脑组织的信号不受影响。脑脊液由 T_2 加权像上的亮信号变成暗信号,实质性病灶和含结合水的病灶表现为明显的高信号,而含自由水的病灶如陈旧性脑梗死、囊肿则表现为低信号。FLAIR 像可以协助明确脑组织内实质性病变的范围,对于脑室周围区域或脑表面附近可疑病变的识别尤其具有价值,也可以发现脑室或蛛网膜下腔的少量出血,与 T_1 和 T_2 加权像相结合可辅助识别血管间隙。该技术目前已经作为常规测定序列广泛应用于临床,脑梗死发病 4 ~ 6 小时通过该技术可确诊。

3. **弥散加权成像(DWI)** 脑梗死发病 4 小时内通过 DWI 可确诊。DWI 是广义的功能性磁共振成像技术之一,采用的是回波平面成像技术,通过测量病理状态下水分子布朗运动的特征,对缺血性脑血管病进行早期诊断,发病 2 小时内即可发现缺血改变,病变区域表现为高信号。在早期这种弥散变化是可逆的,DWI 为早期治疗提供了重要的信息。DWI 也可用于辅助区分新旧脑梗死病灶,对于多发性硬化新旧脱髓鞘病灶的判断也有一定价值。DWI 可以敏感地显示各种原因导致的细胞毒性水肿。DWI 不需要注射对比剂。

4. **磁共振灌注加权成像** 磁共振灌注加权成像(magnetic resonance perfusion weighted imaging,MR-PWI) 也是广义的功能性磁共振成像技术之一。静脉注射顺磁性对比剂后,操作者可通过回波平面成像技术观察成像的变化。MR-PWI 可计算出局部脑血容量(rCBV)、局部脑血流量(rCBF)和平均通过时间(MTT)等。MR-PWI 的目的是显示通过毛细血管网的血流情况,以及提供周围组织氧和营养物质的功能状态。该技术可补充常规 MRI 和 MRA 不能获得的血流动力学和脑血管功能状态信息,有助于缺血性脑血管病的早期诊治。

5. **磁共振血管成像** 磁共振血管成像(magnetic resonance angiography,MRA)是基于磁共振成像平面血液产生的"流空效应"而开发的一种磁共振成像技术。在不使用对比剂的情况下,该技术通过抑制背景结构信号将血管分离出来,单独显示血管结构。MRA 可显示成像范围内的所有大血管,如颈内动脉、大脑中动脉、基底动脉等,也可显示主要的侧支血管。磁共振通过不同的成像方法,还可以显示大的静脉和静脉窦,称为磁共振静脉成像(magnetic resonance venography,MRV)。MRA 在临床主要用于颅内动脉瘤、脑血管畸形、大血管狭窄或闭塞以及静脉窦血栓形成等的诊断。MRA 对于较大动脉瘤的判断和血管造影相似,然而对于小于 5mm 的小动脉瘤容易漏诊,对于血管畸形的判断也存在类似现象;在诊断脑血管狭窄时,MRA 对于严重狭窄或闭塞的血管的判断较为可靠,对于轻度狭窄者存在夸大狭窄程度的现象。普通 MRI 在颈部血管成像时受伪差影响较大,静脉注射 Gd-DTPA 后进行检查可改善成像效果。MRA 的优点是不需要插管、方便省时、无放射损伤及无创性。其缺点是空间分辨率差,不及 CTA 和 DSA;信号变化复杂,易产生伪影;对细小血管显示差。临床中 MRA 在诊断动脉瘤、血管畸形时主要用于筛查,确诊和干预时仍需 DSA;对于动脉血管狭窄可能需要介入或手术干预时,也需 DSA 进行判断。

第四节　颈动脉彩色多普勒超声和经颅多普勒超声检查

 ## 颈动脉彩色多普勒超声

　　颈动脉彩色多普勒超声(carotid artery color Doppler flow imaging)可客观检测和评价颈部血管的结构、功能状态或血流动力学的改变。检测技术包括

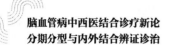

二维图像、彩色多普勒血流成像及脉冲多普勒频谱分析等。颈动脉彩色多普勒超声检测一般采用 5.0 ~ 10.0MHz 探头,最常检测的血管包括双侧颈总动脉、颈内动脉、颈外动脉、椎动脉和颈内静脉等,观察指标有血管的位置、血管壁结构、血管内径、血流方向、色彩强弱及充盈状态。

颈动脉彩色多普勒超声的优势是无创性检测,对头颈部血管病变,特别是缺血性脑血管病的诊断具有重要的意义。其临床应用主要是了解颈部血管动脉粥样硬化、先天性颈内动脉肌纤维发育不良、颈动脉瘤、大动脉炎、锁骨下动脉盗血综合征等情况。

经颅多普勒超声

经颅多普勒超声(transcranial Doppler,TCD)是通过多普勒效应使超声波作用于血管内流动的红细胞,经计算机进行快速傅里叶转换函数处理,实时计算出红细胞的运动速度及运动状态的诊断方法。此方法是 1982 年挪威学者 Rune Aaslid 应用脉冲波发射超声和傅里叶转换理论创立的。此前,超声诊断在 20 世纪 50 年代开始应用于临床,但因经过颅骨后超声波明显衰减而使超声在脑供血动脉检查中只能用于颈部血管。

第一台经颅多普勒超声仪是由德国科研人员研制的,此后对脑血管的检测技术已经由颅外进入对颅内各主要血管的经颅检测。1986 年三维 TCD 问世,三维 TCD 初步解决了颅内血管的显示和定位,并可显示三维血管轨迹分布图。近年来又出现了用彩色编码表示血流方向和信号强度的 M- 模,使脑动脉检查和微栓子监测功能更强大。

(一)检测方法

TCD 仪器具有 2MHz 和 4MHz 两种探头。2MHz 探头发射脉冲超声波,用来检测颅内动脉;4MHz 探头发射脉冲或连续超声波,可以检测颅外颈部动脉。颅内动脉检测:颅内动脉检测部位是颞窗、枕窗和眶窗三个窗口;通过探头的位置、超声束的角度、血流方向及压颈试验等检测各个有关血管的情况。颅外动脉检测：在颈总动脉搏动处检测颈总动脉，在下颌角处检测颈内动脉起始段和颈外动脉起始段，在锁骨上窝检测锁骨下动脉和椎动脉起始段；主要检测参数有检测深度、血流方向、血流速度、搏动指数和频谱形态等。

（二）临床应用

TCD 主要用于颅外血管狭窄或闭塞、盗血病变，颅内血管狭窄或闭塞、动静脉畸形和动静脉瘘供血动脉的判断，介入治疗或手术后供血动脉发生变化及手术前后比较供血动脉的血流速度和搏动指数来评价手术效果，脑血管痉挛的评价，脑动脉血流中微栓子的监测等。

第五节　放射性同位素检查

放射性同位素检查是一类能反映功能和代谢的显影方法，包括单光子发射计算机体层成像（single photon emission computed tomography，SPECT）和正电子发射体层成像（positron emission tomography，PET）。SPECT 大多使用能通过血脑屏障的放射性药物，显示局部脑血流的分布；PET 主要用正电子放射性核素及其标记化合物，显示局部脑葡萄糖代谢、脑受体分布的数量和脑血流分布。

 单光子发射计算机体层成像

单光子发射计算机体层成像（SPECT）是利用发射 γ 光子核素成像的放射性同位素断层显像技术。

基本原理：是将常用 ^{99m}Tc 标记的放射性药物如 ^{99m}Tc- 六甲基丙烯胺肟（^{99m}Tc-HM-PAO）注入血液循环，它可通过正常的血脑屏障快速进入脑组织，其

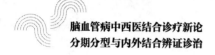
在脑内的分布与局部脑血流量成正比,并在血流丰富的脑组织中发射单光子,然后利用断层扫描和影像重建,构成矢状位、冠状位及任意方位的断面或三维立体像。SPECT 因价格较 PET 明显低廉,较易被临床接受和推广。用于 SPECT 检测的放射性示踪剂主要有碘、铊和锝,最常用的是 ^{99m}Tc-HM-PAO,其优点是放射剂量低、价格便宜及物理性能较理想等。

SPECT 检查主要目的是了解脑血流和脑代谢。该检查对急性脑血管病有重要的价值,也常用于癫痫、帕金森病、痴呆分型等。

 ## 正电子发射体层成像

正电子发射体层成像(PET)是利用 β⁺ 衰变核素成像的放射性同位素断层显像技术。PET 可客观地描绘出人脑生理和病理代谢活动,尤其对肿瘤的病理生理过程、血流状态、受体密度的变化及分子代谢水平的认识均有重要的意义。

基本原理:是用回旋或线型加速器产生正电子发射同位素(^{11}C、^{13}N、^{15}O、^{18}F- 脱氧葡萄糖和 ^{18}F- 多巴),经吸入和静脉注射能顺利通过血脑屏障,从而进入脑组织;这些同位素具有生物学活性,参与脑的代谢并发出 γ 射线。用体外探测仪可测定脑不同部位示踪剂的浓度,经与 CT 和 MRI 相似的显像技术处理后获得脑切面组织的图像,并可计算出脑血流、氧摄取、葡萄糖利用和 ^{18}F-多巴胺、Tau 蛋白、淀粉样蛋白的分布情况,也可在彩色图像上显示不同部位示踪剂量的差别。PET 采用短半衰期核素,因此可在短期内反复使用,空间分辨率可达 3 ~ 5mm,而且均匀性好,在影像的对比度和空间分辨率方面明显优于 SPECT。

脑梗死的早期 PET 检查可见低代谢和局部脑血流量减少,氧摄取系数增加,这可能有助于可逆性脑缺血和不可逆组织损伤的鉴别。PET 也常用于脑肿瘤(代谢增高)、癫痫(病灶低代谢活动)、帕金森病(多巴胺合成减少,多巴胺转运体功能降低,D₂ 多巴胺受体功能早期为失神经超敏、后期为低敏)、痴呆

（单侧或双侧颞顶叶代谢降低）的诊断。

参考文献

[1]   吴江, 贾建平. 神经病学 [M]. 3 版. 北京：人民卫生出版社, 2016 : 91-120.

[2]   贾建平, 陈生弟. 神经病学 [M]. 7 版. 北京：人民卫生出版社, 2013 : 122-150.

[3]   中华医学会神经病学分会. 2016 版中国脑血管病诊治指南与共识 [M]. 北京：人民卫生出版社, 2016 : 189-205, 211-221.

第七章

脑血管病的
诊治思路

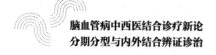

第一节　脑血管病的诊断思路

脑血管病的诊断思路是首先根据症状和体征确定病变的部位(定位诊断),然后根据病史确定病变的性质(定性诊断),再选择必要的辅助检查进一步确定病变的部位和性质,最后做出疾病诊断。同时做出分期分型诊断,为治疗提供依据。

 ## 定位诊断

定位诊断主要依靠症状和体征。神经系统损害的症状和体征涉及多个系统,如生命体征、高级神经活动障碍、脑神经损害、运动系统损害、感觉系统损害、自主神经损害等。定位诊断主要是通过分析神经系统损害的症状和体征,结合神经系统解剖及其生理、病理知识确定病变的部位。临床上,可以先通过症状和体征分析其不同的病变部位,再根据脑局部损害的表现特点进行综合分析确定病变的具体部位。如患者出现左侧偏瘫肌力4级、左侧口角低,伸舌左偏,左侧感觉障碍。对症状和体征进行定位分析,左侧偏瘫多为对侧脑干以上的锥体束损害,左侧口角低,伸舌左偏,多为对侧脑干以上的皮质脑干束损害,左侧偏身感觉障碍多为脑干以上的感觉通路受损。内囊的范围狭小,纤维集中,病变损害的特点是偏侧性(身体的半侧)、对侧性(病变对侧),复合性(如感觉和运动障碍等)。如完全损害,病灶对侧可出现"三偏"综合征,即对侧偏瘫、偏身感觉障碍及偏盲,同时伴有舌和下部颜面肌肉的上运动神经元瘫痪。半卵圆中心白质投射纤维损害的特点是:对侧性,由于此处的投射纤维较粗大,而且较分散,症状体征的程度较轻。该患者左侧偏瘫程度较轻,伴有左侧口角低,伸舌左偏、左侧感觉障碍,符合右侧半卵圆中心的病变损害特点,可以确定病变的部位在右侧半卵圆中心。

二 定性诊断

定性诊断主要根据病史。脑血管病无论是缺血性还是出血性的,常有脑卒中的危险因素,如高血压、糖尿病、高脂血症、脑动脉硬化、吸烟、高龄等。脑血管病发病均呈急性,一般发病最快的是脑栓塞,数秒钟达到高峰;其次是蛛网膜下腔出血,数分钟达到高峰;脑出血数分钟至数小时达到高峰;脑血栓形成数小时至数天达到高峰。所以,发病前的基础疾病及危险因素、急性起病的形式和症状演变的过程有助于判断病变的性质。如患者老年,有高血压病史,早晨醒来发现右侧肢体无力,尚能行走,伴有言语不清,无头痛、呕吐,第二天病情加重不能行走。考虑左侧脑血栓形成。经头 CT 检查证实为左侧半卵圆中心脑梗死。

三 辅助检查

在定位及定性的基础上,选择有关的辅助检查,主要是头颅 CT、头颅 MRI、DSA 等,有助于进一步确定病变的部位和性质。头颅 CT、头颅 MRI 检查使脑梗死和脑出血的诊断更加可靠。常规实验室检查及心电图检查主要是提供脑血管病的基础疾病、危险因素、全身情况等信息,为治疗提供依据。

四 分期分型诊断

每种脑血管病均有发生、发展、恢复等阶段,而且病情的程度也不同。疾病的分期分型,其中必有相应的病理生理和病理变化及外在的表现。所以,分期能够反映不同阶段的病情变化,分型能够反映病情程度的变化,分期分型能够反映不同阶段及不同程度的病情变化,这些病理生理和病理变化是治疗的主要依据。在临床上,可以根据发病后的时间将某一疾病划分为发病期、高峰期和恢复期;根据临床症状体征的轻重初步判定病情的程度;加上辅助检查综

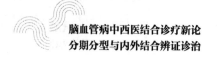

合分析能够做出疾病的准确诊断及其分期分型,为治疗提供可靠的理论依据。

第二节　脑血管病的治疗思路

由于脑组织坏死后不能再生,严重影响了脑血管病的治愈率。治疗的目的是挽救生命、减轻脑组织损害、促进脑组织的恢复、提高治愈率、降低致残率、预防复发、提高生活质量。

 ## 治疗措施

急性脑卒中的治疗既要抓住重点,又要注意全面性,做好对症治疗,包括维持生命体征、防止并发症等。主要治疗措施如下。

1. **病因治疗**　对脑卒中危险因素的早期发现和早期干预是减少脑卒中复发的关键,危险因素控制如降血压,控制血糖、血脂等。病因治疗如他汀类药物治疗动脉粥样硬化,介入或外科手术治疗严重的动脉狭窄、颅内动脉瘤等。

2. **发病机制治疗**　如脑梗死的治疗主要为抗血小板聚集治疗、抗凝治疗等,以防止病情的加重或复发;脑出血的治疗主要是调整血压等。

3. **病理生理治疗**　如脑梗死的病理生理治疗包括溶栓、取栓等,以挽救缺血性半暗带;改善侧支循环、脑保护治疗,以减轻脑组织损害、帮助脑组织恢复等。

4. **病理治疗**　如大面积脑梗死,大量脑出血继发严重脑水肿高颅压,采取脱水降低颅内压等治疗以降低病死率。

5. **康复治疗**　加强机体的康复训练,以促进病情的恢复等。

6. **对症治疗**　如高血压的调整血压,血糖升高的降血糖治疗等,有利于稳定病情,促进病情的恢复及降低病死率。

7. **支持治疗** 如补充营养以维持水和电解质的平衡,改善全身状态有利于减少并发症等,有利于病情的恢复。

 ## 分期分型治疗

脑血管病的治疗方法涉及病因治疗、发病机制治疗、病理生理治疗、病理治疗、康复治疗,对症治疗等,但在临证时患者实际上已经处于疾病的不同阶段,且病情程度也不同,应该采用不同的方法。分期分型治疗尤其重要,如超早期的溶栓,急性发病期防止病情进一步加重的抗血小板聚集药或抗凝药物、他汀类药物的应用,高峰期的对症处理,恢复期的康复及预防等。只有在治疗原则的指导下根据不同的分期分型灵活运用不同的治疗方法,才能使得治疗更加合理。所以,分期分型治疗是脑血管病治疗的主要思路。

参考文献

[1] 吴江,贾建平.神经病学 [M].3 版.北京:人民卫生出版社,2016:122-127.

[2] 贾建平,陈生弟.神经病学 [M].7 版.北京:人民卫生出版社,2013:152-155.

| 第八章 |

脑血管病的
预防

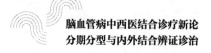

脑血管病的预防包括脑血管病发生之前的一级预防和发生过脑血管病后再发的二级预防。脑血管病的调查研究表明,脑卒中的危险因素可分为不可干预性和可干预性两类。不可干预的危险因素包括年龄、性别、种族、遗传因素等;可干预的危险因素包括疾病性危险因素、高凝状态、不良生活习惯等。

脑血管病的发病率、患病率和死亡率均与年龄呈正相关。55 岁以后其发病率明显增加,每增加 10 岁,脑卒中发生率约增加 1 倍。在性别方面,男性发病率高于女性。在种族方面,黑色人种比白色人种发病率高;中国人和日本人脑卒中的风险较高。在遗传因素方面,父亲或母亲有脑卒中的,其子女脑卒中的风险均增加等。这些因素是我们不能够改变的,但是我们可以对可控因素进行干预,这样可以减少脑血管病的发生和复发。

可干预性危险因素如下。①疾病性危险因素:无症状性颈动脉狭窄、高血压、高脂血症、糖尿病、心房颤动及其他心脏病等。这些疾病虽然不能直接导致脑血管病的发生,但可以促进脑动脉硬化形成;或成为栓子的来源,从而导致脑血管病的发生。所以要积极治疗容易导致脑血管病的基础疾病。②高凝状态:高同型半胱氨酸血症、纤维蛋白原升高、血小板聚集功能亢进、炎症、感染、情绪应激等容易造成循环血液高凝状态,诱发脑血管病。所以,一定要重视并及时处理。③不良生活习惯:如起居没有规律、膳食和营养不合理、吸烟、饮酒过量、缺乏运动等,容易促发脑动脉硬化。因此,要下决心改变不良的生活习惯。④其他如偏头痛、睡眠呼吸障碍、口服避孕药、抗凝治疗等,也容易诱发不同类型的脑血管病,要提高警惕,积极治疗。

第一节　脑血管病的一级预防

一级预防指发病前的预防,即通过早期改变不健康的生活方式,积极主动地控制各种危险因素,从而达到使脑血管病不发生或者推迟发生的目的。

防治动脉粥样硬化

脑梗死最常见的病因是颈颅动脉粥样硬化,因此,控制动脉粥样硬化的发展、稳定动脉硬化斑块,是预防脑梗死发生的重要措施。颈颅动脉粥样硬化最常侵犯颈总动脉、颈内动脉、基底动脉、椎动脉,造成动脉狭窄。颈动脉狭窄的自然病程不十分清楚,有研究提示,无症状性颈动脉狭窄达到 50% ~ 99%,2 ~ 3 年内脑卒中发病率为每年 1% ~ 3.4%;10 年脑卒中发病率为 9.3%,15 年脑卒中发病率为 16.6%。

有的观点认为,对于重度颈动脉狭窄(>70%)的患者,预期寿命大于 5 年的,在有条件的地方可以考虑行颈动脉内膜切除术或血管内介入治疗。由于发生脑卒中的概率较低,多数认为应进行药物治疗,如他汀类药物具有明显的抗动脉粥样硬化作用,不推荐阿司匹林用于低危人群的脑卒中一级预防。对于 10 年心脑血管事件风险为 6% ~ 10% 的高危患者,可以使用小剂量阿司匹林进行一级预防。需要注意的是,无症状性颈颅动脉粥样硬化的患者往往合并有高血压、高脂血症、糖尿病等,处理促进动脉粥样硬化的这些危险因素是一级预防的内容。所以,一级预防要综合考虑预防治疗的利弊。

 防治促进动脉粥样硬化的相关疾病

1. **防治高血压**　高血压是脑出血和脑梗死最重要的危险因素,收缩压和舒张压的升高都与脑卒中的发病呈正相关。研究表明,收缩压 160mmHg 和 / 或舒张压 95mmHg,脑卒中发病的相对风险均为血压正常者的 4 倍。在控制了其他危险因素后,收缩压每升高 10mmHg,脑卒中发病的相对风险增加 49%;舒张压每增加 5mmHg,脑卒中发病的相对风险增加 46%。因此,控制高血压是预防脑卒中发生和发展的核心环节。一项中国老年高血压患者临床随机对照试验结果显示,随访 4 年后,降血压治疗组比安慰剂对照组脑卒中的死亡率降低 58%,组间差异有统计学意义。

高血压的防治措施包括:改变不良的生活习惯,如限制食盐的摄入量、减少膳食的脂肪含量、戒烟、减少饮酒、控制体重、进行适当的体育锻炼、保持乐观心态和提高抗应激能力。同时要长期坚持口服抗高血压药。根据世界卫生组织(World Health Organization,WHO)的标准,一般患者血压应该控制在18.7/12.0kPa(140/90mmHg)以下;而高血压合并糖尿病或肾病的患者,血压要控制在130/80mmHg以下;老年人(年龄大于65岁)收缩压一般应降至150mmHg以下,如能耐受,还可进一步降低;近期有腔隙性脑梗死的患者收缩压应降至130mmHg以下。初期高血压患者应选择长效降血压药;清晨高血压患者适宜选择半衰期较长的氨氯地平;糖尿病合并高血压的患者应选用血管紧张素转化酶抑制剂或血管紧张素 II 受体阻滞剂。

2. **防治血脂异常** 高胆固醇血症、高密度脂蛋白降低、低密度脂蛋白升高及高甘油三酯血症是动脉粥样硬化的危险因素。总胆固醇每增加 1mmol/L,缺血性脑卒中发病的相对风险升高 25%;高密度脂蛋白每增加 1mmol/L,缺血性脑卒中发病的相对风险降低 47%。

防治血脂异常应强调以控制饮食及体育锻炼为主,辅以药物治疗。必须控制高脂饮食,减少碳水化合物的摄入量。合并有高血压、糖尿病、吸烟等其他危险因素者应改变不健康的生活方式及坚持治疗高血压、糖尿病等,并定期复查血脂。血脂异常的患者,依据其危险分层来确定血脂的目标值。主要是以降低低密度脂蛋白胆固醇(low density lipoprotein cholesterol,LDL-C)作为血脂的调控目标,将 LDL-C 降至 2.59mmol/L 以下或使 LDL-C 水平比基线下降 30% ~ 40%。对高危的高血压、糖尿病患者,或对已经发生心血管事件的患者,不论基线水平如何,均采用他汀类药物治疗。目标是将 LDL-C 降至 2.07mmol/L 以下,也可以将 LDL-C 降至 1.8mmol/L 以下或用药前的 50% 以下作为简单指标。

3. **防治糖尿病** 在糖尿病患者中,动脉粥样硬化、肥胖、高血压及血脂异常等的发生率均高于相应的非糖尿病患者。高血糖是缺血性脑卒中发病的独立危险因素,但不是出血性脑卒中发病的独立危险因素。糖尿病患者发生缺血性脑卒中的风险约是普通人的4倍,脑卒中的病情轻重和预后与糖尿病患者的血糖水平以及病情控制情况有关。

糖尿病患者应改进生活方式,首先要控制饮食,加强体育锻炼。理想的血糖控制为糖化血红蛋白、空腹血糖、餐后血糖及血糖波动均控制良好。如2~3个月血糖控制仍不理想者,应选用口服降血糖药或使用胰岛素治疗。美国短暂性脑缺血发作(transient ischemic attack,TIA)防治指南建议空腹血糖应小于7.0mmol/L(126mg/dl),餐后血糖应控制在10mmol/L(180mg/dl)以下,糖化血红蛋白应控制在7%(平均血浆葡萄糖8.6mmol/L)以下,同时注意避免低血糖的发生。

4. **防治高同型半胱氨酸血症** 同型半胱氨酸(homocysteine,Hcy)与脑卒中的发病具有相关性。Hcy正常水平为5~15μmol/L,当Hcy含量高于16μmol/L时,提示有高同型半胱氨酸血症。应用叶酸、维生素B_6和维生素B_{12}联合治疗可以降低血浆Hcy水平,但是降低血浆Hcy水平能否减少脑卒中的发生目前还不清楚。临床上Hcy降至正常后可以将药物减量,以最低有效量维持治疗。

 防治形成栓子的心脏病

心房颤动(atrial fibrillation,AF)、瓣膜性心脏病、冠心病、充血性心力衰竭、扩张型心肌病及先天性心脏病等均为脑血管病的危险因素,其中以心房颤动最为重要。

应根据心房颤动的脑卒中危险分层、出血风险评估、患者意愿以及当地医院是否可以进行必要的抗凝检测,决定进行何种抗栓治疗。有任何一种高度危险因素(如风湿性心脏瓣膜病、人工心脏瓣膜置换)或≥2种中度危险因素(如年龄超过75岁、高血压、糖尿病、心力衰竭等)的心房颤动患者,应该选择抗凝治疗。对于无其他脑卒中危险因素的非瓣膜性房颤者,可以不进行抗栓治疗,或应用阿司匹林抗血小板治疗。抗凝药物选择华法林时,注意监测国际标准

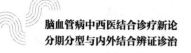

化比值(international normalized ratio,INR),INR 应控制在 2.0 ~ 3.0。在有条件的情况下可以选择新型抗凝药,如达比加群、利伐沙班等。使用抗凝药物时应警惕出血风险。

对于心房颤动、冠心病、心力衰竭患者,要积极治疗原发病;对瓣膜性心脏病、先天性心脏病等,可酌情进行外科手术治疗。

四 防治高凝状态

血液的某些成分升高时,或某些疾病常常导致血液处于高凝状态,在这种情况下容易发生血栓性疾病,应注意及时处理。

1. 血浆纤维蛋白原浓度升高是动脉粥样硬化和血栓及栓塞性疾病的独立危险因素,与 TIA 和脑卒中也密切相关。当血压升高与血浆纤维蛋白原浓度升高同时存在时,患脑卒中的风险更大。当血浆纤维蛋白原浓度升高时,应进一步查找或排除感染、肿瘤等其他可能引起血浆纤维蛋白原浓度升高的原因并进行处理,必要时可进行降纤治疗。

2. 某些疾病,如血小板数量增加、红细胞增多症、创伤、感染、恶性肿瘤等,可以引起高凝状态,应积极处理。

3. 某些生理状态如妊娠、高龄,以及药物等也可以引起高凝状态,要提高警惕。

五 建立合理的生活方式

1. **起居有常** 养成良好的生活习惯,如按时作息、按时起床等,以保持良好的精神状态。

2. **饮食有节** 过多摄入脂肪、胆固醇以及食盐可以促进动脉粥样硬化形成;食物的种类单调也是造成营养素摄入不合理的主要原因。因此,提倡合理饮食,饮食种类多样化,减少饱和脂肪(应低于每日总热量的 10%)和胆固醇

(<300mg/d)的摄入量。甜食不超量,保持合理体重。目前认为男性腰围大于臀围和女性体重指数(body mass index,BMI)增高是脑卒中的独立危险因素,这与肥胖易导致高血压、高脂血症和糖尿病有关。成年人BMI应控制在28kg/m² 以内或腰臀比小于1,波动范围小于10%;建议减少钠盐的摄入,推荐每日钠盐摄入量少于6g;每日保持一定的蔬菜和水果摄入量,脑卒中的风险会降低。

3. **适度锻炼**　与缺乏体育运动的人群相比,体力活动能使脑卒中风险降低27%;与不锻炼的人群相比,中等运动强度能使脑卒中风险降低20%。规律、适度的体育锻炼可以改善心脏功能,增加脑血流量,改善微循环;还可通过对血压、血糖和体重的控制而起到预防脑卒中的作用。成年人应保持每周至少5天,每天30～40分钟的体力活动,如快走、慢跑、骑自行车或其他有氧运动等。但部分高龄、有病者应根据心脏等情况制订运动方案。

4. **戒烟**　吸烟是脑卒中的独立危险因素,可使其发病的相对风险增加1.82倍。烟草中所含的尼古丁可以刺激交感神经,使血管痉挛、血压升高并加速动脉粥样硬化;可以升高血浆纤维蛋白原水平,促使血小板聚集;也可以降低高密度脂蛋白水平等。因此,提倡戒烟。

5. **限酒**　过量饮酒时脑卒中的风险升高。酒精可能通过多种机制,包括升高血压、使血液处于高凝状态、引起心律失常和降低脑血流量等,导致脑卒中。长期大量饮酒和急性酒精中毒是脑梗死的危险因素,酒精的摄入量和出血性脑卒中存在直接的剂量相关性。

第二节　脑血管病的二级预防

二级预防是指针对发生过一次或多次脑卒中的患者,通过寻找脑卒中事件发生的原因,针对所有可干预性危险因素进行治疗,达到降低脑卒中复发危险性目的的方法。对已发生脑卒中的患者,可选择必要的影像学检查或其他

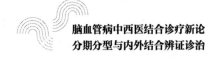

实验室检查以明确患者的脑卒中类型及相关危险因素,早期启动二级预防,并控制好可干预性危险因素,包括高血压、血脂异常、糖尿病、高同型半胱氨酸血症、吸烟、饮酒过量、肥胖、心脏病等,以降低脑卒中复发危险性。

 ## 一 危险因素的控制

对可干预的病因及危险因素的预防,包括一级预防中的所有措施,如防治促进动脉粥样硬化的相关疾病(高血压、血脂异常、糖尿病、高同型半胱氨酸血症),防治形成栓子的心脏病,防治高凝状态(降低纤维蛋白原水平等),建立合理的生活方式(起居有常、饮食有节、适度锻炼、戒烟、限酒等)等。

 ## 二 病因防治

1. 对于与症状有关的颈内动脉颅外段粥样硬化性中、重度狭窄(50% ~ 99%)的患者,可以根据情况考虑行颈动脉内膜切除术,也可以考虑行经皮颈动脉支架置入术。

2. 对于与症状有关的椎动脉颅外段粥样硬化性狭窄的患者,如在接受积极合理的药物治疗后仍有复发,出现相应的症状,可根据情况行经皮血管内支架置入术。

3. 对于与症状有关的颅内大动脉粥样硬化性狭窄的患者,狭窄程度小于70%时,不推荐行血管内介入治疗,应积极进行合理的药物治疗;狭窄程度在70% ~ 99%之间时,可在全面评估获益和风险的基础上酌情选择血管内介入治疗。

 ## 三 针对脑梗死的发病机制进行干预

1. **抗血小板治疗** 对于大多数非心源性缺血性脑卒中及 TIA 患者,建议使用抗血小板聚集药治疗,可以应用小剂量阿司匹林,或硫酸氢氯吡格雷,或吲哚布芬等。但对于新发生的缺血性脑卒中或 TIA,可以给予阿司匹林联合硫酸氢氯吡格雷双重抗血小板治疗,持续时间在 3 周内。如果存在颅内大动脉粥样硬化性严重狭窄(70% ～ 99%),双重抗血小板治疗持续时间不超过 3 个月。不推荐一般患者长期双重抗血小板治疗。

2. **抗凝治疗**　对于脑梗死伴有心房颤动的患者,一般推荐抗凝治疗。

参考文献

[1]　吴江,贾建平.神经病学 [M].3 版.北京:人民卫生出版社,2016:171-176.

[2]　贾建平,陈生弟.神经病学 [M].7 版.北京:人民卫生出版社,2013:199-201.

[3]　中华医学会神经病学分会.2016 版中国脑血管病诊治指南与共识 [M].北京:人民卫生出版社,2016:14-47.

| 第九章 |

中医对脑血管病的认识

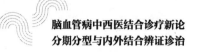

根据临床表现,脑血管病类似于中医的中风。中风是以半身不遂、口眼歪斜、语言不利,甚至猝然昏仆、不省人事为主症的疾病。由于本病起病急骤,变化多端,可有晕仆、抽搐等症,与自然界"风性善行而数变"的特征相似,所以古代医家取类比象而名之为"中风";又因其发病突然,亦称之为"卒中"。《伤寒论》所说的"中风",为外感太阳表虚之证,与本节所述"中风"截然不同。

第一节　中风的病因病机

在《黄帝内经》理论指导下,历代医家对中风的病因病机作了进一步的探讨、补充和完善。

 外风学说

在病因方面,在唐宋以前,《黄帝内经》已经提出了三种因素,即感受外邪,大怒之情感因素,膏粱之饮食因素。①感受外邪:如《灵枢·刺节真邪》云:"虚邪偏客于身半,其入深,内居荣卫,荣卫稍衰,则真气去,邪气独留,发为偏枯。"②情感因素:如《素问·生气通天论》云:"阳气者,大怒则形气绝,而血菀于上,使人薄厥。"《素问·调经论》云:"血之与气并走于上,则为大厥,厥则暴死,气复反则生,不反则死。"③饮食因素:如《素问·通评虚实论》曾经明确指出:"凡治消瘅、仆击、偏枯、痿厥……肥贵人则高粱之疾也。"但在病因方面以"外风"学说为主。东汉张仲景也认为"络脉空虚",风邪入中是本病发生的主因,并以邪中深浅、病情轻重而分为中经中络、中脏中腑。在治疗上,主要以疏风散邪、扶助正气为法。《备急千金要方》小续命汤和《素问病机气宜保命集》大秦艽汤均为代表方剂。但情志因素、饮食因素未得到重视。

隋唐宋时期仍主外风。隋代巢元方《诸病源候论·风病诸候》曰:"风偏枯者,由血气偏虚,则腠理开,受于风湿。风湿客于半身,在分腠之间,使血气凝

涩,不能润养,久不瘥,真气去,邪气独留。"唐代王焘《外台秘要·卒中风方》说:
"卒中风欲死,身体缓急,口目不正,舌僵不能语。"孙思邈《备急千金要方·论
杂风状》对本病进行归类,"中风大法有四:一曰偏枯,二曰风痱,三曰风懿,四
曰风痹。夫诸急卒病多是风。"宋代严用和《济生方·诸风门》云"若内因七情
而得之者,法当调气,不当治风;外因六淫而得之者,亦当先调气,然后依所感
六气,随证治之",突出了"气血失调"的病机地位。但对本病的发病仍然认为
是"真气先虚,荣卫失度,腠理空疏,邪气乘虚而入"的外风所致。

综上所述,历代医家认为中风的发病和治疗与外风、七情、膏粱厚味有关。
外风受到了重视,但七情、饮食因素关注不够。

内风学说

唐宋以后突出以"内风"立论。这是中风病因学说的一大转折。但各家
多有偏差。金元时期,刘完素(刘河间)首先提出中风是由肾水不足,心火暴盛
所致。《素问玄机原病式·火类》说:"中风瘫痪者,非谓肝木之风实甚而卒中之
也,亦非外中于风尔,由于将息失宜,而心火暴甚,肾水虚衰,不能制之,则阴虚
阳实,而热气怫郁,心神昏冒,筋骨不用,而卒倒无所知也。"可以看出刘河间主
张"心火暴盛"。李东垣认为中风属"正气自虚",《医学发明·中风有三》说:"中
风者,非外来风邪,乃本气自病也。凡人年逾四旬,气衰者多有此疾,壮岁之际
无有也。若肥盛则间有之,亦形盛气衰如此。"朱震亨主张"湿痰生热",《丹
溪心法·中风》指出:"东南之人,多是湿土生痰,痰生热,热生风也。"元代王履
提出"真中""类中"病名。《医经溯洄集·中风辨》指出:"因于风者,真中风也;
因于火、因于气、因于湿者,类中风,而非中风也。"

明代张介宾认为本病与外风无关,而倡导"非风"之说,并提出"内伤积
损"的论点。《景岳全书·非风》言:"非风一证,即时人所谓中风证也。此证多
见卒倒,卒倒多由昏愦,本皆内伤积损颓败而然,原非外感风寒所致。""凡病
此者,多以素不能慎,或七情内伤,或酒色过度,先伤五脏之真阴,此致病之本

也。再或内外劳伤,复有所触,以损一时之元气;或以年力衰迈,气血将离,则积损为颓,此发病之因也。盖其阴亏于前,而阳伤于后,阴陷于下,而阳乏于上,以致阴阳相失,精气不交,所以忽尔昏愦,卒然仆倒。"医家李中梓将中风中脏腑明确分为闭、脱二证。《医宗必读·真中风》说:"凡中风昏倒……最要分别闭与脱二证明白。"清代叶天士明确以"内风"立论,《临证指南医案·中风》进一步阐明了"因精血衰耗,水不涵木……故肝阳偏亢,内风时起"的发病机制,并提出滋液息风,补阴潜阳,以及开闭、固脱等法。可见张介宾、李中梓、叶天士三位医家主阴虚阳亢化风。

清代王清任《医林改错·半身不遂论叙》曰:"半身不遂,亏损元气,是其本源……非因跌仆得半身不遂,实因气亏得半身不遂。"王清任主"气虚血瘀",立"补阳还五汤"治疗偏瘫。

晚清近代时期,医家张伯龙、张山雷、张锡纯等总结前人经验,并结合西医学知识来探讨中风的发病机制,开中西医汇通之端始。他们认识到本病的发生主要在于肝阳化风,气血并逆,直冲犯脑。至此诸医家对中风的病因病机和治法认识渐趋深化。如《中风斠诠》云:"凡猝倒昏瞀、痰气上壅之中风,皆由肝火自旺,化风煽动,激其气血,并走于上,直冲犯脑,震扰神经。"《医学衷中参西录·治内外中风方》云:"内中风之证……因怒生热,煎耗肝血,遂致肝中所寄之相火,掀然暴发,挟气血而上冲脑部,以致昏厥。"并将中风分为脑充血与脑贫血两类进行治疗,创立了有关方剂。

从上可以看出,中风的理论源于《黄帝内经》,充实于《金匮要略》,发展于金元时期,成熟于明清时期。

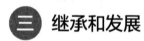
三 继承和发展

中华人民共和国成立后,多版教科书对中风的病因病机阐述得更加全面。书中普遍认为,中风病之发生主要因内伤积损、劳逸失度、饮食不节、情志过极等,引起脏腑阴阳失调,血随气逆,内风旋动,夹痰夹火,横窜经脉,蒙蔽神窍,从而发生猝然昏仆、半身不遂诸症。1997 年王永炎主编的《中医内科学》提出了中风病是由于气血逆乱,产生风、火、痰、瘀,导致脑脉痹阻或血溢脉外。2017 年张伯礼主编的《中医内科学》也提出了中风是由于多种原因导致血瘀脑脉或血溢脉外造成的。现将主要病因病机归纳如下。

1. **内伤劳倦**　内伤如素体阴亏,或年老体衰,肝肾阴虚,肝阳偏亢,复因将息失宜,致使阴虚阳亢,阳亢化风,气血上逆,上蒙神窍,突发本病。

劳倦过度,《素问·生气通天论》说:"阳气者,烦劳则张。"烦劳过度,耗气伤阴,阴虚阳亢,易使阳气暴张,引动风阳上旋,气血上逆,壅阻清窍。房事不节,纵欲过度,耗伤肾水,水不制火,阴虚阳亢,则阳亢风动。

2. **情志所伤**　五志过极,心肝火盛,日久火热耗伤肝肾之阴,肝阳偏亢;或平素忧郁恼怒,情志不畅,肝气不舒,气郁化火,火热耗伤肝肾之阴,肝阳偏亢,每遇恼怒,则肝阳暴亢,气血上冲于脑,神窍闭阻,以致突然发病。

3. **饮食不节**　嗜食肥甘厚味、辛香炙博之物,或饮酒过度,致使脾失健运,聚湿生痰,痰浊内盛,痰郁化热,痰热生风,风火痰热,横窜经络,上阻清窍。正如《丹溪心法·中风》所言:"湿土生痰,痰生热,热生风也。"

4. **气虚邪中**　素有痰湿,形盛气衰,气血不足,脉络空虚,尤其在气候突变之际,风邪乘虚入中,外风引动内风,风痰闭阻经络,而致喎僻不遂。

中风的形成虽有上述各种原因,但其基本病机总属阴阳失调,痰热内盛,气血逆乱;病位在脑,与肝肾密切相关。正如《素问·脉要精微论》说:"头者,精明之府。"李时珍在《本草纲目》中亦指出脑为"元神之府"。"精明""元神"均指主宰精神意识思维活动,因此可以认为心藏神,为脑所主。所以中风常有意识障碍。

根据病情的程度,中风分中经络、中脏腑。如《金匮要略·中风历节病脉证治》云:"寸口脉浮而紧,紧则为寒,浮则为虚;虚寒相搏,邪在皮肤;浮者血虚,络脉空虚;贼邪不泻,或左或右;邪气反缓,正气即急,正气引邪,喎僻不遂。邪在于络,肌肤不仁;邪在于经,即重不胜;邪入于腑,即不识人;邪入于脏,舌即难言,口吐涎。"东汉时期的张仲景明确了中风的病变部位,半身不遂为风中经络，昏仆不省人事为风中脏腑。心藏神，说明病及心神。

综合中风的病机，多属本虚标实。肝肾阴虚，气血衰少为致病之本，风、火、痰、气、瘀为发病之标，两者可互为因果。发病之初，邪气鸱张，风阳痰火炽盛，气血上菀，故以标实为主；如病情剧变，在病邪的猛烈攻击下，正气急速溃败，可以正虚邪存为主，甚则出现正气虚脱。后期因正气未复而邪气独留，可留后遗症。由此可见，中风的发生，病机虽然复杂，但归纳起来不外"风（肝风、外风）、火（肝火、心火）、痰（风痰、湿痰）、血（血瘀）、气（气逆、气滞）、虚（阴虚、血虚）"六端。

5. 毒损脑络学说 毒损脑络学说是王永炎院士根据病情的复杂性和难治性提出的病机学说，其以脑血管病为切入点，提出了毒损脑络。由于邪气较盛，形成痰毒、瘀毒、火热之毒等，损伤脑络，败坏形体，导致病情加重，治疗困难。毒损脑络的提出为脑病的病因病机和治疗提供了依据，发挥了重要作用。

第二节 中风的诊断

一 临床表现

中风的诊断主要是根据临床表现进行的。根据《中医内科学》的论述，中风的表现主要是以半身不遂、口眼歪斜、语言不利，甚至猝然昏仆为主，也可有晕仆、抽搐等症。早在《黄帝内经》就有许多类似中风的描述。在病名方面，如在卒中昏迷期间则称为仆击、大厥、薄厥；半身不遂者则有偏枯、偏风、身偏不用、风痱等病名。

二 诊断依据

中风的诊断依据：①多急性起病，好发于 40 岁以上年龄。②素有痰湿，或阴虚阳亢等,常有眩晕、头痛、心悸等病史,病发多有情志失调、饮食不当或劳累等诱因。③具有突然昏仆、不省人事、半身不遂、偏身麻木、口眼歪斜、言语謇涩等特定的临床表现。轻症仅见眩晕、偏身麻木、口眼歪斜、半身不遂等。

头颅 CT 或头颅 MRI 具有明确的特征。

第三节　中风的辨证论治及预防

应辨别中经络、中脏腑,中经络者虽有半身不遂、口眼歪斜、语言不利,但意识清醒;中脏腑者则昏不知人,或神志昏愦、迷蒙,常伴见肢体不用。多版中医内科学对中风的辨证论治基本一致,但也存在一些不同。下面以周仲英主编的中医内科学教材对中风的论述为主要依据进行介绍。

 中经络

1. **风痰阻络证**　由脉络空虚,风邪乘虚入中,气血闭阻所致。

主要表现:肌肤不仁,手足麻木,突然发生语言不利、舌强语謇,甚则口眼歪斜、口角流涎、半身不遂,或兼有关节酸痛等症,舌质淡红或暗红,舌苔薄白或白腻,脉弦滑。

治法:祛风化痰通络。

代表方:真方白丸子加减。

常用药:半夏、天南星、白附子祛风化痰;天麻、全蝎息风通络;当归、白芍、鸡血藤、豨莶草养血祛风。

2. **风阳上扰证**　由肝火偏旺,阳亢化风,横窜络脉所致。

主要表现:平素头晕头痛、耳鸣目眩,突然发生口眼歪斜、舌强语謇,或手足重滞,甚则半身不遂等症,舌质红,苔黄,脉弦数。

治法:平肝潜阳,活血通络。

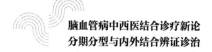

代表方:天麻钩藤饮加减。

常用药:天麻、钩藤平肝息风;珍珠母、石决明镇肝潜阳;桑叶、菊花清肝泄热;黄芩、栀子清肝泻火;牛膝活血化瘀,引气血下行。

3. **痰热腑实证**　由痰热阻滞,风痰上扰,腑气不通所致。

主要表现:素有头痛眩晕、心烦易怒,突然发病,半身不遂、口舌歪斜,舌强语謇或不语,肢体强急,痰多而黏,伴腹胀、便秘,舌质暗红或有瘀点瘀斑,苔黄腻,脉滑或弦数。

治法:通腑泄热,息风化痰。

代表方:桃核承气汤加减。

常用药:桃仁、大黄、芒硝、枳实通腑泄热,凉血化瘀;陈胆星、黄芩、全瓜蒌清热化痰;桃仁、赤芍、牡丹皮凉血化瘀;牛膝引气血下行。

4. **气虚络瘀证**　由气虚血瘀,脉阻络痹所致。

主要表现:肢体偏枯不用,口舌歪斜,言语不利,口角流涎,神疲乏力,心悸气短,自汗,便溏,舌质淡紫或有瘀斑,苔薄白,脉沉细或弦细。

治法:益气活血,化瘀通络。

代表方:补阳还五汤加减。

常用药:黄芪补气以活血;桃仁、红花、赤芍、当归尾、川芎养血活血,化瘀通经;地龙、牛膝引血下行,兼通络。

5. **阴虚风动证**　由肝肾阴虚,风阳内动,风痰瘀阻经络所致。

主要表现:平素头晕耳鸣、腰酸,突然发生眩晕、呕吐、不能站立,甚至不能坐起,或半身不遂,舌质红,苔腻,脉弦细数。

治法:滋阴潜阳,息风通络。

代表方:镇肝熄风汤加减。

常用药:白芍、天冬、玄参、枸杞子滋阴柔肝息风;龙骨、牡蛎、龟板、代赭石镇肝潜阳;牛膝、当归活血化瘀,且引血下行;天麻、钩藤平肝息风。

二 中腑脏

1. 闭证

(1)痰浊蒙神证:由痰浊偏盛,上壅清窍,内蒙心神,神机闭塞所致。

主要表现:突然昏仆,不省人事,牙关紧闭,口噤不开,两手握固,肢体强痉,大小便闭,面白唇暗,静卧不烦,四肢不温,痰涎壅盛,舌质淡红或暗红,苔白腻,脉滑或弦。

治法:化痰息风,宣郁开窍。

代表方:涤痰汤加减。

常用药:橘红、半夏、茯苓、竹茹化痰;郁金、石菖蒲、胆南星豁痰开窍;天麻、钩藤、僵蚕息风化痰。

(2)痰热内闭证:由肝阳暴亢,阳亢风动,痰火壅盛,气血上逆,神窍闭阻所致。

主要表现:突然昏仆,不省人事,牙关紧闭,口噤不开,两手握固,大小便闭,肢体强痉,面赤身热,气粗口臭,躁扰不宁,舌质红,舌苔黄腻,脉弦数或滑。

治法:息风清火,豁痰开窍。

代表方:羚角钩藤汤加减。另可服安宫牛黄丸,亦可用醒脑静或清开灵注射液静脉滴注。

常用药:羚羊角(或山羊角)、钩藤、珍珠母、石决明平肝息风;半夏、胆南星、竹沥、天竺黄、黄连清热化痰;石菖蒲、郁金化痰开窍。

2. 脱证(阴竭阳亡) 由正不胜邪,元气衰微,阴阳欲绝所致。

主要表现:突然昏仆,不省人事,目合口张,鼻鼾息微,手撒肢冷,肢体弛缓性瘫痪,多汗,大小便自遗,脉弱或微。

治法:回阳救阴,益气固脱。

代表方:参附汤合生脉散加减。亦可用参麦注射液或生脉注射液静脉滴注。

常用药:人参、附子补气回阳;麦冬、五味子、山茱萸滋阴敛阳。

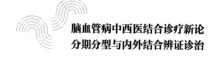

三 恢复期

中风病急性阶段经抢救治疗,若神志渐清,痰火渐平,饮食稍进,渐入恢复期,但仍有半身不遂、口歪、语言謇涩或失音等。此时仍须积极治疗并加强护理。针灸与药物治疗并进,可以提高疗效。药物治疗根据病情可采用标本兼顾或先标后本等治法。治标宜搜风化痰,通络行瘀;肝阳偏亢者,可采用平肝潜阳法。治本宜补益气血,滋养肝肾或阴阳并补。

1. **风痰瘀阻证** 由风痰阻络,气血运行不利所致。

主要表现:口眼歪斜,舌强语謇或失语,半身不遂,肢体麻木,舌质暗紫,苔滑或腻,脉弦或滑。

治法:搜风化痰,行瘀通络。

代表方:解语丹加减。

常用药:陈皮、半夏、胆南星、天竺黄、天麻息风化痰;地龙、僵蚕、全蝎搜风通络;远志、石菖蒲化痰宣窍;豨莶草、桑枝、鸡血藤、丹参、红花祛风活血通络。

2. **肝肾亏虚证** 由肝肾亏虚,阴血不足,筋脉失养所致。

主要表现:半身不遂,患肢僵硬,拘挛变形,舌强不语,或偏瘫,肢体肌肉萎缩,舌质红或淡红,舌苔薄白或少苔,脉沉细。

治法:滋养肝肾。

代表方:左归丸合地黄饮子加减。

常用药:干地黄、何首乌、枸杞子、山茱萸补肾益精;麦冬、石斛养阴生津;当归、鸡血藤养血和络。

四 中风的预防

中医认为应识别中风先兆,及时处理,以预防中风发生。平时要做到起居有常,养成良好的生活习惯;饮食有节,食宜清淡易消化之物,忌肥甘厚味、辛辣刺激之品,并禁烟酒;生活中要保持情绪稳定,工作中避免过度疲劳,以防止卒中和复中。正如朱震亨提出的"眩晕者,中风之渐也",元代罗天益在《卫生宝鉴·中风门》中也提到"凡人初觉大指次指麻木不仁或不用者,三年内有中风之疾也"。清代李用粹在《证治汇补·预防中风》中也强调"平人手指麻木,不时眩晕,乃中风先兆,须预防之。宜慎起居,节饮食,远房帏,调情志"。

参考文献

[1] 张伯臾. 中医内科学 [M]. 上海:上海科学技术出版社, 1985:208-213.

[2] 王永炎. 中医内科学 [M]. 上海:上海科学技术出版社, 1997:124-132.

[3] 田德禄. 中医内科学 [M]. 2 版. 北京:人民卫生出版社, 2002:269-279.

[4] 周仲英. 中医内科学 [M]. 2 版. 北京:中国中医药出版社, 2007:304-315.

[5] 周仲英, 蔡淦. 中医内科学 [M]. 2 版. 北京:人民卫生出版社, 2008:479-502.

[6] 张伯礼, 吴勉华. 中医内科学 [M]. 4 版. 北京:中国中医药出版社, 2017:127-134.

[7] 雷燕, 黄启福, 王永炎. 论瘀毒阻络是络病形成的病理基础 [J]. 北京中医药大学学报, 1999, 22(2): 9-12.

[8] 高颖. 中医临床诊疗指南释义 [M]. 北京:中国中医药出版社. 2015:18-30.

| 第十章 |

内部辨证论治理论体系的构建

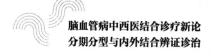

第一节 中医辨证方法

中医的特色是整体观念和辨证论治。整体观念是中医诊治疾病的一种思想方法,诊治疾病不单从局部病变着眼,更要把人体看成一个不可分割的有机整体,并和外界环境相统一。

辨证论治是运用中医的望、闻、问、切四诊方法获得患者的疾病资料,运用中医的辨证理论进行分析,了解病变的部位和性质,确定"证";根据辨证,确定治法,选方用药。由于受历史条件的限制,中医的辨证方法是司外揣内,见微知著,以常达变,从整体的反应状态确定病变的部位和性质,做出"证"的诊断。

 常用辨证方法

全国高等中医药院校教材《中医诊断学》讲述了在长期临床实践中历代医家创造的多种辨证方法,这些辨证方法是在不同的历史条件下形成的,而各种辨证方法有其独自的特点,均为临床常用的辨证方法。

1. **八纲辨证** 是运用表、里、寒、热、虚、实、阴、阳八个辨证的纲领通过对四诊资料进行综合分析,辨别疾病的表里部位、寒热病性、邪正斗争的盛衰和病证类别的阴阳的辨证方法。其中阴阳是总纲,它可以概括其他六纲,即里、虚、寒为阴证,表、实、热为阳证。八纲辨证的特点是能够反映辨证的总体性质和部位,用于指导临床。

2. **病因辨证** 辨别当前证候的原因,主要有六淫辨证、七情辨证、劳伤辨证等。六淫辨证是对患者的症状、体征、病史等资料,根据六淫、疫疠的性质和致病特点进行综合分析,进而判断疾病证候是否存在六淫、疫疠病因的辨证方法。主要与外感辨证有关。七情辨证是对患者的症状、体征、病史等资料,根据七情致病特点进行综合分析,进而判断疾病证候是否存在情志病因的辨证方法。劳伤辨证是对患者的症状、体征、病史等资料,根据劳逸失度的致病特点进行的综合分析,进而判断疾病证候是否存在劳逸失度病因的辨证方法。

六淫辨证病性主要有风、寒、暑、湿、燥、火,至于七情、劳伤辨证主要体现于脏腑辨证之中。

3. **气血津液辨证**　是对患者的症状、体征、病史等资料,根据气血津液的生理功能和病理特点进行综合分析,辨别气血亏虚或运行障碍的证候,津液亏虚或水湿停聚的证候,如津亏、痰饮、水停等。气血津液辨证多用于内伤杂病,与脏腑、经络辨证密切相关,气血津液辨证可以帮助脏腑、经络进行病性辨证。

4. **脏腑辨证**　是对患者的症状、体征、病史等资料,根据脏腑的生理功能和病理特点进行综合分析,进而判断疾病的脏腑部位和性质,确定脏腑证候的辨证方法。脏腑辨证主要用于内伤杂病,它以脏腑理论为基础,以五脏的生理功能和病理变化为中心,反映了人体的多方面的病变。其他辨证方法涉及的证候大多可落实到脏腑的病机上。脏腑辨证主要体现在病位和病性辨证上。

5. **经络辨证**　是运用经络理论对患者所反映的症状、体征进行分析,从而判断疾病所在经络的辨证方法,适用于内伤杂病。经络所属络脏腑的证候划分为十二经病证,实际上属于脏腑辨证的内容。所以,经络辨证重点在于与循行部位有关的病变及其经络本身的病变出现的肢体疼痛、感传及运动失调障碍等。

6. **六经辨证**　是对外感病发生发展过程中的症状、体征,根据六经所系的脏腑经络、气血津液的生理功能和病理变化特点进行综合分析,辨别外感疾病所处的阳经、阴经阶段证候的辨证方法。六经辨证主要用于外感伤寒,强调了寒邪致病的临床特点和病变规律,也涉及内伤杂病。

7. **卫气营血辨证**　卫气营血辨证是清代叶桂在其所著的《温热论》一书中创立的一种诊治外感温热病的辨证方法。该辨证是将卫气营血的生理概念引申到温病当中并概括为卫气营血四个阶段的辨证理论,是对患者在外感温热病发生、发展过程中的症状、体征、病史等资料,根据卫气营血辨证理论进行综合分析,进而判断外感温热病所处卫分、气分、营分、血分四个不同阶段的辨

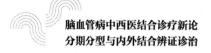
证方法。卫气营血辨证弥补了六经辨证的不足,适用于温病,强调温热与湿热之邪侵犯人体后不同层次、不同阶段的病机和证候特点。

8. **三焦辨证**　是根据《黄帝内经》三焦部位的划分概念,在六经辨证和卫气营血辨证的基础上,结合温热病的传变规律,把温热病的证候分别纳入上、中、下三焦病证的范围,用以阐述三焦所属脏腑在温病过程中的病机和证候特点。三焦辨证在卫气营血辨证的基础上,提出了自上而下的温病传变规律。

六经辨证、卫气营血辨证、三焦辨证确定了外感病的不同阶段。

综合分析,中医常用辨证方法是在不同的时代、不同的条件下形成的,从这些辨证方法的特点中可以看出,每一种辨证方法均是从不同的层次上进行辨证的,各有一定的特点和适用范围,但又不全面,需要互相补充,综合运用。

证素辨证

中医辨证属于思维科学、系统科学、非线性科学,用现代实验科学、还原论的方法较难证实。这给学习带来了困难。理论教学与临床实践有脱节的现象,如教材所列多种辨证方法的并存,在运用过程中难以综合,出现临床辨证难,科研辨证难。在临床上不会辨证、辨证不准、辨证结论不统一的现象广泛存在,以致严重影响疗效。针对上述情况,湖南中医药大学朱文锋教授继承了中医辨证的精华,创建了证素辨证学。

证素,是证的要素,指的是辨证所要辨别的病位和病性,是通过对证候的辨别而确定的病理本质,是构成证名的基本要素。病位证素主要有心神(脑)、心、肺、脾、肝、肾、胃、胆、小肠、大肠、膀胱、胞宫、精室、胸膈(上焦)、少腹(下焦)、表、半表半里、肌肤、经络、筋骨(关节)20 项。病性证素主要有(外)风、寒、血寒、火(热)、血热、暑、燥、湿、痰、饮、水停、气滞、(气)闭、血瘀、脓、虫积、食积、阳亢、气虚、气陷、气不固、(气)脱、血虚、阳虚、亡阳、阳浮、阴虚、津(液)亏、亡阴、精亏、动风、动血、毒 33 项。每一病位证素和病性证素都有特定的证候,如心悸、心痛是病位证素的主症;新起恶寒发热、头身疼痛、脉浮等为病位在表的特定证候;咳嗽为病位在肺的必有症,声低、咽喉痒痛、暗哑等为肺的主要表现。再如,身体困重、肌肉酸痛,食欲不振、便溏不爽,舌苔滑、腻,脉濡等为湿的证候;少气,乏力,神疲,舌淡,脉虚等为气虚的表现。

证素辨证方法的创建是中医学辨证方法的重大发展,它突出反映了中医辨证的实质及思维特点。其思维的基本原则是以症为据,从症辨证。辨证思维模式是根据临床证候识别证素,然后由证素组合出证名诊断。这种从证候到证素到证名的诊断模式符合辨证实际,既有规律可循,又能体现中医辨证的灵活性,克服了辨病分型、以证套症的弊端,以及病情发展过程中因果相互影响,或有多种病机存在而导致的兼夹错综复杂问题,起到了执简驭繁的作用。

 三 **专科辨证**

专科辨证是在中医基本理论和思想的指导下,根据专科的实际临床需要,突出具体部位,体现各专科症状特点的辨证方法。八纲辨证、气血津液辨证、脏腑辨证等常用辨证方法,多数内容适用于内科疾病的辨证,对于专科疾病的特异性反映不够。专科辨证对于完善中医辨证体系具有重要意义。目前临床常用的专科辨证有眼科、耳鼻喉科、骨科、皮肤科、肛肠科、妇科等。专科辨证突出依据局部症状进行辨证,可以称为"局部辨证"。

从上述可以看出,常用辨证方法的理论涉及脏腑、经络、气血津液及病因、八纲,证素辨证的理论涉及脏腑、经络、气血津液及病因等,专科辨证突出了局部症状和体征。但他们的共性均是从机体外部的症状、体征进行辨证,是从症辨证,是司外揣内,是一种通过人体的外部表现测知人体内部病理变化的辨证方法,可以概括称为"外部辨证"。

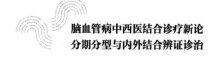

第二节　内部辨证

 内部辨证的可行性

（一）对几个中医概念的认识

1. **脑与经络**　脑,居颅内,由髓汇聚而成。《中医基础理论》一书中论述:脑的功能是主宰生命活动,主管精神意识思维活动,主管感觉和运动功能。髓,分骨髓、脊髓和脑髓,骨髓位于骨骼之中,脊髓位于脊柱骨形成的空腔之中,脑髓位于颅腔之中,髓由精所化生。其主要功能为养骨充脑,主灵性技巧,化生血液。

经络是经脉和脉络的总称,是运行全身气血、联络脏腑肢节、沟通内外、贯穿上下的通路。经脉又称经,络脉又称络。经络具有运行气血、沟通联系、感应传导和调节平衡的功能。

《黄帝内经》首先提出"心藏神,心主神明",而后明代李时珍提出"脑为元神之府"。可以看出,李时珍发现心主神明在于脑。但由于五脏相互之间的结构功能关系已经确定,将心主神明归属于脑,则很难与五脏的功能相匹配。所以,中医脏象是重功能轻结构的基础理论,并不影响对神志的辨证治疗。因此,我们可以认为"心主神明,脑为元神之府,心主神明在于脑"。

脑主管感觉、运动的功能与经络沟通联系内外、感应传导和调节平衡的功能具有相似性,因此可以提出"脑主经络"的假说。

从以上可以总结为"心藏神,脑为元神之府,心藏神在于脑,脑主经络"。

2. **痰饮**　痰饮属于继发性病因,是由于机体水湿代谢障碍所形成的病理产物。痰饮一旦形成,就会成为一种致病因素,作用于机体,导致脏腑功能失调,从而引起各种复杂的病理变化。痰饮的性质属阴,一般认为,湿聚为水,积水为饮,饮凝为痰。就性质而言,弥漫状态者为湿,最清者为水,较清稀者为饮,稠浊者为痰。临床上,在许多情况下水湿痰饮很难分开,故常常统称为水湿、水饮、痰湿、痰饮等。痰一般分为两类,即有形之痰和无形之痰。有形之痰,视之可见,触之可及,闻之有声,如呼吸道咳出的痰等。无形之痰,指某些因痰而引起的疾病或症状,如眩晕、神昏等,但看不到实质性痰,而此类病症如按痰证进行治疗,又能收到同样的疗效,故称为无形之痰。痰饮是由多种原因引起的脏腑功能失调,气化不利,津液代谢障碍,水液停聚而成。

痰饮的致病特点:①阻滞经脉气血运行。痰饮一旦产生可流窜全身,外而经络、肌肤、筋骨,内而脏腑,机体内外无处不到,使经脉阻滞不畅,气血运行不利。如流注经络,可见肢体麻木,屈伸不利,甚至半身不遂。②阻滞气机升降出入。③影响津液代谢。④致病广泛,变化多端。

3. **脉与瘀血** 中医的脉即是血脉,是血液运行的通道,又称血府,有约束、通行血液的功能。脉分布于全身上下,约束血行,运行血液,濡养脏腑组织,维持正常生命活动。

血,即血液。血液循环于血脉中是血液发挥其生理功能的基本条件,如果血液运行不畅或瘀滞不通,就会成为瘀血;如果血液离开了脉管,溢出脉外,成为离经之血,则丧失了其发挥作用的条件,也会变为瘀血。瘀血也是继发性病因,是一种病理产物性病因。瘀血一旦形成,则又可成为致病因素,进一步阻滞气机,影响气血的运行,出现疼痛、肿块、出血、色脉改变等。

(二)缺血性脑血管病的病理

脑梗死组织变化要在发病数小时后才能通过肉眼辨认,可见缺血中心区发生肿胀、坏死,灰质白质分界不清。一般2～3天后局部水肿,4～5天脑水肿达高峰,夹杂有出血点。1周后坏死组织软化。病情恢复期,水肿逐渐消退,3～4周后液化坏死脑组织被吞噬细胞清除,大约30天形成蜂窝状胶质瘢痕,小病灶可被肉芽组织所取代,形成胶质瘢痕;大病灶中央液化成囊腔,周围由增生的胶质纤维包裹,形成中风囊,脑组织萎缩。

(三)中西医理论的共同点

1. **疾病的一致性** 根据临床表现,西医脑血管病属于中医中风的范畴。

在理论上,虽然两者是两种不同的理论体系,但有许多共同点,为两者结合创立"脑血管病‐中风"辨治理论提供了依据。

2. **西医的血管系统与中医的脉具有一致性**　西医的血管系统,是指封闭的管道系统,包括心血管系统和淋巴系统。心血管系统是由心、动脉、毛细血管和静脉组成,血液在其中循环流动。血管系统的主要功能是物质运输,即将消化吸收的营养物质和肺吸入的氧运送到全身器官的组织和细胞,同时将组织细胞的代谢产物及 CO_2 运送到肾、肺和皮肤并排出体外,以保证机体的新陈代谢。所以血管系统主要起着运送血液和物质交换的作用。

中医的脉即是血脉,分布于周身上下,是血液运行的通道,又称血府。其功能是约束血行,运行血液,濡养脏腑组织,维持正常生命活动。

西医的血管与中医脉的一致性为脑血管病与中风的结合奠定了基础。

3. **脑血管病的病理形态与中医的病机具有一致性**　脑梗死急性期的病理形态为缺血中心区发生肿胀、坏死、软化,灰质白质分界不清。病情恢复期,水肿消退,液化坏死脑组织被吞噬细胞清除,脑组织萎缩。中医痰饮是由于机体水液代谢障碍所形成的病理产物,弥漫状态者为湿,最清者为水,较清稀者为饮,稠浊者为痰。可见脑梗死急性期组织局部水肿、坏死、软化的病理形态与中医痰湿病机具有一致性。病情恢复期,水肿逐渐消退,液化坏死脑组织被吞噬细胞清除,脑组织萎缩,符合中医的脑髓不足。

4. **内部辨证产生的原理**　西医疾病多是以某一组织或系统等内部局部病理为基础确定的,但有与其发生、发展、恢复不同阶段相应的病理变化。中医的"证"包括病位和病性,是由某一脏腑或经络病变导致的全身反应。对于同一种疾病,中西医虽然理论体系不同,但有其共同点,如脑梗死急性期组织局部水肿、坏死、软化的病理与中医痰湿病机具有一致性。这样,可以以西医理论为体、中医理论为用进行结合,可以用中医理论认识西医的病理变化,利用中医理论对西医的内部病理状态进行辨证,确定西医疾病内部病变的中医病性。如将西医脑梗死急性期组织局部水肿、坏死、软化的病理形态辨证为中医痰湿证。由于这种辨证是利用中医理论对西医的内部病理形态直接进行的辨证,相对于传统的"外部辨证"来说可以称为"内部辨证"。"内部辨证"拓宽了中医辨证的视野,但"内部辨证"的成立需要满足两点,一是西医病理状态必须符合中医理论,二是产生机制必须能够用中医理论解释。由于"内部辨证"是利用中医理论对西医疾病的内部病理状态直接进行的辨证方法,因此只适用于西医疾病及其病理状态诊断明确的疾病。

以西医理论为体、中医理论为用进行结合,脑梗死的中西医结合病机可以归纳为:脑动脉粥样硬化的黄色粥样斑块符合中医的脑脉痰热;颈部或脑动脉粥样硬化斑块导致管腔狭窄,或血栓形成,或斑块脱落,或斑块破裂,胆固醇栓子脱落引起动脉栓塞,导致相应血管闭塞,血流停止而发生急性脑梗死,符合中医的血瘀;急性期脑组织缺血中心区发生肿胀、坏死、软化,符合中医的痰湿。病情恢复期,水肿消退,液化坏死脑组织被吞噬细胞清除,小病灶可被肉芽组织所取代,形成胶质瘢痕;大病灶中央液化成囊腔,周围由增生的胶质纤维包裹,形成中风囊,脑组织萎缩,符合中医的脑髓不足。

内部辨证与其他辨证的关系

"内部辨证"是用中医理论知识和方法研究西医疾病的病理形态,根据两者的一致性直接进行辨证,了解西医内部病变的中医病变性质,确定中医的"证"。它是一种用中医理论从西医内部病变直接进行的辨证方法。

中医常用的辨证方法、证素辨证是从机体的外部综合表现进行的辨证,确定了内部病变的部位和性质,代表了机体的整体反应状态,所以,又称为"整体辨证""宏观辨证"。

专科辨证(局部辨证)是一种在中医基本理论和思想的指导下,根据专科的实际临床需要,突出具体部位,体现各专科症状特点的辨证方法。

"整体辨证""局部辨证"均是从症辨证,是从机体的外部症状、体征进行的辨证,可以概括称为"外部辨证"。

"微观辨证"是用微观指标认识与辨别证,也就是根据西医微观指标与中医"证"的相关性确定的证的微观指标,利用微观指标进行辨证。

各种辨证的关系:中医常用辨证方法、证素辨证、专科辨证反映的是证的全身综合状态;"微观辨证"反映的是证的微观指标;"内部辨证"是一种从西医内部病理形态直接进行的辨证方法,反映的是疾病的内部局部病变状态的中医病性。但"内部辨证"不能代替传统的"整体辨证",如脑梗死的急性期出现抽搐、震颤、眩晕之肝风内动证,神疲乏力、气短懒言的气虚证等从"内部辨证"尚难识别。所以,"内部辨证"可以作为"外部辨证"的补充。"外部辨证"与"内部辨证"相结合(内外结合辨证),能够提高辨证的准确性和全面性,为论治提供可靠依据。在临床上,内外结合辨证论治,有利于提高辨证论治的水平,具有创新性。

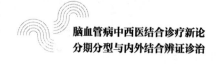

[1] 朱文锋 . 中医诊断学 [M]. 上海:上海科学技术出版社 , 1996 :117-175.

[2] 陈家旭 , 邹小娟 . 中医诊断学 [M]. 2 版 . 北京:人民卫生出版社 ,2013 :103-184,239-259.

[3] 朱文锋 . 证素辨证学 [M]. 北京:人民卫生出版社 , 2008 :162-229.

[4] 高思华 , 王键 . 中医基础理论 [M]. 2 版 . 北京:人民卫生出版社 ,2014 :92-94,130-160,190-193.

[5] 沈自尹 . 肾的研究 [M]. 上海:上海科学技术出版社 , 1990 :301-309.

| 第十一章 |

脑梗死 - 中风

脑梗死又称缺血性脑卒中，是指各种原因所致的脑部血液供应障碍，导致局部脑组织缺血、缺氧性坏死，从而出现相应的神经功能缺损的一类综合征，包括脑血栓形成、脑栓塞和血流动力学机制所致的脑梗死。脑血栓形成可以在动脉粥样硬化、动脉炎、血液系统疾病、遗传性高凝状态等病变的基础上继发。脑栓塞多由心源性疾病尤其是心房颤动的附壁血栓、栓子脱落引起；非心源性的脑栓塞多为动脉粥样硬化斑块脱落性血栓栓塞；也有原因不明者。血流动力学机制所致的脑梗死是由于近端大血管严重狭窄，加上血压下降，导致局部脑组织低灌注而发生缺血性坏死。动脉粥样硬化性脑梗死（atherosclerotic thrombotic cerebral infarction）是在脑动脉粥样硬化的基础上，发生脑血管管腔严重狭窄或闭塞，或血栓形成，或动脉粥样硬化脱落的栓子栓塞其远端的动脉，造成局部脑组织因血液供应中断而发生缺血、缺氧性坏死，引起相应的神经系统症状和体征。此种类型最多见。

西医普遍认为超早期溶栓或取栓是目前治疗脑梗死最有效的治疗方法，急性期仍以对症治疗为主；恢复期以康复治疗为主；预防复发要加强危险因素的处理及抗血小板或抗凝治疗等。虽然超早期溶栓或取栓治疗有效，但由于治疗时间窗的限制，只有少部分患者得到应用。急性期和恢复期仍缺乏有效的治疗方法。

根据临床症状脑梗死属于中医中风的范畴。中医认为，中风是一种以猝然昏仆，不省人事，半身不遂，口眼歪斜，语言不利为主症的病证，病轻者可无昏仆而仅见半身不遂及口眼歪斜等症状和体征。中西医结合采用联合诊断的方式，诊断为"脑梗死 - 中风"。中西医结合病名可以互相界定，有利于发挥两种病名的作用。中医对中风的认识和治疗具有几千年的历史，积累了丰富的经验，中医辨证论治取得了较好的疗效。中医辨证论治采用内外结合辨证的方法，将以往司外揣内的"外部辨证"与用中医辨证理论对脑梗死的病理进行辨证的"内部辨证"相结合，更有利于提高"脑梗死 - 中风"的辨证论治水平。

第一节　病因病理

 一 西医病因病理

（一）病因与发病机制

西医认为动脉粥样硬化性脑梗死的病因是动脉粥样硬化。高龄、高血压、糖尿病、高脂血症等均能促进脑动脉粥样硬化的形成。大动脉粥样硬化肉眼观察为粥样斑块。颈部或脑动脉粥样硬化的斑块容易导致管腔狭窄，或血栓形成，或斑块脱落，或斑块破裂，胆固醇栓子脱落引起动脉栓塞，导致其供血区血液供应中断，发生急性脑梗死。

急性脑梗死病灶的中心为缺血坏死区，其周围为缺血性半暗带。中心缺血坏死区与缺血性半暗带是一个不稳定的动态的病理生理状态，随时间的延长和缺血程度的加重，中心坏死区会逐渐扩大，缺血性半暗带逐渐缩小。此时，如果能够恢复缺血性半暗带的血液供应，此区的脑功能可恢复。但这种情况有时间的限定，缺血性半暗带仅能存活数小时，宝贵的数小时称为治疗时间窗。一般来讲，急性脑梗死的治疗时间窗不超过 6 小时，治疗时间窗的长短受血管的生理状态、闭塞血管的侧支循环及组织对缺血的耐受性等诸多因素的影响，超过 6 小时后需要影像学检查来确定缺血性半暗带的存在。

（二）病理

在病理形态上，脑血管闭塞后发生急性脑梗死，一般超早期 6 小时内病变脑组织变化不明显，可见部分血管内皮细胞、神经细胞及星形胶质细胞肿胀；以后随着病情的进展，6 小时后梗死区暗淡，灰质白质界限不清；24 小时后大量神经细胞脱失，胶质细胞坏死，中性粒细胞、淋巴细胞及巨噬细胞浸润，局部水肿；2 ～ 3 天后水肿加重，4 ～ 5 天达到高峰；7 天后坏死脑组织软化；3 周后液化坏死脑组织被格子细胞缓慢清除，逐渐形成脑萎缩，小病灶形成胶质瘢痕，大病灶形成中风囊。此期持续数月至 2 年。

脑梗死急性期,大面积脑梗死,脑组织高度肿胀,向对侧移位,严重者甚至导致脑疝形成,危及患者生命。镜下可见神经元出现急性缺血性改变、炎细胞浸润、胶质细胞破坏、神经轴突和髓鞘崩解、小血管坏死、周围有红细胞渗出及组织间液的积聚等。

 ## 中医病因病机

情志所伤,五志过极,心肝火盛,灼阴生痰;或烦劳过度,耗气伤阴;或纵欲过度,房事不节,肾精亏损;或素体阴亏,阳盛火旺;或年老体弱,肝肾不足,均能引起阴虚阳亢,同时煎熬津液成痰。此外,饮食不节,脾失健运,也可聚湿生痰。病情进展,痰郁化热侵袭脑脉而形成脑脉痰热。

随着病情的发展,脑脉痰热日久导致脑脉狭窄,影响血行,甚至引起脑脉闭塞,血行停止而形成血瘀。也有因劳累过度,或久病体虚,或素体虚弱,或年高脏气衰弱,心气不足,运血无力,血行不畅,气虚血瘀。

脑脉闭塞,血瘀一旦形成,则又可成为致病因素,瘀血阻滞经络,经气运行不利;或瘀血阻滞清窍,清阳不展,气机逆乱,阳亢于上;或瘀血闭阻神明而发生脑梗死-中风。随着病情的发展,气血运行不畅,血瘀津停,气化不利,痰湿内生。血瘀痰湿阻滞经络,进一步导致经气运行不利;或血瘀痰湿阻滞清窍,气机逆乱,阳亢于上;或痰瘀蒙蔽神明;或痰湿血瘀化热,痰热瘀血内闭神明等。

病情恢复期,经过正邪抗争,病机主要表现为正气受损,气阴两虚,气虚血瘀,经气运行不利,影响半身不遂康复;或阴虚,尤其是肝肾亏虚,肝阳偏亢,上扰清窍;或肾虚脑髓失充,髓海不足;或肝肾亏虚,筋脉失养,导致肢体僵硬等。

第二节　临床表现

脑梗死-中风的临床表现中西医描述基本一致,但西医表述得更加细致。

本节以综述西医教科书的内容以加深读者了解。

 一般表现

　　由于脑梗死的主要病因是动脉粥样硬化,所以脑梗死多见于老年患者或发病前有促进颈颅动脉硬化的疾病的患者。这些疾病也称脑梗死的危险因素,如高血压、糖尿病、高脂血症等。脑栓塞常有栓子来源的心源性疾病,如心房颤动、心脏瓣膜病、心肌梗死等。有的患者发病前已经发生过短暂性脑缺血发作。

　　脑血栓形成,一般临床发病突然,常在安静状态下或睡眠中起病,数小时或数天后症状发展到高峰。脑栓塞多为心源性脑栓塞,在心源性疾病的基础上突然发病,数秒或数分钟发展到高峰。也有脑动脉硬化局部病变的栓子脱落形成脑栓塞。

　　脑梗死的临床表现主要为局灶性神经功能缺损的症状和体征,如失语、偏瘫、偏身感觉障碍,或眩晕、呕吐、复视、吞咽困难,或共济失调等。轻者意识清醒,严重者可出现意识障碍,甚至有脑疝形成,危及患者生命。病情的轻重取决于闭塞的血管及侧支循环的情况、梗死灶的大小和部位等,如发生基底动脉主干血栓或颈内动脉、大脑中动脉主干闭塞引起大面积脑梗死时,病情较重。

 不同血管闭塞的定位

(一)颈内动脉系统闭塞

　　1. **颈内动脉闭塞**　颈内动脉主要供应眼部和大脑半球前 3/5 部分(额叶、颞叶、顶叶和基底节)的血液。脑底动脉环是一级侧支循环,对脑供血具有很强的调节和代偿作用,而颈内动脉是构成脑底动脉环的重要血管。颈内动脉闭塞的临床表现差别很大,这取决于发病前颈内动脉的狭窄程度、血管闭塞发生的速度及侧支循环代偿的状况。如果侧支循环发育良好,代偿作用强大,颈内动脉闭塞缓慢发生,可以无症状。若侧支循环发育不良,可以表现为短暂性脑缺血发作,也可表现为大脑中动脉及/或大脑前动脉缺血症状,或分水岭梗死(位于大脑前、中动脉或大脑中、后动脉之间)等。

颈内动脉主干闭塞侧支循环不能代偿时,分出的大脑中动脉和大脑前动脉缺血,导致额叶、顶叶、颞叶及基底节区大面积梗死,出现对侧"三偏"症状(偏瘫、偏身感觉障碍、双眼对侧同向性偏盲),优势半球受累可出现失语,非优势半球受累可有体象障碍,同侧霍纳综合征(颈上交感神经节后纤维受损)。若病情发展迅速,可出现严重的意识障碍,甚至有脑疝形成,危及患者生命。

如颈内动脉闭塞是在分出眼动脉前发生,则可伴有单眼一过性失明,偶尔成为永久性视力丧失(视网膜动脉缺血)。如果只有眼动脉分支闭塞,则引起单眼失明,归属于眼科疾病。颈内动脉分出的后交通动脉一般不单独引起闭塞,但后交通动脉可以发生动脉瘤,由于和动眼神经的解剖关系邻近,可以压迫动眼神经出现动眼神经麻痹。

2. **脉络膜前动脉闭塞**　由于脉络膜前动脉主要供应脉络丛、视束的大部分、外侧膝状体、苍白球的内侧和中间部、内囊后肢、海马、杏仁核、红核、黑质等部位,所以脉络膜前动脉闭塞会引起上述部位不同程度的梗死,可以产生对侧轻偏瘫、半身感觉障碍、同侧偏盲和患侧瞳孔扩大及对光反应迟缓等。

3. **大脑前动脉闭塞**　大脑前动脉皮质支主要供应大脑半球内侧面前 3/4 和额顶叶背侧面上 1/4 部皮质及皮质下白质的血液,深穿支主要供应内囊前肢、尾状核、豆状核前部和下丘脑的血液。不同部位的动脉闭塞可以引起不同部位的梗死,出现不同的表现。

(1)主干闭塞:分出前交通动脉前近端闭塞,由于前交通动脉的代偿,可全无症状。分出前交通动脉后的远端闭塞,可引起大脑半球额顶叶的内侧面和内囊的前部梗死,出现对侧偏瘫,特点是下肢重于上肢,面部和手部不受累;或有轻度感觉障碍,主要是辨别觉丧失。主侧半球病变可有运动性失语,可伴有尿失禁、情感淡漠、反应迟钝、欣快和缄默等,对侧强握反射及吮吸反射和痉挛性强直等。双侧大脑前动脉主干闭塞或双侧大脑前动脉起源于同一个大脑前动脉的主干闭塞时,引起双侧大脑半球的前、内侧梗死,表现为双下肢瘫痪、大小便障碍、运动性失语、强握等原始反射、情感淡漠、人格改变等。

(2)皮质支闭塞:主要引起半球内侧面的皮质性梗死,出现对侧中枢性下肢瘫,可伴有感觉障碍、共济失调、强握反射及精神症状。

(3)深穿支闭塞:引起内囊膝及部分内囊前肢梗死,出现对侧面、舌瘫及上肢近端轻瘫。

4. 大脑中动脉闭塞 大脑中动脉皮质支主要供应大脑半球背外侧面的前 2/3,包括额叶的额中回以下、中央前后回的下 3/4,即支配头、面、上肢的区域和顶叶的角回、缘上回以及颞叶上半部与岛叶的血液。深穿支供应内囊膝和内囊后肢前 2/3、壳核、苍白球及尾状核的血液。不同部位的血管闭塞引起不同部位的脑梗死,出现不同的症状和体征。

(1)大脑中动脉主干闭塞:导致皮质支和深穿支动脉闭塞,引起额叶、顶叶、颞叶和基底节内囊后肢的大面积梗死,出现"三偏"症状,如对侧偏瘫、偏身感觉障碍和双眼对侧同向性偏盲,可伴有双眼向病灶侧凝视,优势半球受累可出现完全性失语,非优势半球病变可有体象障碍。严重者多有不同程度的意识障碍,脑水肿严重时可导致脑疝形成,危及生命。

(2)皮质支闭塞:引起额叶、顶叶、颞叶皮质及皮质下梗死,出现偏瘫及偏身感觉障碍,特点是面部和上肢为重,下肢和足受累较轻,累及优势半球可有失语,意识水平不受影响。皮质动脉分支较多,不同的分支闭塞可以引起不同区域的梗死,出现不同程度的症状和体征。如上部分支闭塞,可导致病灶对侧面部、上下肢瘫痪和感觉缺失,但下肢瘫痪较上肢轻,而且足部不受累,头、眼向病灶侧凝视程度轻,伴有失语(优势半球)和体像障碍(非优势半球),通常不伴意识障碍;下部分支闭塞,较少单独出现,可导致对侧同向性上 1/4 视野缺损,伴有失语(优势半球)、意识模糊(非优势半球),无偏瘫。肢体不同部位运动、感觉损害的程度与肢体的运动、感觉在脑部的运动区和感觉区分布有关。

(3)深穿支闭塞:主要引起纹状体内囊梗死,表现为对侧偏瘫,肢体、面和舌的受累程度均等,对侧偏身感觉障碍,可伴有对侧同向性偏盲,优势半球病

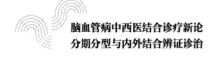

变出现皮质下失语,常为基底节性失语,表现为自发性言语受限,音量小,语调低,持续时间短暂。

(二)椎 - 基底动脉系统闭塞

椎 - 基底动脉存在良好的侧支循环或变异,闭塞时可引起不同的临床表现。不同部位的血管闭塞定位表现如下。

1. **椎动脉闭塞** 若两侧椎动脉发育良好,当一侧闭塞时,通过对侧椎动脉的代偿作用,可以无明显的症状。如患者一侧椎动脉细小,脑干仅由另一侧椎动脉供血,此时供血动脉闭塞引起的病变范围等同于双侧椎动脉或基底动脉阻塞后的梗死区域,症状更为严重。

2. **延髓背外侧综合征** 小脑后下动脉供应延髓背外侧、小脑蚓部和小脑半球下部的血液,主要分支有蚓支、扁桃半球支、脉络丛支和延髓支。该动脉容易发生动脉硬化性血栓形成。

当小脑后下动脉或椎动脉供应延髓外侧的分支闭塞时,可引起延髓背外侧梗死,损害三叉神经脊束核及对侧交叉的脊髓丘脑束,出现交叉性感觉障碍;损害舌咽神经、迷走神经、疑核,则出现声音嘶哑、吞咽困难及饮水呛咳;损害前庭神经核,则出现眩晕、恶心、呕吐和眼球震颤;损害小脑下脚或小脑,则出现病灶侧小脑性共济失调;损害交感神经下行纤维,则出现病灶同侧霍纳综合征。临床上须注意,由于小脑后下动脉的解剖变异很大,除上述症状外,还可能有一些不典型的临床表现。

3. **基底动脉闭塞** 基底动脉供应脑桥基底部中线两旁的楔形区域,脑桥基底部外侧区,小脑中、上脚,以及脑干和小脑半球的血液。

(1)基底动脉主干闭塞:由于基底动脉粗于椎动脉,所以不容易出现栓塞。血栓性闭塞多发生于基底动脉中部,栓塞性闭塞通常发生在基底动脉尖。基底动脉或双侧椎动脉闭塞是危及生命的严重脑血管事件,可引起脑干梗死,表现为脑桥损害之眩晕、恶心、呕吐及眼球震颤,中脑损害之复视,延髓损害之构音障碍、吞咽困难,小脑联络纤维损害之共济失调等。若病情进展迅速,可出现延髓麻痹、四肢瘫、昏迷、针尖样瞳孔(脑桥病变)、中枢性高热、应激性溃疡、肺水肿,常导致死亡。

(2)基底动脉分支闭塞:可引起脑干和小脑不同部位及不同程度的梗死,表现为多种临床综合征,下面介绍几种常见的类型。

1)闭锁综合征:基底动脉的双侧脑桥支闭塞可导致脑桥基底部双侧梗死,引起脑桥、延髓功能障碍,出现双侧面瘫、延髓麻痹、四肢瘫、不能讲话。但因脑干网状结构和中脑未受累,患者意识清醒,故能随意睁闭眼。患者可通过睁闭眼或眼球垂直运动来表达自己的意愿。

2)脑桥腹内侧综合征:基底动脉的旁正中支闭塞导致脑桥腹内侧梗死,损害展神经、内侧纵束及锥体束等,表现出双眼不能向病灶侧同向水平运动,病灶侧面神经和展神经麻痹,对侧偏瘫。

3)脑桥腹外侧综合征:基底动脉的短旋支闭塞导致脑桥腹外侧梗死,损害同侧展神经、面神经及锥体束,表现为同侧面神经和展神经麻痹,对侧偏瘫。

4)基底动脉尖综合征(top of the basilar syndrome,TOBS):基底动脉尖端分出大脑后动脉和小脑上动脉两对动脉,供应中脑、丘脑、颞叶内侧、枕叶和小脑上部的血液。其闭塞后可引起中脑、丘脑、颞叶内侧和枕叶的梗死,表现为眼球运动障碍、瞳孔异常、觉醒和行为障碍,可伴有记忆力丧失、病灶对侧偏盲或皮质盲。中老年脑卒中,若突发意识障碍并较快恢复,出现瞳孔改变、动眼神经麻痹、垂直凝视麻痹,无明显运动和感觉障碍,应想到该综合征的可能;如有皮质盲或偏盲(枕叶受损)、严重记忆障碍(颞叶受损),可以考虑诊断,头颅CT 或 MRI 可以确诊。

4. 大脑后动脉闭塞 大脑后动脉供应大脑半球后部,包括枕叶和颞叶底部、丘脑、中脑被盖内侧部及中央灰质的血液。大脑后动脉是脑底动脉环的组成部分,加上大脑后动脉变异,所以其闭塞引起的临床表现变异很大,动脉的闭塞位置和脑底动脉环的代偿功能在很大程度上决定了脑梗死的范围和严重程度。

(1)主干闭塞:可以引起枕叶、颞叶底部、丘脑、中脑梗死,表现为对侧偏盲、

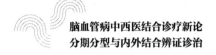

偏瘫及偏身感觉障碍,丘脑综合征,优势半球受累可伴有失读症。

(2)皮质支闭塞:单侧皮质支闭塞,枕叶和颞叶梗死,出现双眼对侧视野同向性偏盲,上部视野较下部视野受累常见,黄斑区视力不受累(黄斑回避,黄斑区的视皮质代表区血液由大脑中、后动脉双重供应),偶为象限盲,可伴有幻视、视物变形和视觉失认等,优势半球受累可表现为失读症及命名性失语等症状,非优势半球受累可有体象障碍。基底动脉上端闭塞,尤其是双侧后交通动脉异常细小时,会导致双侧大脑后动脉皮质支闭塞,引起双侧枕叶和颞叶的下内侧梗死,出现双眼全盲(黄斑回避),但对光反射存在,有时可伴有不成形的幻视发作;明显的记忆力损害,不能识别熟悉面孔(面容失认)等。

(3)深穿支闭塞

1)丘脑膝状体动脉闭塞:后外侧中央支又称丘脑膝状体动脉,由大脑后动脉的起始段外侧发出,进入对侧的外侧膝状体,供应膝状体、丘脑枕和大部分丘脑外侧核团。丘脑膝状体动脉闭塞后可引起丘脑的感觉中继核团梗死,出现丘脑综合征,表现为对侧偏身感觉障碍,以深感觉障碍为主,自发性疼痛,感觉过度,轻偏瘫,共济失调,舞蹈徐动症。

2)丘脑穿通动脉闭塞:丘脑穿通动脉起自大脑后动脉的最近端,供应下丘脑、垂体、漏斗、灰结节、乳头体、丘脑底部、丘脑的内侧壁和核团、中脑被盖内侧部及中央灰质的血液。丘脑穿通动脉闭塞后可引起丘脑及中脑梗死,出现红核丘脑综合征,表现为病灶侧舞蹈样不自主运动、意向性震颤、小脑性共济失调,对侧偏身感觉障碍。

3)大脑后动脉起始段的脚间支闭塞:可出现垂直凝视麻痹、昏睡甚至昏迷;如旁正中动脉闭塞,损害中脑基底部,动眼神经和皮质脊髓束,出现大脑脚综合征即 Weber 综合征,表现为同侧动眼神经麻痹,对侧偏瘫;如损害中脑背盖部,动眼神经和结合臂,出现 Claude 综合征,表现为同侧动眼神经麻痹,对侧共济失调,震颤;如损害中脑被盖部、动眼神经、红核和结合臂,出现 Benedikt 综合征,表现同侧动眼神经麻痹、对侧不自主运动和震颤。

（三）分水岭脑梗死

分水岭脑梗死（cerebral watershed infarction，CWSI）又称边缘带脑梗死，是由相邻血管供血区的交界处或分水岭区局部缺血导致的脑梗死，多由血流动力学原因所致。其发生的主要机制是颈内动脉严重狭窄或闭塞，当血压明显降低时，出现卒中样发病，症状往往较轻，纠正血压后病情容易得到有效控制。分水岭脑梗死可分为以下类型。

1. 皮质前型　主要表现为以上肢为主的偏瘫及偏身感觉障碍，伴有情感障碍、强握反射和局限性癫痫，主侧病变还可出现经皮质运动性失语。其发生的机制为大脑前、中动脉分水岭脑梗死，病灶位于额中回，可沿着前后中央回上部带状走行，直达顶上小叶。

2. 皮质后型　主要表现为偏盲，以下象限盲为主，可有皮质性感觉障碍，无偏瘫或瘫痪较轻。约半数病例有情感淡漠、记忆力减退或格斯特曼综合征（优势半球角回受损）。优势半球侧病变可出现经皮质感觉性失语，非优势半球侧病变可见体像障碍。其发生的机制为大脑中、后动脉或大脑前、中、后动脉皮质支分水岭区梗死，病灶位于顶枕颞交界区。

3. 皮质下型　主要表现为纯运动性轻偏瘫或感觉障碍、不自主运动等。其发生机制为大脑前、中、后动脉皮质支与深穿支分水岭区梗死或大脑前动脉回返支（Heubner 回返动脉）与大脑中动脉豆纹动脉分水岭区梗死，病灶位于大脑深部白质、壳核和尾状核等。

第三节　辅助检查

脑梗死的病因诊断、闭塞血管定位、病灶大小判断，离不开辅助检查。本节将综述教科书中辅助检查的有关内容。

实验室检查

包括血常规、凝血功能、血脂、血糖、电解质、同型半胱氨酸、肝功能、肾功能等,血液实验室检查有利于发现脑梗死的危险因素及全身情况,有助于诊断、排除类卒中或其他病因、治疗及判断预后。

 # 心电图检查

可以发现心脏疾病,帮助判断脑梗死的病因、发病机制,有助于方案的制订。

 # 影像学检查

(一)头颅 CT

头颅 CT 是脑血管病最常用的检查,具有方便、快速、准确等优点,也有助于鉴别诊断。头颅 CT 已经普及到县级医院及部分镇区医院。头颅 CT 检查能够显示脑梗死的部位、大小、合并出血、脑组织移位等,但灵敏度与发病后的时间及梗死的部位有关。

在脑梗死的早期,头颅 CT 有时不能发现梗死灶,多在发病 24 小时后才能发现梗死区出现低密度影,但可以排除脑出血和脑肿瘤,对于符合脑梗死临床表现的患者基本可以确诊。在大面积脑梗死的早期,甚至是 3 小时内,头颅 CT 可以发现一些轻微的改变,如大脑中动脉高密度征,皮质边缘(尤其是岛叶)以及豆状核区灰质白质分界不清,脑沟消失等。CT 灌注成像可区别可逆性缺血性半暗带与不可逆性缺血病灶。这些影像学的变化均有利于及时制订治疗方案,尤其是对指导溶栓及血管内机械取栓治疗有很大的参考价值。发病后 2～15 天头颅 CT 可见均匀片状或楔形的低密度病灶,大面积脑梗死有脑水肿和占位效应;或有出血性梗死,为混杂密度。在发病后 2～3 周梗死灶吸收期,由于脑水肿消失及吞噬细胞浸润,梗死灶可与周围正常脑组织等密度,头颅 CT 难以分辨病灶,为"模糊效应期"。增强扫描有助于诊断,梗死后 5 ~ 6 天出现增强现象,1 ~ 2 周最明显,约 90% 的梗死灶显示不均匀强化。CT 血管成像可以了解脑血管的病变情况,提供介入治疗和预防治疗依据;但对于脑干和小脑较小梗死灶,则易受到伪影的影响而难以检出,需要进行头颅 MRI。

(二)头颅 MRI

标准的头颅 MRI 序列(T_1、T_2 和质子像)对发病几个小时内的脑梗死不敏感,发病数小时后才能显示 T_1 低信号、T_2 高信号的病灶,不管是幕上病灶还是幕下脑干、小脑梗死及腔隙性梗死灶均能显示。

功能性 MRI,如弥散加权成像(DWI)可以在发病后的数分钟内至发病 2 小时内检测到缺血性改变。灌注加权成像(PWI),可以显示脑血流动力学状态。DWI 与 PWI 显示的病变范围相同区域为不可逆性损伤部位,PWI 改变的区域较 DWI 改变的范围大。DWI 与 PWI 的不一致区,为缺血性半暗带。功能性 MRI 为超早期溶栓及血管内机械取栓治疗提供了依据。

(三)血管检查

经颅多普勒超声(TCD)检查能够反映颅内血管狭窄、闭塞、血管痉挛或者侧支循环建立的程度,并可应用于溶栓治疗监测。颈动脉超声对颈部和椎 - 基底动脉的颅外段检查,可以显示动脉粥样硬化的斑块、血管狭窄和闭塞。但由于受到血管周围软组织或颅骨干扰及操作人员技术水平的影响,TCD 不能替代 MRA、CTA 和 DSA,只能用于高危患者的筛查和定期血管病变的监测,为治疗提供依据。

MRA、CTA、DSA 均可以显示脑部大动脉的狭窄、闭塞和其他血管病变,如血管炎、烟雾病、动脉瘤、动静脉畸形、纤维肌性发育不良等。其中 MRA 为无创性检查,无须注射对比剂,但对于小血管显影不清,尚不能替代 CTA 及 DSA。CTA、DSA 需要注射对比剂,注意少数患者有过敏反应的风险及肾脏损

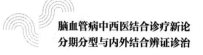

伤的限制。DSA 是脑血管病检查的金标准,缺点是有创、费用高、技术条件要求高。

第四节　诊断

 诊断标准

　　本书所述诊断标准主要依据《中国急性缺血性脑卒中诊治指南 2018》制订:中年以上的高血压、糖尿病、高脂血症及动脉硬化患者,静息状态下或睡眠中急性起病;迅速出现局灶性神经功能缺损(一侧面部或肢体无力或麻木,言语障碍等),少数为全面神经功能缺损;症状和体征持续 24 小时以上(当影像学缺乏责任病灶时),但当影像学显示有责任病灶时,症状和体征持续时间不限;需要排除非血管性病因;一定要头颅 CT/MRI 排除脑出血。

 鉴别诊断

　　1. **脑出血 - 中风**　　多有高血压病史,常在活动中或情绪激动时突然发病,症状数分钟或数小时达到高峰,除偏瘫、失语外常有头痛、呕吐、嗜睡等高颅压症状。但少量脑出血从临床症状尚难与脑梗死进行鉴别。头颅 CT 脑实质内高密度能够确诊。

　　2. **硬膜下血肿或硬膜外血肿**　　多有头部外伤史,病情进行性加重,出现急性脑部受压的症状,如头痛、恶心、呕吐、意识障碍等高颅压症状,瞳孔改变及偏瘫等。某些硬膜下血肿,外伤史不明确,发病较慢,老年人头痛程度不重,应注意鉴别。头颅 CT 检查在颅骨内板的下方可发现局限性梭形或新月形高密度区,骨窗可见颅骨骨质线、脑挫裂伤等。

　　3. **颅内占位性病变**　　颅内肿瘤(特别是瘤卒中时)或脑脓肿等也可急性

发作,引起局灶性神经功能缺损,类似于脑梗死。脑脓肿可有身体其他部位感染或全身性感染的病史。头颅 CT 及 MRI 检查有助于明确诊断。

 # 三 临床分期与分型

分期分型能够反映脑梗死 - 中风病情阶段及病情程度的病理变化,为治疗提供依据。所以脑梗死 - 中风要进行分期、分型诊断。

(一)临床分期

1. **超早期**　一般认为发病后 6 小时以内为超早期。

2. **急性期**　急性期的时间划分尚不统一,也与病情的程度有关,一般指发病后 2 周内,但轻型者可能提前进入恢复期(1 周内),重型者的恢复期可能延迟(1 个月内)。

3. **恢复期**　一般指发病后 2 周至 6 个月。

4. **后遗症期**　发病 6 个月以后为后遗症期。后遗症期经过康复锻炼,病情仍然可以缓慢好转。

(二)临床分型

脑梗死 - 中风可以从不同的角度分为许多类型。

1. **根据闭塞的血管分型**　颈内动脉系统(前循环)脑梗死有颈内动脉闭塞、大脑中动脉闭塞、大脑前动脉闭塞等。椎 - 基底动脉系统(后循环)脑梗死有椎动脉血栓形成、小脑后下动脉或椎动脉供应延髓外侧的分支闭塞(延髓背外侧综合征);基底动脉闭塞如基底动脉主干闭塞、基底动脉分支闭塞(闭锁综合征、脑桥腹内侧综合征、脑桥腹外侧综合征、基底动脉尖综合征等);大脑后动脉闭塞如主干闭塞、皮质支闭塞、深穿支闭塞(如丘脑膝状体动脉闭塞、丘脑穿通动脉闭塞、中脑脚间支闭塞)。不同血管闭塞可引起相应部位的脑梗死,出现相应的表现。

2. 牛津郡社区脑卒中研究分型(Oxfordshire community stroke project, OCSP)

OCSP 不依赖影像学结果,在常规 CT、MRI 尚未能发现病灶时就可根据临床表现迅速分型,并提示闭塞血管及梗死灶的大小和部位,临床简单易行,对指导治疗、评估预后有重要价值。

OCSP 分型标准:①完全前循环梗死(total anterior circulation infarction, TACI),大脑高级神经活动(意识、失语、失算、空间定向力等)障碍;同向性偏盲;对侧三个部位(面、上肢与下肢)较严重的运动和 / 或感觉障碍。TACI 多为大脑中动脉近段主干,少数为颈内动脉虹吸段闭塞引起的大片脑梗死。②部分前循环梗死(partial anterior circulation infarction, PACI),偏瘫、偏盲、偏身感觉障碍及高级神经活动障碍较 TACI 局限或不完全。PACI 提示是大脑中动脉远段主干、各级分支或大脑前动脉及分支闭塞引起的中、小梗死。③后循环梗死(posterior circulation infarction, POCI),表现为椎 - 基底动脉综合征,如同侧脑神经麻痹及对侧感觉、运动障碍及小脑功能障碍等。④腔隙性梗死(lacunar cerebral infarction, LACI),表现为各种腔隙综合征,如纯运动性轻偏瘫、纯感觉性脑卒中、共济失调性轻偏瘫等。LACI 大多是基底核或脑桥小穿通支病变引起的小腔隙灶,梗死灶直径 <1.5cm。

3. 脑梗死的病因分型 目前主要采用 TOAST 分型。TOAST 分型标准:①大动脉粥样硬化型,要求血管影像学检查证实与脑梗死神经功能缺损相对应的颅内或颅外大动脉狭窄 >50% 或闭塞,且血管病变符合动脉粥样硬化改变;或存在颅内或颅外大动脉狭窄 >50% 或闭塞的间接证据,如影像学(头颅 CT 或 MRI)显示大脑皮质、脑干、小脑或皮质下梗死灶的直径 >1.5cm,临床表现主要为皮质损害体征,如失语、意识改变、体象障碍等,或有脑干、小脑损害体征。要求有至少 1 个动脉粥样硬化脑卒中危险因素(如高龄、高血压、高脂血症等)或系统性动脉粥样硬化(如斑块、冠心病等)证据。同时还须排除心源性栓塞所致的脑梗死,如在狭窄 >50% 或闭塞颅内或颅外大动脉支配区之外无急性梗死灶,没有心源性脑卒中的高度或中度危险因素。②心源性栓塞型,临床表现和影像学检查与大动脉粥样硬化型相同。如果有不止 1 个血管支配区或多系统栓塞,则支持该分型。要求至少存在 1 种心源性脑卒中的高度或中度危险因素。③小动脉闭塞型,可无明显临床表现或表现为各种腔隙综合征,但无大脑皮质受累的表现。要求头颅 CT 或 MRI 正常或梗死灶直径 <1.5cm。④其他病因型,指除以上 3 种明确病因的分型外,其他少见的病因,如凝血功能障碍性疾病、血液成分改变、各种原因的血管炎、血管畸形、结缔组织病、夹层动脉瘤、肌纤维营养不良等所致的脑梗死。⑤不明原因型,包括两种或多种病因,辅助检查阴性且未找到病因和辅助检查不充分等情况。

4. **依据局部脑组织发生缺血坏死的机制分型** 可将脑梗死分为 3 种主要病理生理学类型,即脑血栓形成、脑栓塞和血流动力学机制所致的脑梗死。脑血栓形成和脑栓塞均是由脑供血动脉急性闭塞或严重狭窄所致,约占全部急性脑梗死的 80% ~ 90%。前者急性闭塞的脑动脉是因为局部血管本身存在病变而继发血栓形成,故称为脑血栓形成;后者急性闭塞的脑动脉本身有或没有明显病变,是由栓子阻塞动脉所致,故称为脑栓塞。大部分脑血栓形成和脑栓塞在脑卒中发病早期即出现不同程度的血管自然再开通。血流动力学机制所致的脑梗死,其供血动脉远端没有发生急性闭塞或严重狭窄,是由于近端大血管严重狭窄加上血压下降,导致局部脑组织低灌注,从而出现的缺血坏死,约占全部急性脑梗死的 10% ~ 20%。

5. **根据梗死病灶大小分型** ①大梗死:病灶横断面最大直径在 5cm 以上,超过 1 个脑叶;②中梗死:病灶横断面最大直径在 3.1 ~ 5.0cm,梗死小于 1 个脑叶;③小梗死:病灶横断面最大直径在 1.6 ~ 3.0cm;④腔隙性梗死:病灶横断面直径在 1.5cm 以下。

6. **根据病情程度分型** ①按照全国第四届脑血管病学术会议通过的《脑卒中患者临床神经功能缺损程度评分标准(1995 年)》分型:轻型(0 ~ 15 分)、中型(16 ~ 30 分)、重型(31 ~ 45 分)。②按照美国国立卫生院神经功能缺损评分划分:评分范围为 0 ~ 42 分,分数越高,神经受损越严重。正常(0 分);轻度(1 ~ 4 分);中度(5 ~ 15 分);中 - 重度(16 ~ 20 分);重度(21 ~ 42 分)。

7. **从梗死的定位分型** 多分为脑叶梗死、皮质下梗死、基底节区梗死、丘脑梗死、脑干(延髓、脑桥、中脑)梗死及小脑梗死。

8. **根据起病形式和病程分型** ①完全型:起病6小时内病情达高峰;②进展型:病情逐渐进展,数天达到高峰。

9. **临床分型** 根据临床表现、病情程度、病灶大小及闭塞血管等情况结合来分型,分作3种类型:①轻型脑梗死,表现为各种腔隙综合征,如纯运动性轻偏瘫、纯感觉性脑卒中、共济失调性轻偏瘫,瘫痪侧肌力多为3~4级等[多是由小动脉闭塞引起的腔隙性脑梗死(梗死灶直径<1.5cm)]。②中型脑梗死,出现相应的症状,梗死后瘫痪侧肌力多为1~2级(多由于颈内动脉或椎基底动脉的分支闭塞,导致相应的中度或小的脑梗死)。③重型脑梗死,第一种是由于前循环的颈内动脉梗死,侧支循环不能代偿,导致出现大脑中动脉和大脑前动脉缺血症状;或大脑中动脉主干闭塞,导致大面积脑梗死(超出1个脑叶,横断面直径在5cm以上),不仅出现偏瘫、偏身感觉障碍、失语等,更主要的是严重脑水肿,出现意识障碍,甚至脑疝,危及患者生命。第二种是后循环中基底动脉主干血栓形成,引起脑干梗死,表现为眩晕、恶心、呕吐及眼球震颤,病情进展迅速则出现延髓麻痹、四肢瘫、昏迷、中枢性高热、应激性溃疡、肺水肿,常导致死亡。第三种是小脑大面积梗死,容易引起枕骨大孔疝,从而导致死亡。大血管闭塞导致的重型脑梗死超早期不仅可以进行药物溶栓,也可以进行动脉介入取栓。小脑大面积梗死时患者虽然意识清醒,但容易发生脑疝。因此,要高度重视,积极治疗,防止脑疝的发生。

四 内外结合辨证

辨证诊断时,根据病情的轻重进行病类诊断,分为中经络和中脏腑。中经络是指发病后无神志障碍,中脏腑是指发病后有意识障碍。本病的常用辨证诊断参考《中医临床诊疗指南释义》、中国中西医结合学会神经科专业委员会2006年制订的《脑梗死和脑出血中西医结合诊断标准》、周仲瑛主编的《中医

内科学》、张伯礼主编的《中医内科学》及《实用中西医结合神经病学》的相关
辨证,同时结合"内部辨证"进行"内外结合辨证"。由于中医学习惯辨证与论
治合在一起叙述,此部分内容见第五节中西医结合治疗"内外结合辨证论治"
部分。

第五节　中西医结合治疗

　　脑梗死 - 中风的中西医结合治疗主要思路是分期分型治疗与内外结合辨
证论治相结合。西医治疗主要是针对脑梗死的病因、发病机制、病理生理、病
理改变、并发症、合并症等进行及时的处理及康复治疗。由于脑梗死 - 中风发
生、发展、恢复阶段及病情程度的不同,所以临证时要进行分期分型治疗。

　　由于引起脑梗死 - 中风的病因不同,发病后的阶段不同而出现不同的病
理变化,但多种病理变化常常同时存在。如高血压之肝阳上亢引起的脑梗死 -
中风,可能有阳亢的症状;脑梗死 - 中风的恢复期,脑动脉粥样硬化之痰湿证
仍然存在。由于多种证素同时并存,辨证论治时要考虑到证候的全面性,更需
要抓住主证。中西医结合内部辨证与外部辨证相结合,有利于抓住主证进行
论治。

　　脑梗死 - 中风分期分型必然伴有相应的病理改变,中医辨证反映了脑梗
死 - 中风某一阶段的病理变化,分期分型与辨证相结合体现了脑梗死 - 中风中
西医结合切入点。所以坚持分期分型治疗与中医内外结合辨证论治相结合,
取两者之长,有利于提高临床疗效。

 超早期

(一)西医常规治疗

脑血管阻塞以后血液供应的相应区域的脑组织迅速出现一个缺血中心的

坏死区及其周围的缺血性半暗带,此期如果迅速恢复缺血区血流,可以挽救缺血性半暗带,缩小脑梗死的面积。所以,超早期的溶栓、取栓实现血管再通是最根本的治疗方法。此期只要符合溶栓的适应证,就要分秒必争,开展溶栓或取栓治疗。但溶栓治疗存在溶栓后出血的风险,应该严格掌握适应证并牢记禁忌证。

适应证:①有缺血性脑卒中导致的神经功能缺损症状(诊断为缺血性脑卒中,脑功能缺损的体征持续存在超过 1 小时);②发病 4.5 小时以内(使用注射用阿替普酶或替奈普酶)或 6 小时以内(使用尿激酶);③年龄 ≥ 18 岁;④患者或家属签署知情同意书。

禁忌证:①头颅 CT 已经显示低密度灶,范围大于 1/3 大脑半球;②近 3 个月内有头颅外伤、手术、脑梗死病史;③有引起颅内出血倾向的征象,如血小板计数降低及凝血功能异常,血压升高:收缩压 ≥ 180mmHg 或舒张压 ≥ 100mmHg,严重心、肝、肾功能不全,主动脉弓夹层,严重糖尿病或低血糖等;④既往有颅内出血病史。

具体应用参考《中国急性缺血性脑卒中诊治指南 2018》和《中国急性缺血性脑卒中诊治指南 2023》:①静脉溶栓是血管再通的首选方法。如果该患者有静脉溶栓和血管内机械取栓的指征,应该先接受静脉溶栓治疗。②对于静脉溶栓无效的大动脉闭塞患者,只能在有条件的医院,在有效时间窗内,根据具体情况选择性进行血管内机械取栓治疗。③对静脉溶栓禁忌的部分患者,也只能在有条件的医院根据具体情况选择性进行血管内机械取栓治疗。④缩短发病到接受血管内治疗的时间有利于显著改善预后,在治疗时间窗内应尽早实现血管再通,不应因等待观察其他治疗的疗效而延误血管内机械取栓的时机。⑤对于发病后不同时间窗内的患者,如发病 6 小时内可以完成动脉穿刺的患者、距最后正常时间 6 ~ 16 小时的患者和 16 ~ 24 小时的患者,须在经严格临床及影像学评估后根据具体情况选择性进行血管内机械取栓治疗。⑥由后循环大动脉闭塞导致的严重脑卒中且不适合静脉溶栓的患者,须全面评估溶栓治疗的利弊,经过严格选择后方可在有条件的医院进行动脉溶栓。

⑦紧急动脉支架和血管成形术的获益尚未证实,应限于在临床试验的环境下评估利弊,并根据患者的意愿选择使用。

溶栓药物治疗方法:①尿激酶,(100 ～ 150)万 IU,溶于 100 ～ 200ml 的生理盐水中,持续静脉滴注 30 分钟。②注射用阿替普酶,剂量为 0.9mg/kg(最大剂量为 90mg),其中 10% 在最初 1 分钟内静脉推注,其余 90% 的药物溶于 100ml 生理盐水中,持续静脉滴注 1 小时。③替奈普酶,剂量 0.25mg/kg(最大剂量 25mg),静脉滴注。用药期间及用药后 24 小时内应严密监护患者。

(二)内外结合辨证论治

超早期溶栓、取栓是西医治疗的优势,但在西医溶栓后 24 小时内抗血小板聚集药的应用受到限制。临床上发现一些溶栓后的患者病情好转,但很快又出现病情加重的现象。所以,超早期溶栓可以结合中医辨证论治。但应注意,溶栓后 24 小时内及应用双重抗血小板聚集药物的患者使用活血化瘀中药的剂量要小。

超早期,脑动脉闭塞,血流停止,内部辨证属于血瘀证;结合外部辨证,则以下类型较多见。

1. **血瘀阻络证** 颈内动脉系统脑梗死 - 中风,在超早期,临床上常突然出现舌强语謇,偏侧无力,甚则半身不遂,或不语、口舌歪斜,或偏身麻木、肌肤不仁等,舌质暗红,舌苔薄白,脉弦或沉弦无力等。

治法:活血通络。

代表方:补阳还五汤加减。

常用药:黄芪、赤芍、当归、川芎、桃仁、红花、水蛭、地龙、僵蚕。溶栓后 24 小时内,去桃仁、水蛭、地龙,其他活血药用量宜小。如言语不清者,加石菖蒲、远志;如烦躁不安、脉滑数者,加黄芩、栀子等。

2. **血瘀阳亢证** 椎 - 基底动脉系统脑梗死 - 中风,在超早期,临床上常突然出现头晕目眩,恶心呕吐,或步履不正,或言语含糊不清、饮水呛咳,或肢体麻木,或偏侧无力,面红头痛,心烦易怒,小便黄,大便干,舌质暗红,苔薄黄,脉弦或弦数等。

　　治法:活血平肝。

　　代表方:通窍活血汤合天麻钩藤饮加减。

　　常用药:天麻、钩藤、牛膝、桑寄生、栀子、茯苓、赤芍、川芎、桃仁、红花、水蛭。溶栓后 24 小时内,去桃仁、水蛭,其他活血药用量宜小。如言语不利较重者,加胆南星、石菖蒲。

 急性期

　　脑血管的阻塞有一个发生、发展的过程,临床症状往往从轻到重,数小时或数天发展到高峰。不要忽视急性期的早期阶段轻型患者,他们更容易出现病情的加重。所以急性期的早期阶段要阻断血管阻塞的不断加重,应采用中西医结合治疗,从而阻止脑梗死 - 中风病灶的进一步扩大,以防病情加重。此时,中西药联合应用能够协同增效。

　　中医主要采用辨证治疗,对于中经络患者可以根据不同的病情进行内外结合辨证论治,这有利于阻止病情的发展。西医针对发病机制、病理生理进行治疗,如抗栓(抗血小板治疗、抗凝治疗、降纤治疗等)、他汀类药物的应用、脑保护、改善脑侧支循环,以及影响脑部供血的全身基础治疗(如调整血压、稳定血糖、营养支持)等常规治疗。

　　急性期高峰阶段,病情已经发展到高峰,轻型患者病情稳定,对于中经络轻、中型患者参照急性期的早期阶段的中西医结合治疗方案,应早期介入康复治疗和针灸治疗。中脏腑之重型、危重型患者脑水肿明显,容易出现脑疝,危及患者生命,且常伴有多种并发症。对于中脏腑之重症患者应在急性期的高峰阶段治疗的基础上做好对症处理,包括脑部病变的脑水肿、脑部病变造成的其他脏器的损害(如呼吸障碍等)、并发症(如消化道出血等)以及合并症(如心力衰竭等)。

(一)西医常规治疗

1. **抗栓治疗** 一般是指抗血小板聚集药、抗凝及降纤等药物的应用。抗血小板聚集药、抗凝或降纤药物对于已经形成的血栓或栓塞没有直接溶解作用,但有助于阻止已经形成的血栓的扩大,预防新的血栓或栓塞的形成,用于溶栓后的辅助治疗。注意抗栓治疗有轻度增加症状性颅内出血的风险。另外,应用抗凝药时,如果联合应用活血类中药可能升高 INR,要注意调整药物。

(1)抗血小板聚集药的应用参考《中国急性缺血性脑卒中诊治指南 2018》《中国急性缺血性脑卒中诊治指南 2023》和《中国缺血性脑卒中和短暂性脑缺血发作二级预防指南》。①溶栓治疗者,阿司匹林等抗血小板聚集药应在溶栓 24 小时后开始使用。如果患者存在其他特殊情况(如合并疾病),在评估获益大于风险后才可以考虑在阿替普酶静脉溶栓 24 小时内使用抗血小板聚集药。②不符合溶栓适应证且无禁忌证的非心源性栓塞性缺血性脑卒中患者应在发病后尽早给予口服阿司匹林 150 ~ 300mg/d。急性期后可改为预防剂量(75 ~ 100mg/d)。③不能耐受阿司匹林者,可根据具体情况可考虑选用氯吡格雷、西洛他唑、吲哚布芬等抗血小板聚集药。④对于发病 24 小时内且无禁忌证的非心源性轻型脑梗死患者(美国国立卫生研究院卒中量表评分 ≤ 3 分),可尽早给予阿司匹林联合氯吡格雷的双重抗血小板治疗,双抗治疗持续时间为 21 天,该疗法有益于降低发病 90 天内的脑卒中复发风险,但应密切观察出血风险。如患者已经完成 *CYP2C19* 基因检测,且为 *CYP2C19* 功能缺失等位基因携带者,可使用替格瑞洛和阿司匹林双重抗血小板治疗并维持 21 天。⑤对于非心源性栓塞性缺血性脑卒中患者,不推荐常规长期应用阿司匹林联合氯吡格雷抗血小板治疗。⑥对于伴有主动脉弓动脉粥样硬化斑块的缺血性脑卒中患者,可以根据具体情况选择性推荐抗血小板及他汀类药物治疗。⑦烟雾病患者发生缺血性脑卒中时,首先考虑颅内外血管重建手术治疗。不能接受手术治疗者,可以口服抗血小板聚集药治疗。长期服用抗血小板聚集药会增加出血风险,应引起注意并与患者沟通。

(2)抗凝治疗参考《中国急性缺血性脑卒中诊治指南 2018》《中国急性缺

血性脑卒中诊治指南 2023》《中国缺血性脑卒中和短暂性脑缺血发作二级预防指南》和《中国心房颤动患者卒中预防规范(2017)》。

一般缺血性脑卒中:①对于大多数急性缺血性脑卒中患者,不推荐早期无选择地进行抗凝治疗。②对于少数特殊急性缺血性脑卒中患者是否进行抗凝治疗,如放置心脏机械瓣膜的患者,须综合评估,可根据患者病灶大小、血压情况、肝肾功能等,并充分评估出血风险、致残性脑栓塞风险等。可在充分沟通后谨慎地选择使用。③特殊情况下溶栓后仍需抗凝治疗的患者,应在 24 小时后使用抗凝剂。④对于缺血性脑卒中伴有同侧颈内动脉严重狭窄的患者,使用抗凝治疗的疗效尚待进一步研究证实。⑤凝血酶抑制剂治疗急性缺血性脑卒中的有效性尚待更多研究进一步证实。目前这些药物只在临床研究环境中或根据具体情况个体化选择使用。

伴有心房颤动的心源性脑栓塞:应根据缺血的严重程度和出血转化的风险确定抗凝时机。①对于伴有心房颤动(包括阵发性房颤)的缺血性脑卒中患者,早期使用新型抗凝剂可能是安全的,在充分沟通、并评估卒中复发和出血风险后,可在卒中早期个体化启动新型抗凝剂治疗。②对于出血风险高的患者,应适当推后抗凝治疗。新型口服抗凝剂包括达比加群、利伐沙班、阿哌沙班以及依度沙班,选择何种药物应考虑个体因素。

其他心源性脑栓塞:根据病情确定抗凝治疗。①对于伴有急性心肌梗死的缺血性脑卒中患者,影像学检查发现左室壁血栓形成,或无左室壁血栓形成,但发现前壁无运动或异常运动,可以考虑给予 3 个月的华法林口服抗凝治疗(目标 INR 为 2.5,范围 2.1 ~ 3.0)。②对于有风湿性二尖瓣病变但无心房颤动及其他危险因素(如颈动脉狭窄)的缺血性脑卒中患者,推荐给予华法林口服抗凝治疗(目标 INR 为 2.5,范围 2.1 ~ 3.0)。③对于已使用华法林抗凝治疗的风湿性二尖瓣疾病患者,发生缺血性脑卒中后,不应常规联用抗血小板聚集药治疗。但在使用足够量的华法林治疗过程中仍出现缺血性脑卒中时,可加用阿司匹林抗血小板治疗,但要考虑到出血风险。④不伴有心房颤动的非风湿性二尖瓣病变或其他瓣膜病变的缺血性脑卒中患者,可以考虑抗血小板治疗。⑤对于植入人工心脏瓣膜的缺血性脑卒中患者,推荐长期给予华法林口服抗凝治疗。⑥对于已经植入人工心脏瓣膜的既往有缺血性脑卒中病史的患者,若出血风险低,也可在华法林抗凝的基础上加用阿司匹林,但长期应用注意出血风险。

(3)降纤治疗:对不适合溶栓且经过严格筛选的脑卒中患者,特别是高纤维蛋白原血症患者可选用降纤治疗。

2. 脑保护治疗   理论上,神经保护药物可以改善缺血性脑卒中患者的预后,动物实验也显示神经保护药物可以改善神经功能缺损程度。但临床上研究结论尚不一致,疗效还有待进一步证实。随机双盲安慰剂对照实验提示依达拉奉、依达拉奉右莰醇能够改善预后。依达拉奉右莰醇是在依达拉奉消除自由基基础上增加抗炎成分右莰醇。一项纳入1 165例受试者的多中心研究提示,依达拉奉右莰醇可显著改善急性缺血性卒中患者的90天功能评分。有研究认为,他汀类药物除具有降低低密度脂蛋白胆固醇的作用外,还具有神经保护等作用。一般认为:①神经保护剂的疗效与安全性尚需开展更多高质量的临床试验进一步证实。②缺血性脑卒中起病前已服用他汀类药物的患者,可以继续使用他汀类药物治疗。在急性期根据患者年龄、性别、脑卒中亚型、伴随疾病及耐受性等临床特征,确定他汀类药物治疗的种类及强度。③在临床工作中,可以根据研究结果,个体化选用依达拉奉右莰醇。

3. 改善脑循环   参考《中国急性缺血性脑卒中诊治指南2018》和《中国急性缺血性脑卒中诊治指南2023》。对于不能进行溶栓者,改善脑循环是促进病情恢复的重要手段,应早期进行。改善脑循环涉及的主要药物有丁苯酞、人尿激肽原酶、扩容剂等。丁苯酞是近年国内开发的Ⅰ类新药,主要作用机制为改善脑缺血区的侧支循环和微循环,保护线粒体的结构和功能。几项评价急性脑梗死患者口服丁苯酞的试验显示:丁苯酞治疗组神经功能缺损情况和生活能力均较对照组显著改善,安全性好。一项双盲双模拟随机对照试验对丁苯酞注射液和其胶囊序贯治疗组与奥扎格雷和阿司匹林先后治疗组进行比较,结果提示丁苯酞组功能结局优于对照组,无严重不良反应。人尿激肽原酶

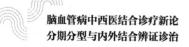
是近年国内开发的另一个Ⅰ类新药,具有改善脑动脉循环的作用。一项评价急性脑梗死患者静脉使用人尿激肽原酶的多中心随机双盲安慰剂对照试验显示:人尿激肽原酶治疗组的功能结局较安慰剂组明显改善,安全性好。一般主张:①对一般缺血性脑卒中患者,不推荐扩血管治疗。②依据随机对照试验结果,个体化应用丁苯酞、人尿激肽原酶。③对一般缺血性脑卒中患者,不推荐扩容治疗。④对于低血压或脑血流低灌注所致的急性脑梗死如分水岭脑梗死可考虑扩容治疗。但应注意若扩容治疗可能加重患者脑水肿、心力衰竭等并发症,则不推荐使用。

4. 对症治疗 脑梗死患者出现的内科系统并发症、合并症应按照内科相关系统疾病进行处理。但容易影响脑梗死病情变化的高血压、高血糖不容忽视。

(1)血压调整:参考《中国急性缺血性脑卒中诊治指南 2018》《中国急性缺血性脑卒中诊治指南 2023》和《中国缺血性脑卒中和短暂性脑缺血发作二级预防指南》。血压与脑部供血有关,应该加强重视。一般认为,①缺血性脑卒中发病后 24 小时内血压升高的患者应谨慎处理,应先处理紧张焦虑、疼痛、恶心呕吐及颅内压增高等情况。血压持续升高,收缩压 ≥ 200mmHg 或舒张压 ≥ 110mmHg,或伴有严重心功能不全、主动脉夹层、高血压脑病者,可予降血压治疗,并严密观察血压变化。必要时可静脉使用药物如乌拉地尔、拉贝洛尔、尼卡地平等,建议使用微量泵给予降血压治疗,避免使用引起血压急剧下降的药物。②准备溶栓及桥接血管内取栓者,血压应控制在收缩压 <180mmHg、舒张压 <100mmHg。对未接受静脉溶栓而计划进行动脉内治疗的患者血压管理可参照该标准,避免过度灌注和低灌注。③缺血性脑卒中,发病数天后病情稳定,如果血压持续 ≥ 140/90mmHg,应启动降血压治疗。④脑卒中后低血压的患者应积极寻找和处理原因,必要时可采用扩容升压措施。可静脉滴注 0.9% 氯化钠溶液以纠正低血容量,处理可能引起心排血量减少的心脏问题。

(2)血糖调整:缺血性脑卒中急性期高血糖对预后不利,低血糖可直接导致脑缺血损伤和水肿加重,应加强血糖监测。一般认为,①血糖值可控制在 7.8 ~ 10mmol/L,血糖超过 10mmol/L 时可给予胰岛素治疗;②血糖低于

3.3mmol/L 时可给予 10% ～ 20% 的葡萄糖溶液口服或静脉注射治疗,使血糖恢复正常。

(3)上消化道出血:是由胃、十二指肠黏膜出血性糜烂和急性溃疡所致。高龄和重症脑卒中患者急性期容易发生应激性溃疡,建议常规应用静脉抗溃疡药。对已发生上消化道出血的患者,应进行冰盐水洗胃,局部应用止血药(如口服或鼻饲云南白药、凝血酶等)治疗;出血量多引起休克者,必要时输注新鲜全血或红细胞成分。

(4)电解质紊乱:脑卒中时由于神经内分泌功能紊乱、进食减少、呕吐及脱水治疗等,常并发电解质紊乱,主要包括低钾血症、低钠血症和高钠血症。应对脑卒中患者常规进行电解质监测,对有意识障碍和进行脱水治疗的患者,尤其应注意电解质平衡。出现电解质紊乱时应积极纠正。

低钠血症的患者应根据病因分别治疗,注意补充电解质的速度不宜过快,以免引起脑桥中央髓鞘溶解症和加重脑水肿。高钠血症的患者应限制钠的摄入,严重的可给予 5% 的葡萄糖溶液静脉滴注,纠正高钠血症不宜过快,以免引起脑水肿。

(5)神经系统的主要并发症有脑水肿、梗死后出血、癫痫、肺炎、吞咽困难、排尿障碍与尿路感染、深静脉血栓形成与肺栓塞、压疮、营养支持、脑卒中后情绪障碍等。

1)大面积脑梗死,脑水肿常于发病后 3 ～ 5 天达到高峰。严重脑水肿和颅内压增高是急性重症脑梗死的常见并发症,容易发生脑疝而导致死亡。一般认为:①卧床,床头可抬高至 30° ～ 45°。避免引起颅内压增高的因素,如头颈部过度扭曲、激动、用力、发热、癫痫、呼吸道不通畅、咳嗽、便秘等。②使用甘露醇快速静脉滴注,可明显减轻脑水肿、降低颅内压,降低脑疝的发生风险;必要时也可用甘油果糖或呋塞米等。③对于发病 48 小时内、60 岁以下的恶性大脑中动脉梗死伴有严重颅内压增高的患者,经积极药物治疗病情仍加重的,尤其是意识水平降低的患者,可请脑外科会诊考虑是否行减压术。60 岁以上患者手术减压可降低死亡和严重残疾的风险,但独立生活能力并不会显著改善。因此应更加慎重,可根据患者年龄及患者家属对这种可能结局的价值判断意见来选择是否手术。④对压迫脑干的大面积小脑梗死患者可请脑外科会诊协助处理。⑤不推荐使用糖皮质激素(常规或大剂量)治疗缺血性脑卒中引起的脑水肿或颅内压增高。⑥不推荐在缺血性脑水肿发生时使用巴比妥类药物。常用的降颅内压药物为甘露醇、呋塞米和甘油果糖等。

20% 甘露醇的常用剂量为 125 ~ 250ml,静脉滴注,每 6 ~ 8 小时 1 次;心肾功能不全者,改用呋塞米 20 ~ 40mg 静脉注射,每 6 ~ 8 小时 1 次;甘油果糖也是一种高渗溶液,可酌情同时应用,常用剂量为 250ml,静脉滴注,每日 1 ~ 2 次。还可用注射用七叶皂苷钠和白蛋白辅助治疗。

2)梗死后出血(出血转化):常见于心源性栓塞、大面积脑梗死后、溶栓后等。①症状性出血转化,停用抗血小板聚集药、抗凝药物等致出血药物;与抗凝和溶栓相关的出血处理可参见《中国脑出血诊治指南》。②对需要抗栓治疗的患者,可于症状性出血转化病情稳定后 10 天至数周后开始抗栓治疗,应权衡利弊;对于再发血栓风险相对较低或全身情况较差者,可用抗血小板聚集药代替华法林。

3)癫痫:脑卒中后癫痫发作容易加重病情。①不推荐预防性应用抗癫痫药物。②脑卒中后 7 天内孤立发作 1 次,通常不用抗癫痫药物。③脑卒中后 7 天内发作 2 次及以上者,推荐使用抗癫痫药物治疗,但急性期痫性发作控制后,不建议长期使用抗癫痫药物。④脑卒中 7 天后发作的癫痫,建议按癫痫常规处理进行长期药物治疗。⑤脑卒中后癫痫持续状态,建议按癫痫持续状态的治疗原则处理。

4)肺炎:①早期评估和治疗吞咽困难和误吸问题,特别要注意预防肺炎。②疑有肺炎的发热患者应根据病因给予抗感染治疗,但不推荐预防性使用。

5)吞咽困难与营养支持:脑干梗死或双侧脑梗死容易出现吞咽困难,脑梗死后由于呕吐或不能进食而容易引起脱水及营养不良,可导致病情加重,神经功能恢复减慢。为防治脑卒中后肺炎与营养不良,应重视吞咽困难及营养状态的评估与处理,必要时记录出入量,以便进行处理。①建议于患者进食前采用饮水试验进行吞咽功能评估。②正常经口进食者无须额外补充营养。③吞咽困难或不能进食且短期内不能恢复者可早期鼻饲进食,吞咽困难长期不能恢复者可行胃造口进食。

6)排尿障碍:排尿障碍在脑卒中早期很常见,主要包括尿失禁或尿潴留。尿失禁或尿潴留留置导尿管的患者容易继发尿路感染。①建议对排尿障碍进行早期评估和康复治疗,记录排尿日记。②尿失禁者应尽量避免留置导尿管,可定时使用便盆或便壶,白天每 2 小时 1 次,晚上每 4 小时 1 次。③尿潴留者应测定膀胱残余尿,排尿时可在耻骨上方施压或配合针灸促进排尿。必要时可间歇性导尿,留置导尿管。④有尿路感染者应根据病情决定是否抗感染治疗,但不推荐预防性使用抗生素。

7)深静脉血栓形成和肺栓塞:①鼓励患者尽早活动、抬高下肢;尽量避免下肢,尤其瘫痪侧下肢静脉输液。②不推荐卧床患者常规使用预防性抗凝治疗(皮下注射低分子量肝素或普通肝素)。③对已发生深静脉血栓形成及肺栓塞高风险且无禁忌证者,可给予低分子量肝素或普通肝素治疗,有抗凝禁忌证者给予阿司匹林治疗。④对于制动患者可联合间歇加压治疗(交替式压迫装置)和药物(如阿司匹林)预防深静脉血栓形成和肺栓塞。⑤对于合并深静脉血栓形成或肺栓塞的患者,建议相关科室会诊协助诊治。

5. **康复治疗**　急性期康复治疗的时机为病情稳定(生命体征稳定,症状、体征不再进展)48 小时后,可根据病情的程度采取不同的康复方式。如瘫痪完全者可进行早期良肢位摆放、体位转换和关节活动度训练等,预防可能发生的压疮、关节肿胀、下肢静脉血栓形成、尿路感染和呼吸道感染等并发症;同时可进行相关的床边康复治疗(如言语、吞咽、呼吸功能)。病情轻者,可以进行床边康复、早期离床期的康复训练,康复训练应以循序渐进的方式进行,必要时在监护条件下进行。

(二)内外结合辨证论治

脑梗死 - 中风的急性期,缺血进一步发展,脑组织肿胀、坏死、液化,内部辨证为血瘀痰湿证;结合外部辨证,则以下类型较常见。

1. **中经络**

(1)痰瘀阻络证:颈内动脉系统脑梗死-中风的急性期,临床上超早期血瘀阻络证出现的舌强语謇,偏侧无力,甚则半身不遂,或不语、口舌歪斜,或偏身麻木、肌肤不仁等症持续存在或加重,伴有口角流涎,胸闷痰多,食少纳呆,舌质暗红,苔白腻,脉弦或滑。

治法:化痰祛湿,活血通络。

代表方:二陈汤合补阳还五汤加减。

常用药:法半夏、陈皮、茯苓、胆南星、赤芍、川芎、红花、地龙、水蛭、僵蚕、黄芪、黄芩。对于应用双重抗血小板聚集药物者,去水蛭、地龙,其他活血化瘀药用量宜小。若有头晕,去黄芪加天麻、生石决明;若失眠,加柏子仁、夜交藤;若急躁易怒,加白芍、珍珠母;若大便不通,加大黄、玄参,中病即止。

(2)痰瘀阳亢证:椎-基底动脉系统脑梗死-中风急性期,临床上超早期血瘀阳亢证出现的头晕目眩,呕吐痰涎,步履不正,甚至言语含糊,吞咽困难,饮水呛咳等症状持续存在或加重,伴有面红,或头痛,心烦易怒,舌质暗红或红,苔黄腻或白腻,脉弦或滑或弦数。

治法:化痰祛湿,活血平肝。

代表方:二陈汤、补阳还五汤合天麻钩藤饮加减。

常用药:法半夏、陈皮、茯苓,胆南星、天麻,钩藤、桑寄生、栀子、赤芍、川芎、红花、地龙、水蛭。对于应用双重抗血小板聚集药物者,去水蛭、地龙,其他活血化瘀药用量宜小。若失眠,加柏子仁、夜交藤;若呃逆不止,加旋覆花、柿蒂;如大便不通,加大黄、玄参,中病即止。

2. **中脏腑** 颈内动脉系统的颈内动脉或大脑中动脉主干闭塞,或椎-基底动脉系统的主干闭塞,或影响脑干网状结构的梗死病情较重,常出现中脏腑,患者意识障碍。

(1)痰瘀蒙神证:脑梗死-中风急性期,临床上在痰瘀阻络证或痰瘀阳亢证的基础上出现神志昏蒙,甚至昏仆,不省人事,痰涎壅盛,面白唇黯,半身不遂,静卧不烦,大小便闭或失禁,舌质暗红,苔白腻,脉滑或弦等。

治法:活血祛瘀,化痰开窍。

代表方:导痰汤合通窍活血汤加减。

常用药:法半夏、陈皮、茯苓、胆南星、石菖蒲、郁金、赤芍、川芎、桃仁、红花、丹参等。对于应用双重抗血小板聚集药物者,活血化瘀药用量宜小。若呃逆者,加柿蒂、旋覆花;若大便不通,加大黄、玄参,中病即止;若有呕血、便血,则暂停口服中药。

(2)痰瘀热闭证:脑梗死 - 中风急性期,在痰瘀阻络证或痰瘀阳亢证的基础上出现神志昏蒙,甚至昏仆,不省人事,半身不遂,烦躁乱动,或肢体强痉拘急,面赤身热,气粗口臭,痰涎壅盛,大小便闭或失禁,甚则抽搐,舌质红,苔黄腻,脉弦数或滑数等。

治法:清热活血,化痰开窍。

代表方:涤痰汤、通窍活血汤合安宫牛黄丸加减。

常用药:法半夏、茯苓、胆南星、石菖蒲、郁金、赤芍、红花、地龙,加用安宫牛黄丸。对于应用双重抗血小板聚集药物者,活血化瘀药用量宜小。若呃逆不止,加旋覆花、柿蒂;若出现抽搐,加僵蚕、全蝎、蜈蚣、羚羊角粉(冲兑);若大便不通,加大黄、玄参,中病即止;若有呕血、便血,则暂停口服中药。

(3)元气败脱证:多为大面积脑梗死 - 中风,病情危重,多在痰瘀蒙神证或痰瘀热闭证的基础上病情恶化,正不胜邪,元气败脱,出现昏愦不知,目合口张,鼻鼾息微,四肢松懈弛缓性瘫痪,肢冷,汗多,大小便自遗,舌质紫暗,苔白腻,脉微。属于危证,多难救治。

治法:回阳固脱。

代表方:参附汤(临床上常用参附注射液)。

常用药:人参大补元气,附子温肾壮阳,二药合用益气回阳固脱。

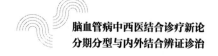 **恢复期**

　　脑梗死 - 中风恢复期病情稳定,脑水肿消退,可分为恢复早期、恢复中期、恢复后期。恢复期联合运用中药和针灸治疗,可以发挥中医治疗的优势。脑梗死 - 中风恢复期西医主要运用康复治疗以及预防再中风措施。所以,恢复期中西医结合治疗主要是中医内外结合辨证论治和西医康复治疗,配合针灸治疗,坚持二级预防。

(一)西医常规治疗

　　1. **康复治疗**　主要参照《中国脑卒中早期康复治疗指南》。恢复早期的康复治疗,主要在康复科或康复中心进行。可根据病情程度的不同分别采用床上与床边活动,坐位活动,站立活动,步行、肌力、肌张力的康复训练,训练强度要根据患者的体力、耐力和心肺功能情况来确定。有言语功能障碍、认知功能障碍、吞咽困难等症状的患者应进行相应的康复治疗。

　　恢复中、后期的康复治疗,对于肌张力增高明显者,主要是抑制痉挛,纠正异常运动模式,结合日常生活活动进行上肢和下肢实用功能的强化训练。可采用抗痉挛肢位、关节活动度训练、痉挛肌肉缓慢牵伸、夹板疗法等方法,可以缓解肢体的痉挛。当痉挛影响肢体功能时,可使用替扎尼定、丹曲林和巴氯芬等口服抗痉挛药。如有言语障碍、认知障碍、吞咽困难等,仍需继续进行相应的康复治疗。

　　后遗症期的康复治疗,应加强代偿性功能训练,包括矫形器、步行架和轮椅等的应用,以满足日常生活的需要。同时注意防止异常肌张力和挛缩的进一步加重,避免废用综合征,帮助患者下床锻炼,进行适当的户外活动。

　　2. **预防治疗**　脑梗死 - 中风恢复期的预防属于二级预防,主要对引起脑梗死 - 中风的危险因素、病因、发病机制进行干预,危险因素及病因的防治参见第八章第一节脑血管病的一级预防部分,发病机制的干预具体参考急性期西医常规治疗的抗栓治疗部分。

（二）内外结合辨证论治

脑梗死 - 中风恢复期,脑组织萎缩,内部辨证为髓亏肾虚证;结合外部辨证,则以下类型较常见。

1. **肾虚络瘀证** 病情恢复期,在急性期的基础上,意识障碍、半身不遂等逐渐减轻,但患侧肢体渐渐出现僵硬,肌肉萎缩,甚至拘挛变形,心悸自汗,气短乏力,手足肿胀,肢体疼痛,舌质暗红,苔薄白,脉弦或沉而无力等。

治法:滋补肝肾,益气通络。

代表方:地黄饮子合补阳还五汤加减。

常用药:生地黄、山茱萸、巴戟天、肉苁蓉、黄芪、赤芍、当归、川芎、红花、丹参、地龙。对于应用双重抗血小板聚集药物者,活血化瘀药用量宜小。若言语不利明显者,加石菖蒲、远志;若偏瘫日久,可选择性加蜈蚣、金钱白花蛇、乌梢蛇等虫类药;若疼痛麻木者,加乌梢蛇、蜈蚣、桑枝;若手足肿胀甚者,加茯苓、泽泻、薏苡仁、防己;若失眠多梦者,加珍珠母、龙齿、夜交藤、茯神;若小便失禁者,加桑螵蛸、益智仁;若大便秘结者,加火麻仁、郁李仁。

2. **肾虚阳亢证** 病情恢复期,头晕目眩、走路不稳等症状逐渐减轻,兼有面红或头痛,心烦易怒,少眠多梦,舌质红,少苔,脉弦或弦细或弦数等。

治法:滋补肝肾,平肝潜阳。

代表方:地黄饮子合天麻钩藤饮加减。

常用药:干地黄、肉苁蓉、麦冬、天麻、钩藤、栀子、黄芩、夜交藤、茯苓、赤芍、当归、川芎。对于应用双重抗血小板聚集药物者,活血化瘀药用量宜小。有呃逆者,加旋覆花、法半夏、柿蒂;若小便失禁者,加桑螵蛸、益智仁;若大便秘结者,加火麻仁、郁李仁等。

四 中西医结合治疗的安全性问题

中西药物联合应用,具有增效和增加不良反应的两面性。所以,对于溶栓后 24 小时内或应用双重抗血小板聚集药物的患者,使用中药活血化瘀药物时应注意种类不宜过多,用量宜小。中医的辨证论治有利于克服长期应用一个方剂或一种药物的弊端,但脑梗死 - 中风的恢复期和预防性治疗需要长期用药,容易忽视不良反应的发生。尤其注意抗血小板药物、抗凝药物合用中药活血化瘀药物,中西药物的合用具有协同作用。所以,脑梗死 - 中风患者要定期复诊,必要时进行相应的实验室检查,根据病情及时调整药物,防止或减少不良反应的发生。

第六节　预后和预防

 预后

影响预后的因素较多,最重要的是神经功能缺损的严重程度,其他还包括患者的年龄及脑卒中的病因等。本病急性期的病死率为 5% ~ 15%,存活的患者总致残率约为 50%。中西医结合治疗能够提高疗效,降低致残率。

二 预防

预防脑梗死 - 中风需要做好一级预防和二级预防。一是做好一级预防,即通过早期改变不健康的生活方式,积极主动地控制各种危险因素,如防治动脉粥样硬化,应用他汀类药物;对于与重度颈动脉狭窄(>70%)相关的 TIA 发作者,在有条件的地方可以考虑行颈动脉内膜切除术或血管内介入治疗;控制高血压,防治高脂血症、高血糖、高同型半胱氨酸血症、心房颤动、高凝状态,适度锻炼,戒烟限酒等,从而达到使脑血管病不发生或者推迟发生的目的。二是做好二级预防,针对引起脑梗死的发病机制进行干预。对于大多数非心源性缺血性脑卒中及 TIA 患者,建议使用抗血小板聚集药治疗,可以应用小剂量阿司匹林,或氯吡格雷,或吲哚布芬等。但对于新发生的缺血性脑卒中或 TIA,

可以给予阿司匹林联合氯吡格雷双重抗血小板治疗，持续时间在 3 周内。如果存在颅内大动脉粥样硬化性严重狭窄 (70% ～ 99%)，双抗治疗持续时间也不要超过 3 个月。不推荐一般患者长期双抗治疗。对于脑梗死伴有心房颤动的患者，一般推荐抗凝治疗。

参考文献

[1] 吴江，贾建平 . 神经病学 [M]. 3 版 . 北京 : 人民卫生出版社 , 2016 :179-191.

[2] 贾建平，陈生弟 . 神经病学 [M]. 7 版 . 北京 : 人民卫生出版社 , 2013 :175-188.

[3] 陈志强，杨文明 . 中西医结合内科学 [M]. 4 版 . 北京 : 中国中医药出版社 , 2021 :693-709.

[4] 孙怡，杨任民，韩景献 . 实用中西医结合神经病学 [M]. 2 版 . 北京 : 人民卫生出版社 , 2011 :376-409.

[5] 周仲英 . 中医内科学 [M]. 2 版 . 北京 : 中国中医药出版社 , 2007 :304-315.

[6] 张伯礼，吴勉华 . 中医内科学 [M]. 4 版 . 北京 : 中国中医药出版社 , 2017 :127-134.

[7] 高颖 . 中医临床诊疗指南释义·脑病分册 [M]. 北京 : 中国中医药出版社 , 2015 :65-75.

[8] 中华医学会神经病学分会，中华医学会神经病学分会脑血管病学组 . 中国急性缺血性脑卒中诊治指南 2018[J]. 中华神经科杂志 , 2018, 51(9): 666-682.

[9] 中华医学会神经病学分会 . 2016 版中国脑血管病诊治指南与共识 [M]. 北京 : 人民卫生出版社 , 2016 :57-73.

[10] 杨文明 . 中西医结合神经病学临床研究 [M]. 北京 : 人民卫生出版社 , 2019: 136-155.

[11] 中华医学会神经病学分会，中华医学会神经病学分会脑血管病学组 . 中国各类主要脑血管病诊断要点 2019[J]. 中华神经科杂志 , 2019, 52(9): 710-715.

[12] 中国中西医结合学会神经科专业委员会 . 中国脑梗死中西医结合诊治指南 (2017)[J]. 中国中西医结合杂志 , 2018, 38(2): 136-144.

[13] 中华医学会神经病学分会，中华医学会神经病学分会脑血管病学组，中华医学会神经病学分会神经血管介入协作组 . 中国急性缺血性脑卒中早期血管内介入诊疗指南

2018[J]. 中华神经科杂志 , 2018, 51(9): 683-691.

[14] 中华医学会神经病学分会 , 中华医学会神经病学分会脑血管病学组 . 中国缺血性脑卒中和短暂性脑缺血发作二级预防指南 2014[J]. 中华神经科杂志 , 2015, 48(4): 258-273.

[15] 张澍 , 杨艳敏 , 黄从新 , 等 . 中国心房颤动患者卒中预防规范 (2017)[J]. 中华心律失常学杂志 , 2018, 22(1): 17-30.

[16] 中国卒中学会 . 中国脑血管病临床管理指南 [M]. 北京 : 人民卫生出版社 , 2019: 153-288.

[17] 中华医学会神经病学分会 中华医学会神经病学分会脑血管病学组 . 中国急性缺血性脑卒中诊治指南 2023[J]. 中华神经科杂志 ,2023 ,57(6):523-545.

第十二章

短暂性脑缺血发作 - 小中风

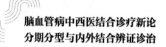

短暂性脑缺血发作(TIA)是由脑或视网膜局灶性缺血引起的短暂性神经功能缺损性疾病,临床症状多持续 10 ～ 15 分钟,一般不超过 1 小时;不遗留神经功能缺损症状和体征;影像学(CT、MRI)检查无责任病灶。凡是神经影像学检查发现有神经功能缺损对应的明确病灶者不能称 TIA,许多传统的 TIA 病例实际上是小卒中。

TIA 占同期缺血性脑血管病的 7% ～ 45%,如果不及时治疗,可随时发展为脑梗死,从而导致残疾。所以,本病应做到早诊断、早治疗。但西医治疗主要是针对病因和发病机制进行干预,由于 TIA 的病因难以消除,所以虽经治疗仍有患者发展为脑梗死。

TIA 类似于中医小中风,风动频频,风动不已,小动不休,症状时发时止。其病因病机与中风的病因病机一致。

中西医结合病名采用了短暂性脑缺血发作和小中风联合诊断的方式,诊断为"短暂性脑缺血发作 - 小中风(TIA- 小中风)"。这种方式能够发挥两种病名的作用。

第一节　病因病理

 西医病因与发病机制

(一)病因

主要病因有血管病变,如颈颅动脉粥样硬化、动脉狭窄、动脉炎;各种栓子栓塞脑血管,如心脏疾病之心房颤动、风湿性二尖瓣病变、人工机械瓣膜等造成的栓子;血液成分改变的高凝状态等。

(二)发病机制

1. 血流动力学改变　在颈部或颅内动脉粥样硬化性或动脉炎性管腔狭

窄的基础上,当出现低血压或血压波动时,病变血管低灌注,血流减少,出现一过性脑缺血症状;在血压回升后,局部脑血流恢复正常,TIA 的症状消失。此型 TIA 的症状可能刻板,发作频率高,持续时间短,每次小于 10 分钟。

另外,脑动脉盗血综合征也会引起一过性脑缺血发作。当无名动脉和锁骨下动脉狭窄或闭塞时,上肢活动可能引起椎动脉的锁骨下动脉盗血现象,导致椎 - 基底动脉系统 TIA- 小中风。

2. **微栓塞形成**　来源于颈部和颅内大动脉,尤其是动脉分叉处的动脉粥样硬化斑块破裂后栓子脱落;或心脏疾病如心房颤动、风湿性二尖瓣病变、人工机械瓣膜的微栓子脱落,随血液流入脑动脉,阻塞远端血管而产生临床症状。在微栓子崩解或向血管远端移动后,局部血流恢复,症状消失。

微栓塞型 TIA- 小中风可能症状多变,发作频率不高,数周或数月发作 1 次,每次发作持续时间较长,可达数十分钟甚至 1 小时。如果持续时间超过 30 分钟,则提示栓子较大,可能来源于心脏。

3. **血液成分改变**　血液成分的改变,如真性红细胞增多症,血液中的有形成分在脑部微血管中淤积,阻塞微血管,也可导致 TIA。其他血液系统疾病如贫血、白血病、血小板增多症、异常蛋白血症、血纤维蛋白原含量增高和各种原因所致的血液高凝状态等都可能引起 TIA。

中医病因病机

小中风的表现类似于中风先兆,病因病机与脑梗死的病因病机基本一致。由于多种原因引起阴虚阳亢,煎熬津液成痰,如烦劳过度,耗气伤阴;或纵欲过度,房事不节,肾精亏损;或机体虚弱,如素体阴亏,阳盛火旺;或年老体衰,肝肾阴虚等。也可由于情志所伤,五志过极,心肝火盛,灼阴生痰,痰热侵袭脑脉;或饮食不节,脾失健运,聚湿生痰,痰湿内盛,痰郁化热,侵袭脑脉。

随着病情的发展,脑脉痰热,日久脑脉狭窄,影响血行,甚至引起脑脉闭塞,血流停止而形成血瘀。血瘀一旦形成,则又可成为致病因素,瘀血阻滞经络,经气运行不利,出现偏侧肢体无力,言语不清;或血瘀阻滞清窍,清阳不展,气机逆乱,阳亢于上,出现头晕、走路不稳等症。本病患者机体正气未衰,正气抗邪,瘀血消散,症状缓解。正邪相争,容易反复发作。

也有因劳累过度,或久病失养,或年高脏气衰弱,心气不足,心动失常,鼓动无力,气虚血瘀而发为小中风者。

第二节　临床表现

 一般表现

TIA-小中风好发年龄为 50 ～ 70 岁,患者多伴有高血压、糖尿病、血脂异常等脑血管病的危险因素;或有动脉粥样硬化、心脏病、血液成分异常等病因。

突然起病,迅速出现局灶性神经系统或视网膜的功能缺损,如单瘫或偏瘫、言语障碍、眩晕、复视、共济失调等,一般持续 10 ～ 15 分钟,多在 1 小时内恢复,最长不超过 24 小时,不遗留神经功能缺损体征。

多有反复发作的病史,每次发作时的临床表现基本相似。椎-基底动脉系统 TIA-小中风更易反复发作。TIA-小中风的症状多种多样。由于 TIA-小中风的发病机制主要是微栓塞或血流动力学异常,一般引起脑动脉的远端血管闭塞,所以症状比较轻,出现偏侧肢体无力、麻木,言语不利,或头晕、复视、走路不稳等。具体的临床表现与受累血管分布有关。

 不同血管系统 TIA-小中风的症状

(一)颈内动脉系统 TIA-小中风

颈内动脉主要分出眼动脉、大脑中动脉、大脑前动脉。大脑中动脉和大脑前动脉均有主干、皮质支和深穿支。TIA-小中风由主干血管闭塞引起的比较少,所以大脑中动脉供血区的 TIA- 小中风可出现对侧肢体的单瘫、轻偏瘫,可伴有偏身感觉障碍,优势半球常有失语和失用,非优势半球可出现空间定向障碍。大脑前动脉供血区缺血可出现对侧下肢无力、人格改变和情感障碍等。

(二)椎 - 基底动脉系统 TIA- 小中风

椎 - 基底动脉主要由椎动脉(椎动脉分出小脑后下动脉)和基底动脉组成。基底动脉又分出脑桥支、迷路动脉和大脑后动脉,供应脑干、小脑、丘脑、枕叶及颞叶的血液。基底动脉缺血后最常见的表现是眩晕、平衡障碍、眼球运动异常和复视。眩晕伴有耳鸣的多是由迷路动脉缺血所致,不伴有其他后循环缺血的孤立性眩晕多不是 TIA- 小中风。可有交叉性感觉障碍,表现为病变侧面部及对侧半身感觉障碍;也可有交叉性瘫痪,表现为病变侧脑神经麻痹和对侧肢体瘫痪。可以有脑干下部网状结构缺血,表现为下肢突然失去张力而跌倒,无意识丧失,常可很快自行站起,有时见于患者转头或仰头时;也可有短暂性全面性遗忘,表现为发作时出现短时间记忆丧失,对时间、地点定向障碍,但谈话、书写和计算能力正常,一般持续数小时,然后完全好转,不遗留记忆损害。其发病机制仍不十分清楚,部分发病可能是由大脑后动脉颞支缺血累及边缘系统的颞叶海马、海马旁回和穹隆所致。少数患者出现双眼视力障碍,这是由于双侧大脑后动脉距状沟支缺血累及枕叶视皮质,从而引起暂时性皮质盲。

第三节　辅助检查

 ## 实验室检查

血常规、血液流变学、血脂、血糖、同型半胱氨酸、肝肾功能等检查,对查找 TIA- 小中风的危险因素、病因、发病机制,判定预后及预防治疗具有重要价值。

二 常规头颅 CT 检查

头颅 CT 检查一般正常,有时可发现缺血病灶,虽然与本次发作无关,但有助于支持诊断。头颅 CT 检查更主要的目的是排除脑出血,便于及时治疗。

三 头颅 MRI 检查

头颅 MRI 检查一般正常,但在 TIA- 小中风发作时,PWI 可显示脑局部缺血性改变。

四 血管检查

血管检查的目的是评估血管情况,有利于支持诊断、评估病情及进行预防。

(一)超声检查

1. **颈动脉超声** 可以对颈动脉和椎 - 基底动脉的颅外段进行检查,常可显示动脉粥样硬化斑块和狭窄。

2. TCD 可发现颅内大动脉狭窄或闭塞,评估侧支循环的情况,进行微栓子监测。

(二)MRA 检查

MRA 可以初步了解颅内血管硬化、狭窄或闭塞情况,有助于诊断和采取预防措施。

(三)CTA 检查

CTA 为无创性血管成像技术,但需要静脉注射对比剂。CTA 检查可以比

MRA 更进一步了解脑部血管动脉粥样硬化和狭窄等情况。

（四）DSA 检查

DSA 是评估颅内外血管病变最为准确的诊断方法，但其为有创性检查，其严重并发症的发生率为 0.5% ~ 1.0%。DSA 检查一般在 CTA 检查的基础上，分析判断需要介入或手术治疗后方可进行。

第四节　诊断

 诊断依据

TIA- 小中风的诊断主要依靠病史和辅助检查，因为大多数 TIA- 小中风患者在就诊时临床表现已经消失。主要诊断依据：①有相关的危险因素及病因，如老年人，常有高血压、糖尿病、高脂血症、吸烟、肥胖、颈颅动脉粥样硬化、心脏病尤其是心房颤动等。②突然发病，出现局灶性脑损害症状，而且症状符合颈内动脉系统或椎 - 基底动脉系统及其分支缺血后的表现，持续数分钟或数小时，24 小时内完全恢复。③辅助检查，头颅 CT 和 MRI 正常或未显示责任病灶，但可以发现陈旧性脑梗死。血管检查可以发现颈颅动脉粥样硬化、狭窄、闭塞的情况。④排除其他相关疾病。

 鉴别诊断

（一）梅尼埃病（Meniere disease）

好发于中年人，表现为反复发作性眩晕伴恶心、呕吐，一侧耳鸣，耳内胀满感，有自发性眼震，每次持续数小时。随着发作次数的增多，患者逐渐出现听力减退。冷热水试验可见前庭功能减退或消失。

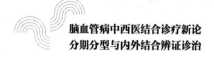
(二)心脏疾病

如阿-斯综合征,严重心律失常如室上性心动过速、室性心动过速等,患者可因为全脑供血不足而出现意识丧失。心电图、超声心动检查可有异常发现。

(三)多发性硬化

多发性硬化的发作性症状可表现为构音障碍、共济失调等,类似于 TIA-小中风。多发性硬化在 50 岁以上的患者中少见,头颅 MRI 检查可发现脱髓鞘病灶。

(四)某些颅内接近皮质或皮质内的占位性病变

如脑膜瘤和脑转移瘤等,也会引起近似于 TIA- 小中风的症状,头颅 CT 和 MRI 结果显示有相应的病灶。

(五)慢性硬膜下血肿和小灶性脑出血

也可以出现 TIA- 小中风的症状,头颅 CT 和 MRI 结果显示有相应的病灶。

临床分期与分型

(一)临床分期

1. **高风险期** 发病后 7 天内。
2. **相对稳定期** 发病 7 天后。

(二)临床分型

1. **病因分型**

(1)颈颅动脉粥样硬化所致 TIA- 小中风:具有脑血管病的危险因素,如高血压、高脂血症、糖尿病、老年体衰等。在这些基础疾病的基础上突然出现局灶性神经功能缺损症状。

(2)心源性 TIA- 小中风:发病前有瓣膜性心脏病病史,突然出现局灶性神经功能缺损症状。

(3)高凝状态:血液成分的改变,如真性红细胞增多症,血液中的有形成分在脑部微血管中淤积,阻塞微血管,也可导致 TIA- 小中风。其他血液系统疾病如贫血、白血病、血小板增多症、异常蛋白血症、血纤维蛋白原含量增高和各种原因所致的血液高凝状态等都可能引起 TIA- 小中风。

2. **病情程度分型** 与发作的程度和危险因素有关。

(1)轻型:发作时单纯言语障碍,没有危险因素或不超过1种的危险因素(如年龄大于 60 岁、高血压、糖尿病、颈颅动脉粥样硬化及狭窄 ≥ 50%)。

(2)重型:发作时单侧的肢体无力,或伴有言语障碍,至少有两种危险因素(如年龄大于 60 岁、高血压、糖尿病、颈颅动脉粥样硬化及狭窄 ≥ 50%)。

四 内外结合辨证

本病的外部辨证诊断参考《中医临床诊疗指南释义》《实用中西医结合神经病学》和《中西医结合内科学》,同时结合内部辨证进行内外结合辨证,参见治疗部分。

第五节　中西医结合治疗

TIA- 小中风是脑卒中的高危因素,尤其是发病后 7 天内为高风险期,发生脑梗死的概率较高,须对其进行积极治疗,但要遵循个体化和整体化原则。

治疗的目的是减少或终止发作,防止发展为脑梗死。高风险期的重型患者要选择住院治疗。住院后要进行综合治疗,尤其是病因及发病机制的干预。

血流动力学改变所致 TIA- 小中风

（一）高风险期

血流动力学改变所致 TIA- 小中风高风险期应首先稳定血压。低血压者应及时纠正，保证有效的脑血液供应。低血压者必要时扩容，应用低分子右旋糖酐 500ml 静脉滴注。高血压者防止血压降得过低，应用长效稳定的抗高血压药。同时应用抗血小板聚集药及他汀类药物，抗血小板聚集药如阿司匹林、氯吡格雷、吲哚布芬等。阿司匹林每日 300mg，连用 1 周。他汀类药物如阿托伐他汀钙片，20mg，每晚 1 次。

（二）相对稳定期

高血压患者在考虑高龄、基础血压、平时用药、可耐受性的情况下，血压目标一般为 ≤ 140/90mmHg。糖尿病伴有高血压的患者血压宜控制在更低水平，一般为 ≤ 130/85mmHg，同时要控制好血糖，应用抗血小板聚集药和他汀类药物。

与发病有关的颈颅动脉粥样硬化血管严重狭窄者，可以评估其是否进行介入治疗。

 微栓子性 TIA- 小中风

（一）动脉硬化性微栓子 TIA- 小中风

1. **抗血小板聚集药** 动脉粥样硬化斑块、附壁血栓引起的微栓子性 TIA-小中风应用抗血小板聚集药，可以减少微栓子的产生，减少 TIA- 小中风的复发。如阿司匹林、氯吡格雷。阿司匹林通过抑制环氧化酶来抑制血小板聚集，但注意长期服用对消化道有刺激性，严重时可致消化道出血。氯吡格雷是腺苷二磷酸诱导血小板聚集的抑制剂，与阿司匹林相比，其致上消化道出血的发生率显著降低。

(1)高风险期:动脉硬化性微栓子 TIA- 小中风危险期,可以进行双抗治疗,可采用阿司匹林和氯吡格雷联合治疗以增强抗血小板的作用,达到快速控制病情的目的。双抗治疗可以持续 3 周。

(2)相对稳定期:如病情稳定,则改用单抗治疗,可根据患者的反应情况选择应用阿司匹林或氯吡格雷等。

2. 他汀类药物

(1)高风险期:要强化他汀类药物的应用。应用他汀类药物后,低密度脂蛋白应降至 2.59mmol/L 以下,或下降幅度达到 30% ~ 40%;伴有大动脉易损斑块、冠心病、糖尿病等多种危险因素者低密度脂蛋白应控制在 2.07mmol/L 以下。

(2)相对稳定期:可以改用一般性治疗,同时应建立健康的生活方式,合理运动,适度降低体重等。

3. 手术和介入治疗　对于单侧的重度颈动脉狭窄 >70% 且无症状者,现在多主张采用药物治疗;对于有症状的动脉狭窄且采用药物治疗有效者应继续药物治疗;药物治疗无效者可以考虑颈动脉内膜切除术或动脉血管成形术治疗。

(二)心脏疾病性微栓子 TIA- 小中风

1. 高危险期　对于伴发心房颤动(包括阵发性心房颤动)、风湿性二尖瓣病变、二尖瓣关闭不全、有人工机械瓣膜的 TIA- 小中风患者(感染性心内膜炎除外),高危险期可用低分子量肝素,以便迅速控制微栓子的形成。

2. 相对危险期　进入相对危险期,可选用华法林 1 ~ 3mg 口服,每日 1 次,3 ~ 5 天后改为 2 ~ 6mg 维持。治疗期间监测的凝血酶原时间(prothrombin time,PT)为正常值的 1.5 倍或 INR 在 2.0 ~ 3.0。也可选用新型抗凝药物,尤其对于不能耐受华法林的患者,可以应用新型抗凝药物如利伐沙班等。

对于心脏瓣膜置换术后已进行足够抗凝治疗的 TIA- 小中风患者,可加用小剂量阿司匹林联合治疗,用药时间可根据有无复发而定。

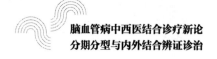

有严重高血压、胃溃疡、肝脏疾病、肾病、有出血倾向的患者禁忌抗凝治疗，可以根据具体情况选择抗血小板聚集药治疗。

三 血液成分改变性 TIA- 小中风

血液成分改变性 TIA- 小中风的患者应进行相应的治疗。如患者血纤维蛋白原明显增高，可以考虑应用降纤药物如降纤酶等。

四 脑动脉盗血综合征

不宜使用血管扩张剂或抗高血压药。

五 内外结合辨证论治

由于引起 TIA- 小中风的病因难以消除，所以虽经治疗仍有发展为脑梗死的可能性。中西医结合治疗有利于提高疗效，减少脑梗死的发生。尤其是单纯西医治疗不能控制的患者，或西药应用受到限制的患者，中西医结合治疗更能体现其优势。

TIA- 小中风的发病机制为脑动脉短暂阻塞，血流停止，内部辨证为血瘀证；结合外部辨证，则以下类型较常见。

1. **阳亢血瘀证** 中医认为多种原因引起阴虚阳亢，煎熬津液成痰，痰热侵袭脑脉，日久脑脉狭窄，影响血行，引起脑脉闭塞，血流停止，形成血瘀。正气抗邪，瘀血消散，症状消失。正邪相争，容易反复发作。

平素头痛而胀、头晕耳鸣、口燥咽干、少眠多梦、心烦易怒、腰膝酸软，突然出现偏侧手足麻木、无力，甚至口舌歪斜，半身不遂，舌强语謇，或有复视、饮水呛咳、步履不稳等，瞬时即过，舌质红或暗红，苔薄黄或少苔，脉弦或弦细或弦数等。

治法：平肝潜阳、活血通络。

代表方：天麻钩藤饮合补阳还五汤加减。

常用药：天麻、钩藤、栀子、当归、川芎、红花、地龙、丹参、黄芪。对于应用双重抗血小板聚集药物或抗凝药物者，活血化瘀药物剂量宜小。如失眠多梦者，加夜交藤、茯神、珍珠母；大便秘结者，加全瓜蒌、玄参。

2. 痰瘀阻络证 平素痰湿较重，形体肥胖，容易头晕，头重如裹，胸脘痞闷，突然出现短暂性眩晕、呕吐，步履不稳，或半身不遂、言语不利等，舌质暗红或淡红，苔白腻，脉滑或弦等。

治法：化痰祛瘀，活血通络。

代表方：半夏白术天麻汤合补阳还五汤加减。

常用药：陈皮、法半夏、茯苓、天麻、白术、当归、川芎、地龙、丹参、黄芪。对于应用双重抗血小板聚集药物或抗凝药物者，活血化瘀药物剂量宜小。若肢体麻木者，加木瓜、海桐皮；头痛者，去黄芪加菊花、羌活。

3. 气虚血瘀证 多由于劳累过度，或久病失养，或年高脏气衰弱，心气不足，心动失常，鼓动无力，气虚血瘀，发为 TIA- 小中风。

平素多有神疲乏力，心悸气短，自汗，面色不华，食少便溏，突然出现半身不遂，口舌歪斜，舌强语謇或不语，偏身麻木，舌质淡暗，苔薄白或白腻，脉沉无力或结代等。

治法：益气化瘀，活血通络。

代表方：补阳还五汤加减。

常用药：黄芪、当归、川芎、红花、丹参、地龙、僵蚕、天麻。对于应用双重抗血小板聚集药物或抗凝药物者，去地龙，活血化瘀药物剂量宜小。若气虚明显者，加党参或太子参；舌苔厚腻者，加陈皮、苍术、茯苓。

 六 中西医结合治疗的安全性问题

TIA- 小中风高风险期常常应用双抗治疗，治疗力度较大。虽然由于用药时间短，一般药物不良反应较少。但中西药物联合应用具有增效和增加不良

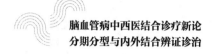

反应的两面性。所以,对于应用双重抗血小板聚集药物或抗凝药物者,注意活血化瘀药物的种类宜少,剂量宜小。再则由于 TIA- 小中风的病因很难消除,高风险期过后仍需要预防治疗,抗血小板或抗凝治疗仍存在出血风险。中医的辨证论治有利于克服长期应用一种方剂或一种药物的弊端,但对 TIA- 小中风复发的预防性治疗需要长期用药,容易忽视不良反应。所以,TIA- 小中风患者要定期复诊,必要时进行相应的实验室检查,根据病情及时调整药物。对于应用华法林抗凝治疗者,活血化瘀药可能影响 INR,应注意监测,必要时减量或停用活血药,以防止出血。

第六节　预后和预防

 预后

临床观察发现,一般未经治疗的 TIA- 小中风,部分缓解,部分继续发作,部分发展为脑梗死。据统计,TIA- 小中风患者发生脑卒中的风险明显高于一般人群:2 天内发生脑卒中的概率为 25% ~ 50%,7 天内为 4% ~ 10%,1 个月内为 4% ~ 8%,3 个月内为 10% ~ 20%,1 年内为 12% ~ 13%(是正常人的 13 ~ 16 倍),5 年内则为 24% ~ 29%(是正常人的 7 倍)。

不同病因的 TIA- 小中风患者预后不同,表现为大脑半球症状的 TIA- 小中风患者和伴有颈动脉狭窄的患者有 70% 的人预后不佳,2 年内发生脑卒中的概率是 40%;椎 - 基底动脉系统 TIA- 小中风患者发生脑梗死的概率较低。

由于引起 TIA- 小中风的病因难以消除,所以虽经治疗仍有患者发展为脑梗死。中西医结合治疗有利于提高疗效,减少脑梗死的发生率。尤其是单纯西医治疗不能控制的患者,或西药应用受到限制的患者,中西医结合治疗更能体现优势。

预防

预防治疗主要是针对病因和发病机制进行干预,病因治疗包括控制各种危险因素和血管病变。控制各种危险因素,如控制高血压,防治高脂血症、高血糖、高同型半胱氨酸血症、心房颤动、高凝状态,适度锻炼,戒烟限酒等。血管病变的治疗,如防治动脉粥样硬化,应用他汀类药物;对于重度颈动脉狭窄(>70%)的患者,预期寿命大于 5 年的,在有条件的地方可以考虑行颈动脉内膜切除术或血管内介入治疗等

针对引起脑梗死的发病机制进行干预。对于大多数非心源性缺血性脑卒中及 TIA 患者,建议使用抗血小板聚集药治疗,可以应用小剂量阿司匹林,或氯吡格雷,或吲哚布芬等。但对于新发生的 TIA,可以给予阿司匹林联合氯吡格雷双重抗血小板治疗,持续时间在 3 周内。如果存在颅内大动脉粥样硬化性严重狭窄(70% ~ 99%),双抗治疗持续时间也不超过 3 个月。不推荐一般患者长期双抗治疗。对于脑梗死伴有心房颤动的患者,一般推荐新型抗凝药物预防。

参考文献

[1] 孙怡,杨任民,韩景献.实用中西医结合神经病学 [M]. 2 版.北京:人民卫生出版社,2011 :369-375.

[2] 高颖.中医临床诊疗指南释义·脑病分册 [M].北京:中国中医药出版社,2015: 44-52.

[3] 吴江,贾建平.神经病学 [M]. 3 版.北京:人民卫生出版社,2016 :176-179.

[4] 贾建平,陈生弟.神经病学 [M]. 7 版.北京:人民卫生出版社,2013 :172-175.

[5] 周仲英.中医内科学 [M]. 2 版.北京:中国中医药出版社,2007 :304-315.

[6] 张伯礼,吴勉华.中医内科学 [M]. 4 版.北京:中国中医药出版社,2017 :127-134.

[7] 陈志强,杨文明.中西医结合内科学 [M]. 4 版.北京:中国中医药出版社,2021 :688-393.

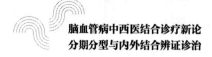
[8]　中华医学会神经病学分会,中华医学会神经病学分会脑血管病学组.中国缺血性脑卒
　　　中和短暂性脑缺血发作二级预防指南2014[J].中华神经科杂志,2015,48(4): 258-273.

[9]　张澍,杨艳敏,黄从新,等.中国心房颤动患者卒中预防规范(2017)[J].中华心律失常
　　　学杂志,2018,22(1): 17-30.

第十三章

脑出血 - 中风

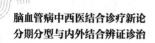
脑出血是指原发性非外伤性脑实质内出血,也称自发性脑出血。其发生率占急性脑血管病的 20% ~ 30%,年发病率为(60 ~ 80)/10 万人。急性期病死率为 30% ~ 40%,是急性脑血管病中病死率最高的。在脑出血中大脑半球出血约占 80%,脑干和小脑出血约占 20%。

自有了头颅 CT 以后,脑出血的诊断变得很容易。治疗上急性期主要是对症处理,如调整血压,脱水降颅内压等;恢复期主要是康复治疗。对于脑出血造成脑组织损害及其修复,仍然缺乏有效的治疗方法。

根据临床表现,脑出血属于中医中风范畴。中西医结合病名采用脑出血和中风联合诊断的方式,诊断为"脑出血 - 中风"。这种方式能够发挥中风和脑出血两种病名的指导作用。

第一节　病因病理

西医病因病理

(一)病因与发病机制

1. **病因**　脑出血常见的病因是高血压合并细小动脉硬化,其他少见的病因有脑动静脉畸形、动脉瘤、脑淀粉样血管病、烟雾病、脑动脉炎、梗死后出血、瘤卒中、容易引起脑出血的某些血液病(如白血病、再生障碍性贫血、血小板减少性紫癜、血友病和镰状细胞贫血等)、抗凝或溶栓治疗后等。

2. **发病机制**　脑动脉结构有缺陷,如脑内动脉壁薄弱;中层肌细胞和外膜结缔组织较少,而且无外弹力层;豆纹动脉和旁正中动脉等深穿支动脉,自脑底部的动脉直角发出,承受比较高压力的血流冲击;长期高血压使脑细小动脉硬化,发生玻璃样变及纤维素样坏死,管壁弹性降低;或在血流冲击下,血管壁病变也可形成微小动脉瘤,当血压骤然升高时病变血管易破裂出血。由于豆纹动脉供应基底节区,所以高血压脑出血的发病部位以基底节区最多见。

一般高血压脑出血在 30 分钟内停止出血,血肿保持稳定。由于血肿位于脑实质内,对局部血管具有压迫作用,更有利于止血。少数高血压脑出血发病后 3 小时内血肿迅速扩大,血肿形态往往不规则,密度不均,尤其是在使用抗凝药物治疗及严重高血压控制不良时易出现这种情况。临床神经功能缺损仅在出血后 30 ～ 90 分钟内进展,出血期临床神经功能缺损的进展可以延长至 24 ～ 48 小时。

从自然病程来讲,与蛛网膜下腔出血的反复发作不同,复发性脑出血一般不在上次出血部位。非高血压脑出血,由于病因不同,其发病机制也不同。多发性脑出血多见于脑淀粉样血管病、血液病、脑肿瘤等。

(二)病理

1. **脑出血的部位**　最常见的部位是壳核,占全部脑出血的 30% ～ 50%。其次为丘脑、脑叶、脑桥、小脑及脑室等。壳核及内囊区约占 70%,脑叶、脑干、小脑齿状核各占 10%。不同病因的脑出血,出血方式不同。①高血压、脑动脉瘤、脑动静脉畸形和慢性再生障碍性贫血等常导致血管破裂,出血量大,病情较重;②脑动脉炎、部分梗死后出血及血液病常表现为点状、环状出血,出血量小,症状相对较轻。

2. **出血后血流的去向**　脑出血血液在局部脑实质内形成血肿,距离脑室或蛛网膜下腔较近的可破入脑室系统或流入蛛网膜下腔。壳核出血常侵入内囊,如出血量大也可破入侧脑室,使血液充满脑室系统和蛛网膜下腔;丘脑出血常破入第三脑室或侧脑室,向外也可损伤内囊;脑桥或小脑出血则可直接破入蛛网膜下腔或第四脑室。

3. **病理特点**　脑出血的早期血肿占位效应直接压迫破坏脑组织,随着病情的发展,血肿继发性脑水肿导致颅内压增高,使脑组织受压移位。出血侧大脑半球肿胀,脑回变扁平,脑沟变浅。幕上半球的出血,血肿向下挤压下丘脑和脑干,使其变形、移位和继发出血,并可出现小脑天幕疝;如下丘脑和脑干等中线结构下移,可形成中心疝;小脑大量出血时颅内压增高明显者可发生枕骨

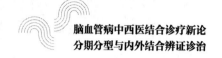

大孔疝。脑疝是导致患者死亡的直接原因。

4. **血肿的变化** 新鲜的出血呈红色,红细胞降解后形成含铁血黄素而呈棕色。出血灶内呈大而不规则的空腔,中心充满血液或血块,周围是坏死组织,有瘀点状出血性软化带;血肿周围组织受压,有血肿析出的血浆和化学成分,明显脑水肿,并有炎症细胞浸润。脑水肿通常在出血后数天最明显,易引起严重颅内压增高。

急性期过后,血肿溶解,含铁血黄素被巨噬细胞清除,被破坏的脑组织被吸收,胶质增生,出血灶小者形成瘢痕;大者形成中风囊,囊腔内有含铁血黄素等血红蛋白降解产物及黄色透明黏液;脑萎缩。

二 中医病因病机

脑出血-中风多由情志所伤、烦劳过度、房事不节、素体阳盛、年老体衰等引起阴虚阳亢所致。①情志所伤,五志过极,心火暴盛,可引动内风而发生脑出血-中风,其中以郁怒伤肝为多。平素忧郁恼怒,情志不畅,肝气不舒,气郁化火,火热灼阴,日久阴虚阳亢而致病。②劳倦内伤,烦劳过度,耗气伤阴;或纵欲过度,房事不节,肾精亏损,阴虚阳亢,可致脑出血-中风。③素体阳盛,阴亏火旺;或年老体衰,肝肾阴虚,均能引起阴虚阳亢。阴虚阳亢,血行加快而冲击脑脉,脉络受损。每遇恼怒,肝阳暴亢,引动心火,迫血妄行,络破血溢,形成脑出血-中风。《素问玄机原病式·火类》云:"多因喜、怒、思、悲、恐之五志有所过极而卒中者,由五志过极,皆为热甚故也。"说明情志所伤的危害性。《素问·生气通天论》说:"阳气者,烦劳则张。"说明烦劳可以成为中风的原因。

运行的血液溢出脑脉成为离经之血,即瘀血。瘀血进一步阻滞经络,影响气血运行,经气运行不利,出现肢体无力;阳亢瘀血上扰清窍,扰乱神明,出现意识障碍。随着病情的发展,瘀血阻滞,气化不利,痰湿内生化热,瘀血痰热阻滞经络,经气运行不利,肢体无力加重而形成肢体瘫痪;瘀血痰热上扰头部,内闭神明,意识障碍加重等。

病情恢复期,经过正邪相争,耗气伤阴,气阴两虚,气虚经气运行不利,影响半身不遂的康复。阴虚主要为肝肾亏虚。肾虚脑髓失充,则脑髓不足;肝阴不足,筋脉失养,则肢体僵硬,肌张力增高;肝肾不足,肝阳上亢,则头晕等。

病情的程度分中经络和中脏腑,邪在经络,肌肤不仁,既重不胜;邪入脏腑,即不识人,舌即难言。东汉时期的张仲景明确了中风的病变部位:半身不遂为风中经络,昏仆不省人事为风中脏腑。

第二节　临床表现

一般表现

患者年龄多在 50 岁以上;多有长期高血压病史;多在活动中或情绪激动时因血压升高而突然起病,血管病变严重者也可在安静状态下突然发病;发病后症状在数分钟至数小时内达到高峰,有的延迟到 24 至 48 小时才达到高峰。血压常明显升高,主要症状:全脑症状常有头痛、呕吐、意识障碍、痫性发作、脑膜刺激征等;局部症状常有偏瘫、失语、凝视麻痹等。

不同部位出血的表现

由于出血部位和出血量不同,临床症状表现不一。

(一)基底节区出血

基底节区中的壳核是高血压脑出血最常见的出血部位,约占 50% ~ 60%;丘脑出血约占 15% ~ 24%;尾状核出血少见。

1. **壳核出血**　主要是由豆纹动脉尤其是其外侧支破裂引起。出血后血肿常向内扩展波及内囊,损伤内囊可引起对侧偏瘫,还可表现有双眼向病灶侧凝

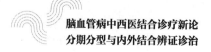

视,病灶对侧偏身感觉障碍,同向性偏盲,优势半球受累可有失语。

出血量较小则可表现为单纯运动障碍或单纯感觉障碍,仅凭临床表现无法与脑梗死相鉴别。出血量大时患者很快出现意识障碍,病情在数小时内迅速恶化。

2. **丘脑出血** 主要是由丘脑穿通动脉或丘脑膝状体动脉破裂引起。出血侵及丘脑和内囊,向下扩展到下丘脑或中脑上部,或破入第三脑室。侵及内囊,可出现对侧肢体瘫痪,多表现为下肢重于上肢;感觉障碍较重,深、浅感觉同时受累,但深感觉障碍明显,可伴有偏身自发性疼痛和感觉过度;优势半球出血的患者,可出现失语,非优势半球受累,可有体象障碍如偏侧忽视等。丘脑出血,可出现精神障碍,表现为情感淡漠、幻视及情绪低落等,还可出现丘脑性言语障碍(言语缓慢不清、重复言语、发音困难,复述功能相对保留)和丘脑性痴呆(记忆力减退、计算力下降、情感障碍、人格改变等)。丘脑出血向下扩展到下丘脑或中脑上部时,可引起一系列眼位异常,如垂直凝视或侧视麻痹、双眼分离性斜视、凝视鼻尖、瞳孔对光反射迟钝及眼球集合功能障碍等。血肿波及下丘脑或破入第三脑室时,表现为意识障碍加深,瞳孔缩小,中枢性高热及去大脑强直等症状。

3. **尾状核出血** 较少见。一般出血量小,多经侧脑室前角破入脑室。临床表现为头痛,呕吐,对侧中枢性面、舌瘫,轻度项强。也可与蛛网膜下腔出血的表现相似,无明显的肢体瘫痪,仅有脑膜刺激征。

(二)脑叶出血

脑叶出血约占脑出血的5% ~ 10%,引起的原因比较多,如脑动静脉畸形、脑血管淀粉样变性,烟雾病、血液病、高血压动脉硬化等。出血部位以顶叶最多见,其次为颞叶、枕叶及额叶。与脑深部出血相比,脑叶出血的血肿体积一般较大。血肿常局限于一个脑叶内,也可同时累及相邻的两个脑叶。

脑叶出血的主要表现有头痛、呕吐等癫痫发作的全脑症状,昏迷较少见,肢体瘫痪较轻。

脑叶出血局灶性定位症状和体征：额叶出血时可有前额痛、呕吐、痫性发作；对侧轻偏瘫、共同偏视、尿便障碍；精神障碍，并出现摸索反射和强握反射等；优势半球出血时可出现运动性失语。顶叶出血时偏身感觉障碍显著，偏瘫较轻，对侧下象限盲；优势半球出血时可出现混合性失语，非优势半球受累时有体象障碍。颞叶出血时表现为对侧中枢性面、舌瘫及以上肢为主的瘫痪，对侧上象限盲；优势半球出血时可出现感觉性失语或混合性失语；可有颞叶癫痫、幻嗅、幻视等。枕叶出血表现为对侧同向性偏盲，并有黄斑回避，可有一过性黑矇和视物变形，无肢体瘫痪。

（三）脑干出血

脑干出血约占脑出血的 10%，绝大多数为脑桥出血，由基底动脉的脑桥支破裂导致。偶见中脑出血，延髓出血极为罕见。

脑桥出血临床表现为突然头痛、呕吐、眩晕，复视、眼球不同轴、侧视麻痹，交叉性瘫痪或偏瘫、四肢瘫等。出血量少时，患者意识清醒，可表现为交叉性瘫痪和共济失调性偏瘫，双眼向病灶侧凝视麻痹或核间性眼肌麻痹。大量出血（>5ml）时，血肿波及脑桥双侧基底和被盖部，常破入第四脑室，患者很快出现昏迷、针尖样瞳孔、四肢瘫痪、呼吸障碍、去大脑强直、应激性溃疡，出现中枢性高热等中线症状，常在 48 小时内死亡。

中脑出血少见，常有头痛、呕吐，轻症患者表现为突然出现复视、上睑下垂、一侧或两侧瞳孔扩大、眼球不同轴、水平性或垂直性眼震，同侧肢体共济失调，也可表现大脑脚综合征或红核综合征。严重者出现昏迷、四肢瘫痪、去大脑强直，常迅速死亡。

延髓出血更为少见，轻症患者可表现为不典型的延髓背外侧综合征。严重者突然猝倒、意识障碍、血压下降、呼吸节律不规则、心律失常，继而死亡。

（四）小脑出血

小脑出血约占脑出血的 10%。最常见的出血动脉为小脑上动脉的分支。

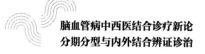

小脑出血临床表现为发病突然,主要症状为后头部疼痛,小脑症状为眩晕、频繁呕吐、共济失调、构音障碍和吟诗样语言、眼球震颤、颈项强直。中量出血时,还可见脑桥受压体征,如展神经麻痹、侧视麻痹、周围性面瘫、吞咽困难、肢体瘫痪和/或锥体束征等。大量出血时,尤其是蚓部出血时,患者很快进入昏迷,双侧瞳孔缩小呈针尖样,呼吸节律不规则,有去大脑强直发作,最后致枕骨大孔疝而死亡。

(五)脑室出血

脑室出血约占脑出血的 3% ~ 5%,分为原发性和继发性脑室出血。原发性脑室出血是指脉络丛血管出血或室管膜下 1.5cm 内出血破入脑室者;继发性脑室出血是指脑实质出血破入脑室者,属于其他部位出血。

原发性脑室出血,出血量较少时,仅表现为头痛、呕吐,脑膜刺激征阳性,临床上易误诊为蛛网膜下腔出血,须通过头颅 CT 扫描来确定诊断。出血量大时,脑干受压迫,患者很快进入昏迷或昏迷逐渐加深,双侧瞳孔缩小呈针尖样,四肢肌张力增高,病理反射阳性,早期出现去大脑强直发作,脑膜刺激征阳性;常出现下丘脑受损的症状及体征,如应激性溃疡、中枢性高热、大汗、急性肺水肿、血糖升高、尿崩症等,预后极差,多迅速死亡。

第三节 辅助检查

 实验室检查

血常规、尿常规、血糖、肝功能、肾功能、血电解质、凝血功能等检查,有助于了解患者的全身状态,为治疗提供参考。

二 心电图检查

心电图检查可以了解心脏病变,有利于制订治疗方案。

三 脑脊液检查

在没有头颅 CT 检查时,脑脊液检查是诊断脑出血的重要依据。脑出血时脑脊液压力常升高,脑脊液呈均匀血性,但病情较重时腰椎穿刺有诱发脑疝的风险。有了头颅 CT 检查后就能及时对脑出血进行诊断,一般不再进行腰椎穿刺脑脊液检查。

四 头颅 CT 检查

头颅 CT 平扫能够迅速、准确地显示脑出血的部位、出血量、占位效应、是否破入脑室及周围脑组织受压的情况,有助于及时诊断脑出血。出血早期血肿就可以在头颅 CT 上表现为圆形或椭圆形的高密度影,边界清楚。脑室大量积血时多呈高密度铸型,脑室扩大。1 周后血肿周围有环形增强。脑室积血多在 2 ~ 3 周内完全吸收,小的血肿 2 周可以吸收而变为等密度,而较大的脑实质内血肿一般需要 6 ~ 7 周才能彻底消散。血肿吸收后呈低密度或囊性变。动态头颅 CT 可评价出血的进展情况。所以,在行头颅 CT 检查时,患者一定要提供病史,以防误诊。

五 头颅 MRI 检查

以 T_1 参数成像时,T_1 短的组织(如脂肪)产生强信号,呈白色;而 T_1 长的组织(如体液)为低信号,呈黑色。反之,以 T_2 参数成像时,T_2 长的组织(如体液)信号强,呈白色;而 T_2 短的组织信号较弱,呈灰黑色。空气和骨皮质无论在 T_1

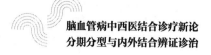
还是在 T_2 加权图像上均为黑色。

头颅 MRI 的表现主要取决于血肿所含血红蛋白量的多少。所以，其对急性脑出血的诊断灵敏度不如头颅 CT，对脑干和小脑出血的诊断灵敏度优于头颅 CT。超急性期：发病 1 天内，血肿在 T_1 加权图像上呈等或长之低信号，在 T_2 加权图像上呈长之高或混合信号；与脑梗死、脑水肿不易鉴别。急性期：发病 2 天~1 周，T_1 为等或稍长之低信号，T_2 为短之低信号。亚急性期：第 2~4 周，T_1 短和 T_2 长均为高信号。慢性期：发病 4 周后，T_1 长呈低信号，T_2 长为高信号。

 脑血管检查

MRA、CTA 和 DSA 等可显示脑血管的位置、形态及分布等，并易于发现脑动脉瘤、脑血管畸形及烟雾病等脑出血的病因，指导选择治疗方案。MRA 不需要注射对比剂，CTA 及 DSA 需要注射对比剂，可以根据病情和治疗的不同进行选择。只有当怀疑血管畸形、血管炎、烟雾病，需要外科手术或血管介入治疗时，才考虑进行 DSA。

第四节　诊断

 诊断依据

主要诊断依据：① 50 岁以上中老年患者，有长期高血压病史；②多在活动中或情绪激动时突然发病，症状在数分钟至数小时内达到高峰；③血压常明显升高，有头痛、恶心、呕吐或意识障碍等全脑症状，以及偏瘫、失语等局灶性神经功能缺损表现；④头颅 CT 上表现为圆形或椭圆形的高密度影。

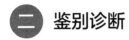 **鉴别诊断**

(一)脑梗死、脑栓塞和蛛网膜下腔出血

脑梗死多在安静时发病,起病较缓,症状在数小时、数日内达到高峰,多无头痛、呕吐。脑栓塞多在静态转动态时突然发病,发病最快,症状在数秒、数分钟内达到高峰,多有心脏病基础。蛛网膜下腔出血多在激动、活动时突然发病,发病急骤,症状在数分钟内达到高峰,多有剧烈头痛、呕吐。而脑出血,也多在激动、活动时急性发病,症状在数分钟、数小时内发展到高峰,多有头痛呕吐,但头痛没有蛛网膜下腔出血所致头痛剧烈。头颅 CT 容易鉴别。

(二)外伤性颅内血肿

外伤性颅内血肿,特别是硬膜下血肿,这类出血以头痛、呕吐、颅内压增高的症状为主,但多有头部外伤史,头颅 CT 有助于确诊。

(三)其他出现昏迷的疾病

发病突然、迅速昏迷、局灶体征不明显的脑出血患者,应与引起昏迷的全身性疾病相鉴别,如中毒性昏迷(CO 中毒,酒精中毒,镇静药、催眠药中毒等)和某些系统性疾病(低血糖、肝昏迷、肺性脑病、尿毒症等)引起的昏迷。只要询问相关病史,并进行相关的实验室检查,可以进行鉴别。头颅 CT 能除外脑出血。

 临床分期与分型

(一)临床分期

1. **出血期**　高血压脑出血的出血期一般是 3 小时内,血肿形态不规则者可以延长至 24 小时。

2. **急性期**　急性早期:2 ～ 3 天;急性高峰期:4 ～ 14 天。

3. **恢复期**　恢复早期:15 ～ 30 天;恢复中期:31 ～ 90 天;恢复后期:

91 ~ 180 天。

4. **后遗症期** 6 个月以后。

（二）临床分型

以出血部位、出血量、症状的轻重为依据进行分型。

1. **轻型** 小量出血，症状较轻。如基底节区小量出血，瘫痪很轻，无意识障碍者；小脑出血，轻度头晕者。

2. **中型** 中量出血，症状较重，无意识障碍。如基底节区出血，严重瘫痪，但无明显意识障碍者；小脑出血，眩晕、呕吐、共济失调者。

3. **重型** 大量出血，症状较重。如幕上脑出血血肿在 40ml 以上，血肿占位效应导致意识障碍恶化者；严重的小脑出血，如小脑出血脑干受压，形成脑疝，出血量≥ 10ml，或直径≥ 3cm，或合并脑积水，危及患者生命者。

四 内外结合辨证

脑出血辨证诊断时，根据病情的轻重进行病类诊断，分为中经络和中脏腑。中经络指中风病而无神志昏蒙者，中脏腑是指中风病而有神志昏蒙者。脑出血 - 中风的常用辨证诊断参考《中医临床诊疗指南释义》、中国中西医结合学会神经科专业委员会 2006 年制定的《脑梗死和脑出血中西医结合诊断标准》、周仲瑛主编的《中医内科学》及《实用中西医结合神经病学》的相关辨证，同时结合"内部辨证"进行"内外结合辨证"。此部分内容见第五节"内外结合辨证论治"部分。

第五节　中西医结合防治

脑出血有多种原因，如脑淀粉样血管病、瘤卒中、某些血液病（白血病、再生障碍性贫血、血小板减少性紫癜、血友病和镰状细胞贫血等)、抗凝或溶栓治疗后等。因此治疗时一定要兼顾病因治疗。本节的内外结合辨证论治适用于高血压脑出血。

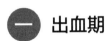 **出血期**

治疗目的:防止出血增多、血肿扩大。

(一)西医常规治疗

临床工作中处理脑出血出血期患者时应:①立即卧床休息,避免情绪激动及血压升高,有利于减少出血。②保持呼吸道通畅,昏迷患者应将头歪向一侧,以利于口腔分泌物及呕吐物流出,并可防止舌根后坠阻塞呼吸道;随时吸出口腔内的分泌物和呕吐物。

1. **积极调控血压** 脑出血 - 中风时血压升高不利于止血,因此,血压升高者要立即进行降血压治疗。选择静脉应用降血压药,一般血压控制到 140/90mmHg,但注意平时的高血压,控制血压必须在患者能够耐受的范围内。

2. **止血药物** 止血药物如 6- 氨基己酸、氨甲苯酸等对高血压动脉硬化性脑出血的作用不大,而且可能增加血栓栓塞的风险。但如果患者有凝血功能障碍,可针对性地给予止血药物治疗。例如肝素治疗并发的脑出血可用精蛋白中和;华法林治疗并发的脑出血可用维生素 K 拮抗。

3. **对症处理** 如烦躁者适当给予短效镇静剂,禁用长效镇静剂,以免影响对病重患者的观察。

(二)内外结合辨证论治

中药治疗适用于轻型患者,频繁呕吐、意识障碍者限制使用。一般高血压脑出血在 30 分钟内停止出血,血肿保持稳定,内部辨证为阳亢出血证。多由情志所伤、烦劳过度、房事不节、素体阳盛、年老体衰等引起阴虚阳亢,每遇恼怒,肝阳暴亢,引动心火,迫血妄行,络破血溢而发病。

临床上平素有头晕、头胀,烦劳郁怒,突然出现头痛、呕吐,言语不清,半身不遂,或眩晕、呕吐,步态不稳,舌质红,苔薄黄或黄腻,脉弦或弦数或数等。

治法:镇肝止血。

代表方:镇肝熄风汤加减。

常用药:代赭石、龙骨、牡蛎、天麻、白芍、玄参、天冬、生地黄、青蒿、黄芩、栀子。

二 急性期

急性期的治疗主要是调整血压,脱水降颅内压,减轻继发性损害,防止并发症。

(一)西医常规治疗

在护理上:①继续卧床休息,一般应卧床休息2周,避免情绪激动及血压升高。②继续保持呼吸道通畅,昏迷患者应将头歪向一侧,以利于口腔分泌物及呕吐物流出,并可防止舌根后坠阻塞呼吸道;随时吸出口腔内的分泌物和呕吐物,必要时行气管切开。③预防感染,加强口腔护理,及时吸痰。④定时翻身,防止压疮。⑤观察病情,严密注意患者的意识、瞳孔大小、血压、呼吸等改变,有条件时应对昏迷患者进行监护。治疗措施分为以下几方面。

1. **调控血压** 脑出血-中风急性期,血压升高是在颅内压增高情况下为了保证脑组织供血而出现的脑血管自动调节反应,当颅内压下降时血压也随之下降。所以,首先应进行脱水降颅内压治疗,暂不使用抗高血压药。但当血压过高时,容易增加再出血的危险性,则应及时控制高血压。脑出血患者血压的控制并无一定的标准,应视患者的年龄、既往有无高血压、有无颅内压增高、出血原因、发病时间等情况而定。

一般可遵循下列原则:①脑出血患者不要急于降血压,因为脑出血后的血压升高是对颅内压升高的一种反射性自我调节,应先降颅内压,再根据血压情况决定是否进行降血压治疗。②当血压≥200/110mmHg 时,在降颅内压的同时可慎重地进行平稳降血压治疗,使血压维持在略高于发病前水平或160/90mmHg 左右。③恢复期应积极控制高血压,如患者能耐受,应尽量将血压控制在正常范围内。

2. 脱水降颅内压 颅内压升高的患者应卧床。适度抬高床头,严密观察生命体征。颅内压升高的主要原因是早期血肿的占位效应和血肿周围脑组织的水肿,脑出血后 3 ~ 5 天,脑水肿达到高峰。颅内压升高脑疝形成是脑出血患者死亡的主要原因,因此降低颅内压是治疗脑出血的重要措施。脑出血的降颅内压治疗首先以高渗脱水药为主,药物治疗的主要目的是减轻脑水肿、降低颅内压,防止脑疝形成,可以根据病情个体化选择应用。注意监测心、肾、电解质情况,及时调整药物。

渗透性脱水剂甘露醇是最重要的降颅内压药物。20% 的甘露醇用量为 125 ~ 250ml,快速静脉滴注,每 6 ~ 8 小时 1 次,使血浆渗透压维持在 310 ~ 320mOsm/kg H_2O。甘露醇的使用时间不宜过长,建议用 5 ~ 10 天。但心、肾功能不全者慎用。可同时应用呋塞米 20 ~ 40mg,静脉或肌内注射。两种药物交替使用,维持渗透梯度,防止出现反跳现象。用药过程中应监测尿量、电解质平衡。20% 人血白蛋白 50 ~ 100ml 静脉滴注,每日 1 次,能提高血浆胶体渗透压,减轻脑水肿。该药物作用持久,对低蛋白血症患者更适用。但价格昂贵,应用受限。甘油果糖 500ml 静脉滴注,每日 1 ~ 2 次,静脉滴注 3 ~ 6 小时。甘油果糖脱水作用温和,没有反跳现象,用于轻型或重症患者的好转期,更适用于肾功能不全的患者。皮质激素因其副作用大,且降颅内压效果不如高渗脱水剂,不建议使用。

3. 亚低温治疗 局部亚低温治疗能够减轻脑水肿,减少自由基生成,且无明显不良反应,可以作为脑出血的一种辅助治疗方法,在早期应用。

4. 清除血肿(外科治疗) 理论上,清除血肿,可以降低颅内压,减少血肿

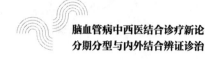

对周围脑组织的压迫损伤,降低死亡率和致残率。但手术治疗并不能挽救脑出血血肿已经造成的脑组织损害,而且手术又会对身体造成一定的损伤。所以对于原发性脑出血患者不主张无原则地常规使用外科治疗,应根据出血病因、部位、出血量及患者年龄、意识状况、全身状况、家属意愿等决定是否进行手术。外科手术在清除血肿的同时可以消除脑出血的病因,如脑动静脉畸形、脑动脉瘤等。采用的方法主要有去骨瓣减压术、小骨窗开颅血肿清除术、微创血肿清除术和脑室出血穿刺引流术等。

在患者全身状况允许的条件下,下列情况可考虑手术治疗:①出血重症,幕上脑出血血肿在40ml以上,血肿占位效应导致意识障碍恶化者;或小脑出血脑干受压,形成脑疝,出血量≥10ml,或直径≥3cm,或合并脑积水,危及患者生命时,应尽快手术治疗。②基底节区出血,中等量出血(壳核出血30～40ml,丘脑出血≥15ml),可以根据情况选择性应用微创手术。③脑叶出血,出血量大于30ml且出血部位距离皮质表面1cm以内的患者,可以考虑标准开颅术清除血肿。④高龄患者常为脑淀粉样血管病所致出血,除血肿较大危及生命或由血管畸形引起需外科治疗外,宜行内科保守治疗。⑤轻型的部分脑室出血可行内科保守治疗;重症全脑室出血(脑室铸型),需脑室穿刺引流加腰椎穿刺放液治疗。

5. 防治并发症 脑出血的并发症主要有肺部感染、上消化道出血、电解质紊乱、下肢深静脉血栓形成和肺栓塞、癫痫、排尿障碍等,要及时处理,否则不仅会加重病情,影响恢复,严重时可危及患者生命。

(1)肺部感染:脑出血后患者卧床,呼吸道防御功能下降,容易发生肺部感染。要早期评估和治疗吞咽困难和误吸问题,特别注意预防肺部感染的发生。疑有肺部感染的发热患者应根据病因给予抗感染治疗,但不推荐预防性使用抗生素。注意,肺部感染严重的患者,下丘脑散热中枢受到损害,出现体温迅速上升,在39℃以上,其特点是躯干温度高而肢体温度次之,用解热镇痛药无效,可予物理降温治疗。

(2)上消化道出血:高龄和重症脑出血患者急性期容易发生应激性溃疡,

出现上消化道出血。建议常规应用静脉抗溃疡药;已发生上消化道出血的患者,应进行冰盐水洗胃,局部应用止血药(如口服或鼻饲云南白药、凝血酶等);出血量多引起休克者,必要时输注新鲜全血或红细胞成分。

(3)电解质紊乱:脑出血患者由于神经内分泌功能紊乱、进食减少、呕吐及脱水治疗,常并发电解质紊乱,主要包括低钾血症、低钠血症和高钠血症。应对脑出血患者常规进行电解质水平监测,对有意识障碍和进行脱水治疗的患者,尤其应注意电解质平衡,出现电解质紊乱时应积极纠正。低钠血症的患者应根据病因分别治疗,注意补充电解质的速度不宜过快,以免引起脑桥中央髓鞘溶解症和加重脑水肿。

(4)下肢深静脉血栓形成和肺栓塞:脑出血患者发生下肢深静脉血栓形成和肺栓塞的风险很高,要积极进行预防。注意肢体的主动或被动活动,仰卧时注意抬高下肢。高血压脑出血的恢复期,对已发生下肢深静脉血栓形成及肺栓塞高风险且无禁忌证者,可给予低分子量肝素治疗,有抗凝禁忌证者给予中药辨证论治。对于合并下肢深静脉血栓形成和肺栓塞的患者,建议请相关科室会诊,协助诊治。

(5)排尿障碍:严重脑出血常出现排尿障碍,主要包括尿失禁和尿潴留。尿失禁或尿潴留留置导尿管的患者容易继发尿路感染。建议对排尿障碍进行早期评估和康复治疗,记录排尿日记。尿失禁者应尽量避免留置导尿管,可定时使用便盆或便壶,白天每 2 小时 1 次,晚上每 4 小时 1 次。尿潴留者应测定膀胱残余尿,排尿时可在耻骨上方施压促进排尿。必要时可间歇性导尿,或留置导尿管。有尿路感染者应根据病情决定是否抗感染治疗,但不推荐预防性使用抗生素。

(6)癫痫:脑叶出血容易引起癫痫发作,癫痫发作者应及时进行抗癫痫治疗,不推荐预防性应用抗癫痫药物。孤立发作 1 次或急性期痫性发作控制后,不建议长期使用抗癫痫药物。脑出血后 2 ~ 3 个月再发的癫痫,建议按癫痫常规治疗进行长期药物治疗。脑出血后癫痫持续状态,建议按癫痫持续状态的治疗原则处理。

6. **康复治疗** 早期将患肢置于功能位,如病情允许,危险期过后,应及早进行肢体功能、言语障碍及心理的康复治疗。

(二)内外结合辨证论治

脑出血-中风急性期,血肿周围脑水肿,炎症细胞浸润,组织坏死,有瘀点状出血性软化带,内部辨证为瘀血痰湿证;结合外部辨证,则以下类型较常见。

1. **瘀血痰热上扰证** 脑出血-中风急性期,运行的血液溢出脑脉成为离经之血,即瘀血。瘀血影响气血运行,气化不利,痰湿内生化热;瘀血痰热阻滞经络,经气运行不利;瘀血痰热上扰清窍,影响神明。

突然出现头痛,呕吐,烦躁不安,舌强语謇,偏侧无力,甚则半身不遂或不语;或有眩晕、呕吐,步履不正,舌质红或暗红,苔白腻或黄腻,脉弦有力或弦数等。

治法:祛痰化瘀,清热镇肝。

代表方:导痰汤合镇肝熄风汤加减。

常用药:法半夏、陈皮、茯苓、胆南星、代赭石、龙骨、牡蛎、白芍、水蛭、牛膝、牡丹皮、丹参。如便干便秘 3 日未解者,加大黄、玄参,中病即止;如失眠明显者,加酸枣仁、龙眼肉、夜交藤;若呃逆不止者,加旋覆花、柿蒂。

2. **瘀血痰热内闭证** 脑出血-中风急性期,运行的血液溢出脑脉成为离经之血,即瘀血。瘀血进一步影响气血运行,气化不利,痰湿内生,痰郁化热;瘀血痰热阻滞经络,经气运行不利;瘀血痰热内闭神明;甚至动风动血。

突然出现神志昏蒙,躁扰不安,半身不遂或肢体强痉拘急,鼻鼾痰鸣,面赤气粗,甚则抽搐、呕血、便血,大小便闭,舌质红,苔黄腻,脉弦数或滑数等。

治法:祛痰化瘀,清热开窍。

代表方:涤痰汤合安宫牛黄丸加减。

常用药:法半夏、陈皮、茯苓、胆南星、石菖蒲、代赭石、龙骨、牡蛎、水蛭、牛膝、牡丹皮,加用安宫牛黄丸。如出现抽搐,加僵蚕、全蝎、蜈蚣;若便干便秘 3

日未解者,加大黄、玄参,中病即止;如呃逆不止者,加柿蒂、旋覆花。若有呕血、便血,则暂停口服中药。

3. **元气败脱证**　多为脑出血 - 中风重症,病情危重,多在痰瘀热闭证的基础上病情恶化,正不胜邪,元气败脱,出现昏愦不知,鼻鼾息微,目合口张,四肢松懈弛缓性瘫痪,身凉汗多,大小便自遗,舌质紫暗,苔白腻,脉微。属于危证,多难救治。

治法:回阳固脱。

代表方:参附汤(临床上常用参附注射液)。

常用药:方中人参大补元气,附子温肾壮阳,二药合用益气回阳固脱。

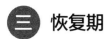 **恢复期**

(一)西医常规治疗

对于重症患者,在护理上要加强口腔护理,及时吸痰,定时翻身,防止压疮等。

1. **调控血压**　恢复期应积极控制高血压,尽量将血压控制在正常范围内,但应注意患者可耐受的程度。

2. **脱水剂**　根据颅内压的变化,脱水剂要逐渐减量停用,轻者提前调整,重者可以适当延长。

3. **加强康复治疗**　参考《中国脑卒中康复治疗指南》,并根据脑出血的具体情况,遵循康复治疗总的原则:如有可能,尽早开始适合的和安全性好的康复治疗,适度地强化康复治疗措施并逐步合理地增加幅度。建议对脑出血患者进行多学科综合型康复治疗,实施医院、社区及家庭三级康复治疗,并力求妥善衔接,以期使患者获得最大益处。

(二)内外结合辨证论治

脑出血 - 中风恢复期,血肿溶解,含铁血黄素被巨噬细胞清除,被破坏的脑组织被吸收,胶质增生,出血灶小者形成瘢痕,大者形成中风囊,脑萎缩。内部辨证为髓亏肾虚证;结合外部辨证,则以下类型较常见。

1. **肾虚络瘀证** 脑出血-中风恢复期,正邪相争,痰热瘀血逐渐消退,但正气耗伤,气阴两虚,气虚血瘀,经气运行不利,阴虚肝肾不足,肾虚脑髓不足,阴血亏虚,筋脉失养。

患者意识好转,半身不遂逐渐减轻,但渐渐出现患侧肢体僵硬、拘挛变形、肌肉萎缩,舌强不语,神疲乏力,气短心悸,自汗,瘫痪侧手足肿胀,舌质淡红或暗红,苔薄白或白腻,脉弦或滑或弦而无力等。

治法:滋补肝肾,益气通络。

代表方:地黄饮子合补阳还五汤加减。

常用药:生地黄、山茱萸、巴戟天、肉苁蓉、麦冬、远志、生黄芪、当归、赤芍、川芎、红花。若言语不利者,加石菖蒲;若大便秘结者,加火麻仁、郁李仁;若失眠多梦者,加珍珠母、夜交藤、茯神;若偏瘫日久者,可选择性加蜈蚣、杜仲、桑寄生;若有疼痛麻木者,加蜈蚣、桑枝;若手足肿胀甚者,加茯苓、泽泻、薏苡仁;若小便失禁者,加桑螵蛸、益智仁、五味子。

2. **肾虚阳亢证** 在急性期表现的基础上,出现头晕目眩、走路不稳、半身不遂、言语不利等症状逐渐减轻,但仍有头晕,心烦易怒,少眠多梦,偏侧肢体僵硬不灵,言语不清,舌质红,舌苔薄黄或薄黄腻,脉弦或弦细或弦数等。

治法:滋补肝肾,平肝潜阳。

代表方:地黄饮子合天麻钩藤饮加减。

常用药:生地黄、山茱萸、桑寄生、牛膝、麦冬、石斛、天麻、栀子、黄芩、夜交藤、茯苓、当归、丹参。若失眠明显者,加酸枣仁、龙眼肉、珍珠母;若出现呃逆,加旋覆花、法半夏、柿蒂;若小便失禁者,加桑螵蛸、益智仁;若大便秘结者,加火麻仁、郁李仁、肉苁蓉。

四 中西医结合治疗的安全性问题

脑出血 - 中风急性期的中药治疗一直备受关注,尤其是活血化瘀药的应用问题,如什么时间用,用药的种类、剂量等,都需要探讨。脑出血是以病理命名的综合征,其病因、发病机制、病理生理和病理状态及有无合并症等直接影响用药。如脑淀粉样血管病和某些血液病引起的脑出血 - 中风要慎用活血化瘀药,以免加重出血。高血压性脑实质出血为非凝血机制障碍引起的,脑实质内出血形成的血肿有利于止血,但在出血期禁用活血化瘀药。急性期由于瘀血的存在,可以应用活血化瘀药,注意按照辨证进行配伍;但有消化道出血时,禁用活血化瘀药。恢复期活血化瘀药的应用一般是安全的,但应辨证论治。

第六节 预后和预防

一 预后

脑出血 - 中风的预后与出血部位、出血量及合并症有关。大量脑出血,尤其是脑干、丘脑和脑室大量出血的预后较差。致死的主要原因是颅内压增高和脑疝形成。经过综合治疗,神经功能缺损相对预后较好。一般高血压脑出血如果血压控制良好,复发率较低。但脑动静脉畸形所致脑出血例外,年复发率近2%。

二 预防

人群调查显示,在首次脑出血 - 中风后患者复发的风险为 2.1% ~ 3.7%。与复发有关的危险因素有高龄、饮酒、高血压、脑淀粉样血管病、抗凝治疗等。其中高血压是最重要的可以控制的危险因素。所以,要积极治疗高血压。注意建立合理的生活方式:①起居有常,防止过度劳累,保持情绪稳定;养成良好的习惯,如按时休息,按时起床,以保持良好的精神状态;工作上防止过度劳累。②饮食有节,提倡合理饮食,饮食种类多样化;减少饱和脂肪(低于每日总热量的 10%)和胆固醇(<300mg/d)的摄入量;甜食不超量,保持合理体重;每日钠盐摄入量少于 6 ～ 8g;每日保持一定的蔬菜和水果摄入量。③规律、适度的体育锻炼可以改善心脏功能,增加脑血流量。但高龄、有病者应根据心脏等情况制订运动方案。④烟草中含有的尼古丁可以刺激交感神经,使血管痉挛、血压升高并加速动脉粥样硬化,因此提倡戒烟。酒精的摄入量和脑出血 - 中风存在直接的剂量相关性,酒精可能通过升高血压而增加脑出血 - 中风的风险,因此提倡戒酒。

参考文献

[1] 吴江,贾建平.神经病学 [M]. 3 版.北京:人民卫生出版社,2016:191-196.

[2] 贾建平,陈生弟.神经病学 [M]. 7 版.北京:人民卫生出版社,2013:188-193.

[3] 陈志强,杨文明.中西医结合内科学 [M]. 4 版.北京:中国中医药出版社,2021:710-718.

[4] 孙怡,杨任民,韩景献.实用中西医结合神经病学 [M]. 2 版.北京:人民卫生出版社,2011:339-357.

[5] 高颖.中医临床诊疗指南释义·脑病分册 [M].北京:中国中医药出版社,2015: 53-54.

[6] 周仲英.中医内科学 [M]. 2 版.北京:中国中医药出版社,2007:304-315.

[7] 张伯礼,吴勉华.中医内科学 [M]. 4 版.北京:中国中医药出版社,2017:127-134.

[8] 赵建国,高长玉,顼宝玉,等.脑梗死和脑出血中西医结合诊断标准(试行)[J].中国中西医结合杂志,2006(10): 948-949.

[9] 中华医学会神经病学分会.2016 版中国脑血管病诊治指南与共识 [M].北京:人民卫生出版社,2016:82-91.

[10] 高利.高血压性脑出血急性期中西医结合诊疗专家共识 [J].中国全科医学,2016,19(30): 3641-3648.

| 第十四章 |

蛛网膜下腔
出血 - 中风

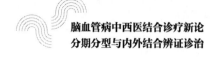

蛛网膜下腔出血(SAH)是指脑底部或脑表面血管破裂后,血液流入蛛网膜下腔的一种急性脑血管病,又称为原发性蛛网膜下腔出血,是脑卒中的一种。一般来讲,蛛网膜下腔出血不包括继发性蛛网膜下腔出血。继发性蛛网膜下腔出血指脑实质内出血、脑室出血、硬膜外或硬膜下血管破裂血液流入蛛网膜下腔而言。

一项由 WHO 组织的大型中心研究显示,根据年龄调整后的蛛网膜下腔出血年发病率在各地区间相差 10 倍以上,我国仅为 2.0/10 万人,而芬兰为 22.5/10 万人,日本为 20/10 万人,其他地区约为 9.1/10 万人。蛛网膜下腔出血占所有脑卒中的 5% ~ 10%。该病好发年龄在 40 ~ 60 岁,平均 ≥ 50 岁,也可以发生在儿童或老年人。男女比例为 1 ∶ 1.6,这可能与激素水平相关,晚育及月经来潮较晚的女性患病率较低。近年来,血管介入技术、诊断方法与围手术期的处理均有较大进展,但是蛛网膜下腔出血患者的预后仍然较差,病死率高达 45%,且存活者的残障率也较高。因此,对于蛛网膜下腔出血要做到早诊断、早治疗,尤其是病因的治疗对预防复发有重要价值。

根据临床表现,蛛网膜下腔出血属于中医学的"中风""真头痛"范畴。虽然头痛在中医归属于疾病,但西医认为是一种症状。蛛网膜下腔出血不仅有剧烈头痛,同时有呕吐、颈项强直甚至偏瘫等,故中西医结合病名组合为"蛛网膜下腔出血 - 中风"。这样,两者互相界定,可以发挥两种病名的指导作用。西医对蛛网膜下腔出血的诊断依据充分,中医对中风、头痛的辨证论治经验丰富,中西医结合有助于提高蛛网膜下腔出血 - 中风的疗效。

第一节　病因病理

 西医病因病理

(一)病因与发病机制

1. **病因**　主要病因为颅内血管病变,常见的为颅内动脉瘤,其他原因有脑血管畸形、烟雾病、夹层动脉瘤、血管炎、凝血功能障碍之血液病,甚至抗凝治疗等。

(1)颅内动脉瘤:最常见,占50%～85%。其中先天性粟粒动脉瘤约占75%,其他有高血压、动脉粥样硬化所致的梭形动脉瘤及感染所致的真菌性动脉瘤。

动脉瘤好发于脑底动脉环及其附近的分支,尤其是动脉的分叉处。80%～90%的动脉瘤位于脑底动脉环前部,位于后交通动脉和颈内动脉的连接处的约为40%;位于前交通动脉和大脑前动脉的约为30%;位于大脑中动脉在大脑外侧裂的第一个主要分支处的约为20%;后循环动脉瘤多发生在基底动脉尖或椎动脉与小脑后下动脉连接处,约为10%。约20%的患者有2个或2个以上的动脉瘤,多位于对侧相同动脉,称为"镜像"动脉瘤。动脉瘤形状通常不规则,管壁可薄如纸张,较大的动脉瘤可有凝血块填充。

先天性动脉瘤,可能由动脉壁先天性肌层缺陷所致。动脉瘤的发生存在一定程度的遗传倾向和家族聚集性,在蛛网膜下腔出血患者的一级亲属中,约4%有动脉瘤;在有动脉粥样硬化、动脉瘤家族史及多囊肾患者中,动脉瘤患病率也比较高。一部分颅内动脉瘤是后天获得性的,在后天长期生存中缓慢产生的。随着年龄增长,动脉壁弹性逐渐降低,薄弱的管壁在血流冲击等因素影响下向外突出形成囊状动脉瘤。

(2)其他少见的原因:脑血管畸形,主要是脑动静脉畸形,青少年多见,占2%左右;脑动静脉畸形是由于发育异常而形成的畸形血管团,常见于大脑中动脉分布区,血管壁薄弱易破裂。近年来的研究发现,脑动静脉畸形破裂多导致脑内血肿,仅极少数(<5%)出现蛛网膜下腔出血而不伴脑内血肿。这改变了过去认为脑动静脉畸形破裂是蛛网膜下腔出血的第二常见原因的观点。烟雾病约占1%。烟雾病主干血管闭塞后所形成的代偿血管细,管腔小,管壁薄,早期容易发生缺血,后期容易出血。

2. 发病机制 严重者动脉瘤管壁可薄如纸张,常可自发破裂,或因血压突然升高及其他不明显的诱因而导致血管破裂,动脉瘤破裂处多在瘤顶部。

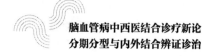
血管破裂后血液迅速流入蛛网膜下腔,随着脑和脊髓蛛网膜下腔的脑脊液迅速播散而发病。

动脉瘤破裂后机体立即启动止血机制,从受损的局部血管痉挛、血小板聚集到以纤维蛋白网加固血栓形成有效止血。但这种止血并不牢固。随着纤维组织增生,长入血凝块,才能起到牢固性止血的作用。所以,距离出血的时间越短,出血风险越高。只有纤维瘢痕形成,才能降低出血风险,一般1个月以上才能起到牢固性止血的作用。由于动脉瘤属于病理性的,又位于脑的表面,外部没有组织支撑,如果不进行处理仍有再出血的风险。蛛网膜下腔出血分期如下。

(1)早期:出血后,血液迅速流入蛛网膜下腔,蛛网膜下腔大量积血,导致高颅压。当颅内压达到系统灌注压时脑血流急剧下降。脑血管破裂伴发的冲击作用可能是约50%的患者发病时出现意识丧失的原因。血液刺激脑膜引起头痛及脑膜刺激征,加上高颅压,导致头痛加剧;血液刺激下丘脑可引起血糖升高、发热等内分泌和自主神经功能紊乱的症状。动脉瘤破裂出血常常引起局部压迫症状,如后交通动脉瘤的扩张或破裂出血可压迫邻近的动眼神经,产生不同程度的动眼神经麻痹。有时血液可进入动脉瘤附近的脑实质,可以形成脑内血肿,多见于额颞叶。

(2)急性高峰期:容易出现并发症。血管破裂处在急性期止血不牢固,极易再破裂出血。血细胞释放的血管活性物质如 5- 羟色胺、血栓烷 A_2 和组胺等可刺激血管和脑膜,引起血管痉挛,严重者发生脑梗死。出血量大时血液充填各脑室,以及沉积在脑底部各脑池中,阻塞脑脊液循环通路,导致脑脊液吸收和回流障碍而出现急性梗阻性脑积水、脑室扩大;血红蛋白及含铁血黄素沉积于蛛网膜颗粒亦可导致脑脊液回流受阻而出现交通性脑积水和脑室扩大。

(3)恢复期:蛛网膜下腔积血逐渐吸收,但积血也可以机化或引起蛛网膜粘连,造成慢性脑积水。病灶处的止血仍然不够牢固,仍有出血的风险。

(二)病理

在出血较多处可能发现破裂的动脉瘤,动脉瘤破裂处常常积血较多,脑底部各脑池沉积血液。大量出血时,颅底的脑组织、血管及神经被出血形成的一层血凝块所覆盖。蛛网膜出现无菌性炎症反应及软膜增厚,导致脑组织与血管或神经粘连。脑实质内广泛白质水肿,皮质可见多发斑片状缺血灶。由于蛛网膜下腔出血导致颅内容量显著增加,加上脑水肿引起颅内压增高,甚至脑疝形成。

 ## 中医病因病机

中医认为,青年患者可由于先天脑脉异常诱发本病;或中老年人由于肝肾亏虚,肝阳上亢,血行加快,不断冲击损伤脑脉,复因暴怒,肝阳暴亢,气乱上逆,或因活动过猛,或用力排便,气机逆乱,血随气逆,上冲于脑,脑脉破裂导致出血。运行的血液溢出脉外成为离经之瘀血;瘀血形成,气血运行不畅,气化不利,痰湿内生。瘀血痰湿阻滞经络,或蒙蔽神明等。病情恢复期,正邪相争,正胜邪退,瘀血痰湿逐渐消失,病情恢复。如果正气损伤,影响脑部气化功能,水湿停聚,常难以自愈。

第二节　临床表现

 ## 一般表现

各年龄段男女均可发病,以青壮年更常见。多在情绪激动、剧烈运动,如用力、咳嗽、排便、性生活等情况下发病。

蛛网膜下腔出血 - 中风起病突然,病情数分钟达到高峰。主要症状为剧烈头痛,呈胀痛或爆裂样疼痛,难以忍受。头痛可为局限性或全头痛,有时上颈段也可出现疼痛,持续不能缓解或进行性加重。头痛可持续数日不变,2 周后逐渐减轻。患者多伴有一过性意识障碍、恶心、呕吐;年龄大者也可以头昏、

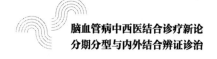

眩晕等症状起病。

检查发现,发病数小时后可见脑膜刺激征(颈强直、克尼格征、布鲁津斯基征)阳性,3～4周后消失。20%的患者眼底检查可发现玻璃体膜下出血、视盘水肿或视网膜出血,发病1小时内即可出现,是由急性颅内压增高和眼静脉回流受阻所致。

特殊表现

突然出现头痛、呕吐及脑膜刺激征是蛛网膜下腔出血-中风的典型表现,但少数患者出现全脑症状或局部神经功能缺损等:①伴有烦躁、谵妄、幻觉等精神症状的患者占25%,可于起病后2～3周消失。②癫痫发作的患者占5%～10%,可为部分性或全面性癫痫发作,其中2/3发生于1个月内,其余发生于1年内。③神经源性心功能障碍和肺水肿见于少数严重患者,为下丘脑损伤所致,与儿茶酚胺水平波动和交感神经功能紊乱有关。④低钠血症的患者占5%～30%,主要由抗利尿激素分泌改变和游离水潴留引起。⑤局灶性神经功能缺损体征少见,如动眼神经麻痹、轻偏瘫、失语或感觉障碍等。⑥重者可突然昏迷甚至死亡。

蛛网膜下腔出血-中风的临床表现差异很大,轻者可没有明显的临床症状和体征,部分患者特别是老年患者头痛、脑膜刺激征等临床表现常不典型,精神症状可较明显。

动脉瘤的定位

颈内动脉海绵窦段动脉瘤破裂,可有前额和咽部疼痛感,血管杂音,突眼及第Ⅲ、Ⅳ、Ⅴ、Ⅵ对脑神经损害所致的眼球运动障碍,其破裂处可引起颈内动脉海绵窦瘘。颈内动脉-后交通支动脉瘤破裂,可出现动眼神经受压的表现。大脑中动脉瘤破裂,可出现偏瘫、失语和抽搐等症状。大脑前动脉瘤及前交通动脉瘤破裂,可出现精神症状、单侧或双侧下肢瘫痪和意识障碍等。大脑后动脉瘤破裂,可出现同向性偏盲、大脑脚综合征和第Ⅲ对脑神经麻痹的表现。椎基底动脉瘤破裂,可出现枕部和面部疼痛、面肌痉挛、面瘫及脑干受压等症状。血管畸形的定位症状为痫性发作、轻偏瘫、失语或视野缺损等。

四 主要并发症

(一)再出血

如果在病情稳定或好转的情况下,原有症状和体征突然加重,如突然发生剧烈头痛、恶心呕吐、意识障碍加深、抽搐等,应高度怀疑再出血。头颅 CT 显示原有出血量的增加可以确诊。再出血是一种严重的并发症,容易导致死亡,病死率约为 50%。

发病后 24 小时内再出血的风险最大,以后 4 周内再出血的风险均较高。累计再出血率于发病后 14 天为 20% ~ 25%,1 个月时为 30%,6 个月时为 40%,以后每年为 2% ~ 4%。

(二)脑血管痉挛

脑血管痉挛的发生与发病初期脑池积血的量有关,20% ~ 30% 的蛛网膜下腔出血 - 中风患者会出现脑血管痉挛。一旦出现脑血管痉挛,容易引起迟发性缺血性损伤,继发脑梗死。脑血管痉挛一般于蛛网膜下腔出血 - 中风后 3 ~ 5 天开始,5 ~ 14 天为高峰期,2 ~ 4 周后逐渐减少。脑动脉瘤附近脑组织损害的症状通常最严重,如患者在原来症状的基础上出现意识改变、局灶性神经功能损害体征如偏瘫等,可能发生脑血管痉挛,TCD 或 DSA 可以帮助确诊。

(三)脑积水

出血后 1 周内,因蛛网膜下腔和脑室内血凝块堵塞脑脊液循环,可出现急性梗阻性脑积水,轻者表现为嗜睡、精神运动迟缓和近事记忆损害;重者出现头痛、呕吐、意识障碍等高颅压症状,甚至发生脑疝。脑积水发生率为15% ~ 20%。

病情恢复期,急性梗阻性脑积水大部分可因出血被吸收而好转,仅3% ~ 5%的患者在蛛网膜下腔出血 - 中风后遗留交通性脑积水,表现为精神障碍或痴呆、步态异常和尿失禁,脑脊液压力正常,故也称为正常压力脑积水。头颅 CT 或 MRI 显示脑室扩大。

第三节　辅助检查

 头颅 CT 检查

头颅 CT 平扫是诊断蛛网膜下腔出血 - 中风的首选方法,出血早期头颅CT 的灵敏度很高,发病后 12 小时内为 98% ~ 100%,24 小时内为90% ~ 95%,3 天内为 80%,6 天内为 57% ~ 85%,1 周内为 50%。发病 10 天后或出血量少时,头颅 CT 可为阴性。所以,头颅 CT 平扫对蛛网膜下腔出血 - 中风可做到早期诊断。头颅 CT 表现为脑池弥散性高密度影,严重时血液可延伸到大脑外侧裂,前、后纵裂池,脑室系统或大脑凸面。头颅 CT 还可显示局部脑实质出血或硬膜下出血、脑室出血、脑室扩大、较大而有血栓形成的动脉瘤和血管痉挛引起的脑梗死。复查头颅 CT 还有助于了解出血的吸收情况,有无再出血、继发性脑梗死,以及脑积水的程度等。

血液的分布情况可提示破裂动脉瘤的位置,如鞍上池不对称积血提示动脉瘤位于颈内动脉段;大脑外侧裂积血提示动脉瘤位于大脑中动脉段;前纵裂基底部积血提示动脉瘤位于前交通动脉段;而脚间池和环池的积血,一般无动脉瘤,可考虑为原发性中脑周围出血。

二 头颅 MRI 检查

蛛网膜下腔出血 - 中风后,由于血红蛋白分解产物如去氧血红蛋白和正铁血红蛋白的顺磁效应,4 天后,T_1 加权像能清楚地显示外渗的血液高信号,可持续至少 2 周,在 FLAIR 像上则持续更长时间。所以,头颅 MRI 主要用于蛛网膜下腔出血 - 中风后 1 ~ 2 周。当发病后 1 ~ 2 周,头颅 CT 的灵敏度下降时,头颅 MRI 可作为诊断蛛网膜下腔出血 - 中风的一种重要手段。

三 脑血管影像学检查

蛛网膜下腔出血 - 中风最常见的病因为颅内动脉瘤,及时发现动脉瘤并进行病因治疗,对预防再出血特别重要。

(一)MRA

MRA 是一种不须注射对比剂且无创性的一种颅内血管的检查方法,对直径为 5 ~ 15mm 的动脉瘤检出率为 85% ~ 100%,而对直径 <5mm 的动脉瘤的灵敏度降低至 56%,其灵敏度和准确性不如 CTA。所以,MRA 是颅内动脉瘤筛查的脑血管显影方法,尤其对孕妇更为有利。

(二)CTA

CTA 是静脉注射含碘对比剂后,经计算机对图像进行处理后重建血管立体影像的检查方法,对动脉瘤的灵敏度为 77% ~ 100%,特异度为 79% ~ 100%。CTA 对直径 ≥ 5mm 的动脉瘤的灵敏度为 95% ~ 100%,对直径 <5mm 的动脉瘤的灵敏度为 64% ~ 83%。干扰 CTA 特异度的因素主要是血管腔过于迂曲,可误诊为颅内动脉瘤。CTA 的准确性不如 DSA,主要用于有动脉瘤家族史或有动脉瘤破裂先兆者的筛查、急性期不能耐受 DSA 检查的患者及动脉瘤患者的随访。

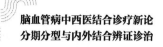

(三)DSA

DSA 是明确蛛网膜下腔出血 - 中风的病因、诊断动脉瘤的"金标准",可清楚地显示动脉瘤的位置、大小、与载瘤动脉的关系、有无血管痉挛等,也能清楚显示血管畸形和烟雾病。蛛网膜下腔出血 - 中风一旦诊断明确,须行全脑DSA 检查。造影时机一般是在出血 3 天内或 3 周后,以避开脑血管痉挛和再出血的高峰期。约 5% 首次 DSA 检查阴性的患者,1 ~ 2 周后再次 DSA 检查可检出动脉瘤。一般认为,中脑周围出血若首次 DSA 检查阴性,则可不必再行 DSA 检查,因其多为非动脉瘤性蛛网膜下腔出血 - 中风。但 DSA 检查有一定的风险,如加重神经功能损害(如脑缺血、动脉瘤再次破裂出血)等,且费用偏高,是否进行二次检查应个体化选择。

四 脑脊液检查

以往脑脊液检查是诊断蛛网膜下腔出血 - 中风的可靠方法,但腰椎穿刺有诱发脑疝形成的风险。自头颅 CT 应用以来,改变了依靠腰椎穿刺诊断的情况。头颅 CT 检查已确诊者,一般无须腰椎穿刺检查。但当头颅 CT 检查阴性时,临床怀疑蛛网膜下腔出血 - 中风而且病情允许时,则须行腰椎穿刺检查脑脊液。

蛛网膜下腔出血 - 中风时脑脊液呈均匀一致的血性,压力增高;初期红细胞与白细胞比例为 700 ∶ 1,与外周血相似,数天后白细胞数可增加,血液引起无菌性化学性脑膜炎,导致淋巴细胞增多;蛋白含量可增加,糖和氯化物无明显变化。出血 12 小时后脑脊液出现黄变,送检的脑脊液离心后上清液呈黄色;而穿刺误伤常表现为不均匀的血性脑脊液,随着脑脊液的流出颜色逐渐变淡,离心后上清液为无色。当在腰椎穿刺脑脊液中发现吞噬了红细胞、含铁血黄素或胆红素结晶的吞噬细胞时,也提示蛛网膜下腔出血 - 中风。如果没有再出血,脑脊液的红细胞和黄变现象多于出血后 2 ~ 3 周消失。

五 经颅多普勒超声

TCD 可动态检测颅内主要动脉的流速,发现脑血管痉挛倾向和痉挛程度。但少数患者受骨窗的限制,TCD 检查结果受影响。操作者的技术水平也影响检查结果。

第四节　诊断

 一 诊断依据

主要诊断依据:①突然剧烈头痛,并伴有恶心、呕吐、意识障碍、癫痫等;症状在数秒、数分钟内达到高峰。②脑膜刺激征阳性。③头颅 CT 检查发现蛛网膜下腔高密度影。④如果头颅 CT 检查未发现异常或没有条件进行头颅 CT 检查时,可根据临床表现结合腰椎穿刺脑脊液呈均匀一致血性、压力增高等特点考虑蛛网膜下腔出血 - 中风的诊断。1 周后也可行头颅 MRI 检查。⑤确定蛛网膜下腔出血 - 中风的诊断后,应进一步进行病因诊断。根据病情选择不同的脑血管影像学检查,以便进行病因治疗。

二 鉴别诊断

(一)脑出血

脑出血多在情绪激动、活动时急性发病,常有头痛呕吐,但脑出血头痛非剧烈性,症状可在数分钟、数小时内发展到高峰,很少数秒钟达到高峰;多有偏瘫;头颅 CT 检查显示脑内高密度影。而蛛网膜下腔出血 - 中风多在情绪激动、活动时突然发病,症状在数分钟内达到高峰;头痛剧烈,伴有呕吐;多无偏瘫;头颅 CT 检查显示蛛网膜下腔高密度影。

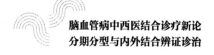

（二）脑膜炎

结核性、真菌性、细菌性或病毒性脑膜炎均可出现头痛、呕吐和脑膜刺激征。但脑膜炎发病初期先有发热,发病一般不如蛛网膜下腔出血-中风急骤,脑脊液有相应的感染性表现,头颅 CT 检查无蛛网膜下腔出血-中风的表现等特点可以鉴别。蛛网膜下腔出血-中风发病后 1 ～ 2 周,脑脊液黄变,白细胞增多,因吸收热体温可达 37 ～ 38℃,注意与结核性脑膜炎相鉴别。蛛网膜下腔出血-中风开始头痛剧烈,发病数分钟达到高峰,1 ～ 2 周后症状减轻。

 ## 三 临床分期与分型

（一）临床分期

由于引起蛛网膜下腔出血-中风的动脉瘤破裂后止血修复需要 1 个月时间的特殊性,1 个月内再出血的风险仍然很高,所以住院期间均为急性期。

1. **超早期**　发病后病情数分钟达到高峰期的时间。

2. **急性早期**　发病后 3 天内。

3. **急性中期**　发病后 4 天 ～ 2 周。

4. **急性后期**　发病后 3 ～ 4 周。

（二）临床分型

1. **轻型**　头痛、呕吐相对较轻,无意识障碍,无并发症。

2. **中型**　头痛、呕吐较重,可有嗜睡等轻度意识障碍,但无昏迷,可以合并轻度脑血管痉挛和脑积水。

3. **重型**　严重意识障碍,甚至去大脑强直等,容易导致死亡。

 ## 四 内外结合辨证

参见第五节。

第五节　中西医结合治疗

治疗目的是防止发生脑疝、再出血、脑血管痉挛及脑积水等并发症,降低死亡率和致残率。由于超早期即出血期病情凶猛,时间短暂,仅有数分钟的时间,所以一般情况下出血期来不及进行有效处理。

 分期分型处理原则

由于此病动脉瘤破裂后的止血修复需要 1 个月时间的特殊性,1 个月内再出血的风险仍很高,所以住院时间需 1 个月,这 1 个月均为急性期。但急性期不同阶段不同类型的病理生理不同,处理方法也不同。需要遵循以下原则。

(一)超早期

即出血期,发病后数分钟内。由于时间短暂,一般情况下来不及进行有效处理,只能加强护理,防止发生摔伤、窒息等意外事件。

(二)急性早期

发病后 3 天内,此期无脑血管痉挛,抓紧进行脑血管造影,明确有无动脉瘤。颅内动脉瘤适宜介入或手术治疗,但重症患者,因严重意识障碍、昏迷,甚至去大脑强直等,早期不适合介入或手术治疗。

(三)急性中期

发病后 4 天 ~ 2 周,容易出现并发症,如再出血、脑血管痉挛、脑积水等,应积极采取相应的措施。

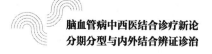

（四）急性后期

发病后 3 ~ 4 周，患者病情稳定或好转，头痛减轻，脑血管痉挛逐渐消失。此期适宜查找病因，如颅内动脉瘤选择介入或手术治疗，消除病因，防止再出血。

 治疗方法

（一）降低颅内压

对颅内压增高者，适当限制液体入量，防治低钠血症等有助于降低颅内压。临床常用脱水剂降颅内压，可用甘露醇、呋塞米、甘油果糖，也可以酌情选用人血白蛋白，但避免过度脱水。

伴发体积较大的脑内血肿时，可手术清除血肿，降低颅内压以抢救生命。

（二）防止再出血

特别提出的是机体止血的修复并不能完全消除动脉瘤，仍有再出血的风险。所以，动脉瘤破裂后应尽早采取措施防止再出血，动脉瘤需要进行介入或手术治疗以消除病因。

1. **安静休息、镇静止痛** 绝对卧床 4 ~ 6 周，减少探视，床头抬高15°~ 20°。最好能保持环境安静和避光。避免用力（如咳嗽或用力大便），防止情绪波动，保持大便通畅。烦躁者可给予地西泮类药物镇静，镇咳药物可用于有相应症状者。

慎用阿司匹林等可能影响凝血功能的非甾体抗炎药或吗啡、哌替啶等可能影响呼吸功能的药物。

2. **调控血压** 去除疼痛等诱因后，如果平均动脉压 >120mmHg 或收缩压 >180mmHg，可在密切监测血压下使用短效安全抗高血压药。避免突然将血压降得太低，最好选用尼卡地平、拉贝洛尔或艾司洛尔等，一般应将收缩压控制在 160mmHg 以下。若患者出现急性神经症状，最好不要选用硝普钠，因其有升高颅内压的不良反应,长时间使用可引起中毒。

3. 抗纤溶药物止血 为防止动脉瘤周围的血块溶解引起再出血,可酌情选用抗纤维蛋白溶解剂。

(1)氨基己酸:初次剂量为 4 ~ 6g,溶于 100ml 生理盐水或 5% 的葡萄糖溶液中,静脉滴注,15 ~ 30 分钟内完成;此后按 1g/h 静脉滴注,维持 12 ~ 24 小时;再按 12 ~ 24g/d,持续 7 天;再逐渐减量至 8g/d,共用 2 ~ 3 周。

(2)氨甲苯酸:将 0.1 ~ 0.2g 氨甲苯酸溶于 100ml 生理盐水或 5% 的葡萄糖溶液中,静脉滴注,每日 2 ~ 3 次,共用 2 ~ 3 周。

抗纤溶药物虽然可以减少再出血,但增加了缺血性脑卒中的发生率。应注意该类药物引起脑缺血性病变的可能性,一般与尼莫地平联合使用。

4. 病因治疗 即血管内治疗或外科手术。动脉瘤的消除是防止动脉瘤性蛛网膜下腔出血 - 中风再出血的最好的方法。急性早期,一般不会出现继发性血管痉挛,所以是进行 DSA 确定病因,进行介入治疗或手术治疗的最佳时机。如果病情为轻度或中度,在情况允许时应该抓紧进行,防止再出血,保全生命。血管内治疗或手术治疗的方法选择应根据患者的病情及动脉瘤的特点。如果急性期不能进行介入或手术,经内科治疗病情好转后可延迟到 14 天后考虑血管内治疗或手术治疗。

(三)防治脑血管痉挛

1. **早期使用钙通道阻滞剂** 常用尼莫地平口服,40 ~ 60mg,每日 4 ~ 6 次,共服 21 天。必要时可静脉使用,应注意其低血压等副作用。

2. **维持血容量和血压** 避免过度脱水。

3. 在动脉瘤被处理后,出现迟发型脑缺血时,推荐适当升高血压治疗,但注意心脏情况。

(四)防治脑积水

1. 轻度的急、慢性脑积水可予药物治疗,如给予乙酰唑胺 0.25g,每日 3 次

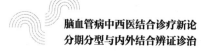
口服,减少脑脊液分泌。颅内压增高时还可选用甘露醇、呋塞米等药物。

2. 脑室穿刺脑脊液外引流术适用于蛛网膜下腔出血 - 中风后脑室积血扩张或形成铸型出现急性脑积水,经内科治疗后症状仍进行性加重,伴有意识障碍者;或因年老,有心、肺、肾等内脏严重功能障碍,不能耐受开颅手术者。紧急脑室穿刺脑脊液外引流术可以降低颅内压,改善脑脊液循环,减少梗阻性脑积水和脑血管痉挛的发生,可使 50% ~ 80% 的患者临床症状得到改善。

3. 4 周后慢性脑积水经内科治疗多数可以逆转。如果内科治疗无效,头颅 CT 或 MRI 显示脑室明显扩大者,请神经外科会诊,可行脑室 - 心房或脑室 - 腹腔分流术,以免加重脑损害。

(五)对症治疗

1. 蛛网膜下腔出血 - 中风患者应急诊收入医院并进行密切监护,监测生命体征和神经系统体征变化。

2. 保持气道通畅,维持稳定的呼吸、循环系统功能。

3. 注意液体出入量平衡,纠正电解质紊乱。

4. 慎用阿司匹林等可能影响凝血功能的非甾体抗炎药或吗啡、哌替啶等可能影响呼吸功能的药物。

5. 痫性发作时可以短期应用抗癫痫药物如地西泮、卡马西平或丙戊酸钠等。

内外结合辨证论治

蛛网膜下腔出血 - 中风超早期,血液迅速流入蛛网膜下腔,内部辨证为出血证。急性期,蛛网膜下腔积血,继发脑水肿、高颅压,内部辨证为瘀血痰湿证。瘀血痰湿化热最易上扰清窍,内闭心神。正邪相争,正不胜邪,严重者导致元气败脱。此病在病因未解除前再出血的风险很高,虽然存在血瘀证,但一般不用活血化瘀药。因为中药活血化瘀药常有抗血小板、抗凝等作用,有可能增加再出血的风险。如果病因解除,可以根据辨证需要应用活血化瘀药,促进瘀血吸收,防治血管痉挛。

由于引起蛛网膜下腔出血 - 中风的动脉瘤破裂后止血修复需要 1 个月时间的特殊性,1 个月内再出血的风险仍然很高,这 1 个月均为急性期。虽然急性期不同阶段不同类型的病理生理不同,西医处理方法也不同,但预防再出血是其共性。所以,中医辨证论治不再分期。内外结合辨证常见下列类型。

1. **痰瘀阳亢证** 表现为头痛剧烈,状如刀劈,难以忍受,烦躁不安,伴有恶心、呕吐,或有头晕,头昏,嗜睡,舌质红或暗红,舌苔黄腻,脉弦数或滑数或弦等。

治法:化痰祛湿,镇肝止痛。

代表方:镇肝熄风汤合温胆汤加减。

常用药:生龙骨(先煎)、生牡蛎(先煎)、代赭石(先煎)、白芍、玄参、天冬、茵陈、半夏、陈皮、茯苓、生甘草、竹茹。动脉瘤被处理后可加用活血化瘀药,如当归、川芎、红花、丹参等。如便干便秘 3 日未解者,加大黄、玄参,中病即止;如失眠明显者,加酸枣仁、龙眼肉;如急躁易怒者,加珍珠母。

2. **痰瘀热闭证** 患者在剧烈头痛、恶心呕吐、头晕昏沉或眩晕的基础上,病情加重,出现谵语、躁动不安,甚至神昏,喉中痰鸣,面赤气粗,舌质红或暗红,舌苔黄腻,脉弦数或滑数等。

治法:化痰开窍,清热安神。

代表方:涤痰、镇肝熄风汤合黄连解毒汤加减。

常用药:半夏、橘红、茯苓、胆南星、石菖蒲、生龙骨(先煎)、生牡蛎(先煎)、代赭石(先煎)、白芍、黄芩、黄连、栀子、甘草。动脉瘤被处理后加用活血化瘀药,如当归、川芎、赤芍、丹参、红花等。如出现抽搐,加僵蚕、全蝎、蜈蚣;若便干便秘 3 日未解者,加大黄、玄参,中病即止。

3. **元气败脱证** 病情发展,瘀血痰湿火热之邪损伤正气,致使正虚至极,

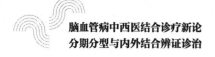

阳脱于外,为元气败脱之病情危重、五脏之气衰弱欲绝的表现。患者出现昏愦不知,目合口张,鼻鼾息微,四肢松懈,身凉汗出,大小便自遗,舌质紫暗,苔白腻,脉微等。多见于出血量较大、严重脑水肿出现脑疝及多器官功能衰竭者。此型难以挽救。

治法:益气固脱,回阳救逆。

代表方:参附汤(临床上常用参附注射液)。

常用药:方中人参大补元气,附子温肾壮阳,二药合用以奏益气回阳固脱之功。

四 中西医结合治疗的安全性问题

虽然蛛网膜下腔出血 - 中风内部辨证存在血瘀证,但由于引起蛛网膜下腔出血 - 中风的动脉瘤破裂后止血修复需要 1 个月时间的特殊性,1 个月内再出血的风险仍然很高。尤其是颅内动脉瘤,周围没有组织支撑,更容易出血。中药活血化瘀药多有不同程度的抗血小板、抗凝、扩张血管等作用,所以,在病因消除以前慎用活血化瘀药。蛛网膜下腔出血 - 中风的急性期,动脉瘤被处理以后,应用活血化瘀药是安全的。急性期内部辨证存在血瘀证,可以辨证应用活血化瘀药。

第六节 预后和预防

 预后

蛛网膜下腔出血 - 中风的预后与病因、出血部位、出血量、有无并发症及是否得到适当治疗有关。蛛网膜下腔出血 - 中风的病死率较高,可达 45%,约10% 的患者在接受治疗以前死亡;死亡和并发症多发生在发病后 2 周内,尤其是在出血后最初数日;30 天内病死率约为 25%,其中再出血的病死率约为 50%。发病 6 个月时重症昏迷者的病死率为 71%,病情较轻、意识清醒者的病死率为 11%。

颅内动脉瘤再出血率也比较高,一般 2 周内再出血率为 20% ～ 25%,6 个月后的年复发率为 2% ～ 4%。颅内动静脉畸形再出血风险小。

一半的存活者遗留永久性残疾,主要是认知功能障碍。其他因素,如年老的患者较年轻患者预后差;动脉瘤性蛛网膜下腔出血 - 中风较非动脉瘤性蛛网膜下腔出血预后差。90% 的颅内动静脉畸形血管破裂患者可以恢复。

二 预防

积极消除病因是预防蛛网膜下腔出血 - 中风的关键,所以要筛查和控制高危人群,及时发现尚未破裂的动脉瘤,进行相应的处理。一般颅内动脉瘤小于 5mm 者,可以定期复查,大于 5mm 者出血风险增加。所以,当发现动脉瘤增大且超过 5mm 时,应根据具体情况选择介入或手术治疗。

动脉瘤小于 5mm 者,也不能完全排除出血的可能性。要积极控制高血压,戒烟、戒酒等。

 参考文献

[1] 吴江 , 贾建平 . 神经病学 [M]. 3 版 . 北京 : 人民卫生出版社 , 2016 :196-201.

[2] 贾建平 , 陈生弟 . 神经病学 [M]. 7 版 . 北京 : 人民卫生出版社 , 2013 :193-199.

[3] 陈志强 , 杨文明 . 中西医结合内科学 [M]. 4 版 . 北京 : 中国中医药出版社 , 2021 :719-724.

[4] 孙怡 , 杨任民 , 韩景献 . 实用中西医结合神经病学 [M]. 2 版 . 北京 : 人民卫生出版社 , 2011 :357-368.

[5] 高颖 . 中医临床诊疗指南释义 • 脑病分册 [M]. 北京 : 中国中医药出版社 , 2015: 82-90.

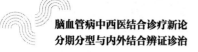
[6]　周仲英．中医内科学 [M]．2 版．北京：中国中医药出版社，2007：304-315.

[7]　张伯礼，吴勉华．中医内科学 [M]．4 版．北京：中国中医药出版社，2017：127-134.

[8]　中华医学会神经病学分会．2016 版中国脑血管病诊治指南与共识 [M]．北京：人民卫
　　　生出版社，2016：97-109.

第十五章

血管性痴呆 - 中风

血管性痴呆（VD），是指由脑血管病引起的脑损害所致的痴呆，实际上痴呆是脑血管病的临床表现，不是独立的疾病。血管性认知障碍是指由脑血管病引起的从轻度认知损害到痴呆的一大类综合征。血管性认知障碍不仅包括血管性痴呆，同时也包括轻度认知障碍，认知障碍影响到日常生活并达到痴呆标准的为血管性痴呆。血管性痴呆多分为由大血管病所致的多发梗死性痴呆和关键部位梗死性痴呆，小血管病变所致的皮质下动脉硬化性脑病和腔隙状态。急性脑血管病，尤其是关键部位脑梗死，不仅有严重的认知障碍，而且常常伴有局部神经功能缺损，这种情况属于急性脑血管病，同时也属于血管性痴呆。一般来讲，对于急性脑血管病伴有痴呆的症状，习惯诊断为急性脑血管病。所以，血管性痴呆更应该重视脑小血管病性痴呆，即皮质下血管性痴呆，其中以多发性腔隙性梗死和广泛的白质损害为特征。至于脑出血 - 中风和蛛网膜下腔出血 - 中风有的出现痴呆表现，同时伴有脑出血 - 中风或蛛网膜下腔出血 - 中风的相关表现，习惯诊断为原发病。蛛网膜下腔出血 - 中风导致的交通性脑积水也常出现痴呆的表现。本节主要叙述小血管病性痴呆。

血管性痴呆是在阿尔茨海默病之后第二常见的痴呆。在 65 岁以上的人群中痴呆的患病率大约为 5%，其中阿尔茨海默病占全部痴呆的 50%；血管性痴呆占 20% 左右；阿尔茨海默病合并血管性痴呆者占 10% ~ 20%。所以，血管性痴呆是一种严重威胁老年人身体健康的重大疾病。

中医也有痴呆的论述。明代后期，开始有痴呆的论述，如张介宾《景岳全书·杂病谟》云："痴呆证，凡平素无痰，而成以郁结，或以不遂，或以思虑，或以疑贰，或以惊恐，而渐致痴呆。"吴瑭在《吴鞠通医案·中风》中提出了"中风神呆"的概念，如"中风，神呆不语，前能语时，自云头晕，左肢麻，口大歪"。张乃修《张聿青医案·中风》云："右半不遂，神呆不慧。"这是"中风性痴呆"的论述。中西医结合病名组合为"血管性痴呆 - 中风"，能够发挥两种病名的指导作用。

第一节　病因病理

 西医病因病理

　　血管性痴呆的病因主要是脑血管病,包括缺血性脑血管病如脑梗死、多发性脑白质病变,出血性脑血管病如脑出血、蛛网膜下腔出血等,脑静脉病变如静脉窦血栓形成等。血管性痴呆涉及大血管病变、小血管病变、低灌注等。其发生机制与脑损害的部位与范围有关。一般认为脑血管病引起的病变累及额叶、颞叶及边缘系统,或病灶损害了足够容量的脑组织,引起脑萎缩,从而导致记忆、注意力、思维、执行功能和言语等高级认知功能严重受损。血管性痴呆有关病理改变与原发性脑血管病的性质相同。

 中医病因病机

　　中医认为,各种原因所致的阴虚阳亢化风、痰郁化热生风、气虚血瘀中风共同的病机特点是血瘀、痰湿损害脑髓,髓海不足。脑为元神之府,脑髓损伤,神机失用而发为痴呆。肾生髓,通于脑,脑髓不足,肾精亏虚。肾精化生肾气,肾气不足,脾之运化不利,痰浊内生,痰蒙心神,加重痴呆。由于中风反复发作,瘀血难清,痰瘀互结,疾病缠绵难愈。

第二节　临床表现

　　血管性痴呆是由脑血管病所致的痴呆,因此其临床表现包括痴呆及相关脑血管病的神经功能障碍两个方面。该病按照起病形式分为两类,一类是急性起病,如由多发性脑梗死、关键部位脑梗死或脑出血所致的血管性痴呆,此类习惯诊断为脑梗死或脑出血;另一类是慢性或隐袭性起病,如由小血管病所致的皮质下血管性痴呆,而且以痴呆表现为主,习惯诊断为血管性痴呆。下面主要介绍皮质下血管性痴呆。

皮质下血管性痴呆包括皮质下动脉硬化性脑病和腔隙状态,均为小血管病变,以腔隙性梗死、弥散的缺血性白质病变和不完全性缺血性损伤为特征。

皮质下血管性痴呆的特点:起病隐袭,病程为好转、加重反复性的缓慢进展。主要症状为记忆障碍较轻,抽象思维等能力下降,信息加工减慢,执行障碍明显,包括制定目标、主动性、计划性、组织性、排序和执行能力;常有如抑郁、人格改变、情绪不稳、情感淡漠、反应迟钝、尿便失禁及精神运动迟缓等精神症状及行为异常。

脑血管病损害的特点为反复发作的局限性神经功能缺损症状,出现假性延髓麻痹、步态不稳、尿失禁和锥体束受损体征等。有的仅表现为持续时间较长的 TIA 或反复发作的 TIA(多为小卒中),不遗留神经症状或仅有轻微的局灶性表现(如反射不对称、步态障碍等)。部分患者可无明确的脑卒中病史。

腔隙状态是腔隙性脑梗死反复发作引起多发性腔隙性梗死,累及双侧皮质脊髓束和皮质脑干束,出现认知功能下降、明显的精神症状,以及假性延髓麻痹、双侧锥体束征、尿便失禁和帕金森综合征等脑血管病损害的症状。

第三节　辅助检查

 神经影像学检查

小血管性痴呆,首选头颅 MRI 检查,没有条件的医院可进行头颅 CT 检查。由于本病的病理改变为脑白质弥漫性病变,皮质受累不明显。头颅 CT 表现为脑室周围、半卵圆中心白质低密度。头颅 MRI 表现为侧脑室周围白质对称性、弥漫性斑片状 T_2 高信号;可伴有多发性皮质下梗死灶,脑室扩大。

腔隙状态头颅 CT 和 MRI 主要表现为基底节区、皮质下多发性腔隙性梗死灶。

 神经心理学检查

神经心理学检查可了解认知功能损害的情况,如对患者进行记忆功能、定向力、理解力、判断力、计算力、执行能力、视空间功能等智能测定。常用的有简易精神状态检查(mini mental status examination,MMSE)、蒙特利尔认知评估(Montreal cognitive assessment,MoCA)、长谷川痴呆量表(Hasegawa Dementia Scale,HDS)、布莱斯德痴呆评定量表(Blessed Dementia Rating Scale,BDRS)、日常生活能力评定量表(Activity of Daily Living Scale,ADLS)、临床痴呆量表(Clinical Dementia Rating Scale,CDRS)、哈金斯基缺血评分量表(Hachinski Ischemic Score Scale,HISS)等。

第四节 诊断

 诊断思路

本病的诊断思路是先确定有无隐匿性痴呆的发病过程。再确定脑血管病特别是缺血性脑血管病的存在,如有脑血管病的危险因素、局灶症状及体征,头颅 CT、MRI 显示脑室周围弥漫性白质病变以及皮质下、基底节区多发性腔隙性梗死灶等。最后确定痴呆是否与脑血管病相关,排除引起痴呆的其他原因。

 诊断标准

小血管性痴呆的诊断标准,是参考 2011 年中华医学会神经病学分会痴呆

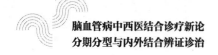

与认知障碍学组写作组提出的《VCI 及其分类诊断标准》中有关小血管性痴呆的部分内容制定的。

诊断标准：①认知障碍相对缓慢发病，影响日常生活能力、职业或社交能力，达到了痴呆的诊断标准；②有或无明确脑卒中病史；③影像学显示有多发腔隙性脑梗死或广泛白质病变，或两者并存；④除外其他导致痴呆的原因。

鉴别诊断

（一）阿尔茨海默病

阿尔茨海默病以记忆障碍为主，病程呈进展性，没有明显的阶段性。而血管性痴呆记忆障碍较轻，以执行功能障碍为主，且有脑血管病的病史及神经影像学改变的证据。

（二）正常压力脑积水

正常压力脑积水是由蛛网膜下腔出血并发交通性脑积水所致，表现为进行性智力衰退、共济失调步态、尿失禁等三大主征，影像学检查主要是脑室扩大，缺乏脑梗死的证据。血管性痴呆也可出现脑室扩大，但影像学检查有明显的缺血改变。

四 临床分型

1. **轻型** 病情较轻，以执行能力受损为主，如缺乏目的性、主动性、计划性、组织能力，抽象思维能力减退，可有抑郁、情绪不稳等，影响到日常生活能力、职业或社交能力。

2. **重型** 病情发展，表现为严重痴呆，执行功能严重障碍，理解力、判断力下降，记忆力减退，计算力障碍，表情淡漠，沉默寡言或哭笑无常等，生活需要照顾。

五 内外结合辨证

参考第五节。

第五节　中西医结合治疗

治疗原则包括防治脑卒中、改善认知功能及控制行为和精神症状。

一 西医治疗

(一)防治脑血管病

1. **防止病情加重**　引起血管性痴呆的主要病因是脑血管病,尤其是缺血性脑血管病。所以,预防脑血管病的反复发作是治疗的关键。做好脑血管病二级预防,如抗血小板聚集、抗凝治疗及他汀类药物治疗,颈颅大动脉的介入和颈动脉内膜切除术等,防止病情加重。

2. **改善脑循环**　可用钙通道阻滞剂(尼莫地平)、胞磷胆碱、银杏叶制剂等,有利于改善脑功能。

(二)改善认知功能

血管性痴呆患者存在乙酰胆碱通路的破坏,致使脑内乙酰胆碱含量减少。这为血管性痴呆的治疗提供了理论基础。乙酰胆碱酯酶抑制剂多奈哌齐和非竞争性 N- 甲基 -D- 天冬氨酸受体拮抗剂(谷氨酸兴奋抑制剂)盐酸美金刚对轻中度血管性痴呆功能有轻度改善作用,可用于血管性痴呆患者的治疗。

(三)控制行为和精神症状

血管性痴呆可以出现精神症状和行为异常,可根据症状使用相应的精神

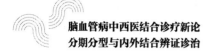

药物。如出现抑郁症状,可选用 5- 羟色胺选择性重摄取抑制剂;如出现幻觉、妄想、激越或冲动攻击行为等,可以短期使用非典型抗精神病药如奥氮平、利培酮等。

 二 内外结合辨证论治

血管性痴呆 - 中风,脑脉闭塞导致血瘀,血瘀阻滞经络,气血运行不利,脑髓失养,髓海不足,肾精亏虚,内部辨证为髓亏肾虚证;结合外部辨证,则以以下类型较常见。

1. **肾虚络瘀证** 血管性痴呆 - 中风,脑脉闭塞导致血瘀,血瘀阻滞经络,气血运行不利,脑髓失养,髓海不足,肾精亏虚。

表现为缺乏主动性和忍耐力,执行功能下降,或有言语不利,懒怠思卧,行走缓慢,头晕耳鸣,腰膝酸软,小便时而失控,舌质淡红或暗红,舌苔薄白,脉弦细或沉细或沉而无力等。多见于轻型患者。

治法:滋补肝肾,活血通络

代表方:地黄饮子合补阳还五汤加减。

常用药:生地黄、山茱萸、巴戟天、肉苁蓉、石菖蒲、远志、赤芍、川芎、丹参、地龙、僵蚕、黄芪。如头晕耳鸣者,加天麻、钩藤;若小便频多者,加菟丝子、益智仁;如脾虚乏力,加茯苓、山药。

2. **肾虚痰瘀证** 血管性痴呆 - 中风,脑脉闭塞导致血瘀,血瘀阻滞经络,气血运行不利,脑髓失养,髓海不足,肾精亏虚,阴虚内热,煎熬津液成痰,痰浊蒙蔽心神。多见于重型患者。

表现为记忆力减退,以近记忆损害为主,理解力、判断力下降,计算力障碍,缺乏主动性,执行功能严重障碍,表情淡漠,反应迟钝,沉默寡言,或哭笑无常,头晕头昏,言语不清,吞咽困难,饮水呛咳,腰酸腿软,行走缓慢,口多痰涎,食少纳呆,小便失禁,舌质淡暗或淡红,苔白腻,脉滑或弦或沉而无力等。

治法:滋补肝肾,活血化痰。

代表方：地黄饮子、导痰汤合通窍活血汤加减。

常用药：生地黄、山茱萸、巴戟天、肉苁蓉、法半夏、陈皮、茯苓、石菖蒲、川芎、赤芍、丹参。若口干苔腻者，加藿香、佩兰；如恶心呕吐者，可加旋覆花、代赭石、生姜；若失眠者，加远志、首乌藤；眩晕者，可加天麻、钩藤、珍珠母；谵语妄言、烦躁不宁者，加黄芩、栀子等。

 三 **中西医结合治疗的安全性问题**

导致血管性痴呆 - 中风发生的关键是脑血管病，尤其是复发的缺血性脑血管病。引起缺血性脑血管病的危险因素很多，这些因素促进了脑动脉硬化的发生。预防缺血性脑血管病不仅要控制好各种危险因素，同时还要针对缺血性脑血管病的发病机制进行干预，长期应用抗血小板聚集药或抗凝药物。但抗血小板或抗凝治疗存在出血风险，中西药物联合应用，既能增加疗效也会增加不良反应发生率。临床长期用药时容易忽视不良反应发生的可能性。所以，对于复诊患者，必要时应进行相应的实验室检查，根据病情及时调整药物，防止或减少不良反应的发生。

第六节　预后和预防

 一 **预后**

血管性痴呆 - 中风的预后与引起脑血管损害的基础疾病和颅内血管病灶的部位有关。本病具有多种脑血管病的危险因素，脑血管多处狭窄，小血管损害明显，容易反复发生脑缺血损害，病情容易加重。平均生存时间为 8 年，主要死亡原因为肺部感染和心脑血管疾病。

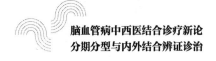

 预防

由于血管性痴呆 - 中风是由脑血管病引起的,预防的关键是减少脑血管病的发生,尤其是减少缺血性脑血管病的发生。所以,预防治疗主要是针对脑血管病的病因和发病机制进行干预,病因治疗包括控制各种危险因素和血管病变。控制各种危险因素,如控制高血压,防治高脂血症、高血糖、高同型半胱氨酸血症、心房颤动、高凝状态,适度锻炼,戒烟限酒等。血管病变的治疗,如防治动脉粥样硬化,应用他汀类药物。

附:血管性认知功能障碍诊断标准

2011 年中华医学会神经病学分会痴呆与认知障碍学组协作组在血管性认知功能障碍(vascular cognitive impairment,VCI)病因分类的基础上,提出以下 VCI 分类诊断标准。

 血管性认知功能障碍的诊断

(一)血管性认知功能障碍的诊断

诊断 VCI 须具备以下 3 个核心要素。

1. **认知损害** 主诉或知情者报告有认知损害,而且客观检查也有认知损害的证据;和 / 或客观检查证实认知功能较以往减退。

2. **血管因素** 包括血管危险因素、脑卒中病史、神经系统局灶体征、影像学显示的脑血管病证据,以上各项不一定同时具备。

3. **认知障碍与血管因素有因果关系** 通过询问病史、体格检查、实验室和影像学检查确定认知障碍与血管因素有因果关系,并能除外其他导致认知障碍的原因。

（二）血管性认知功能障碍的程度诊断

1. **非痴呆型血管性认知功能障碍**（vascular cognitive impairment no dementia，VCIND） 日常能力基本正常，复杂的工作性日常能力可以有轻微损害，不符合痴呆诊断标准。

2. **血管性痴呆** 认知功能损害明显影响日常生活能力、职业或社交能力，符合痴呆诊断标准。

 ## 血管性认知功能障碍的分类诊断

血管性认知功能障碍诊断成立后须进行以下分类诊断。

（一）危险因素相关性血管性认知功能障碍

1. 有长期血管危险因素（如高血压、糖尿病、血脂异常等）。

2. 无明确的脑卒中病史。

3. 影像学无明显的血管病灶（关键部位无血管病灶，非关键部位大于 1cm 的血管病灶等于或少于 3 个）。

（二）缺血性血管性认知功能障碍

1. **大血管性**

（1）有明确的脑卒中病史。

（2）认知障碍相对急性发病，或呈阶梯样进展。

（3）认知障碍与脑卒中有明确的因果及时间关系。

（4）影像学显示大脑皮质或皮质下病灶（直径 >1.5cm）。

2. **小血管性**

（1）有或无明确的脑卒中病史。

（2）认知障碍相对缓慢发病。

（3）影像学显示有多发腔隙性脑梗死或广泛白质病变，或两者并存。

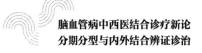

3. 低灌注性

(1)有导致低灌注的病因,如心搏骤停、急性心肌梗死、抗高血压药过量、失血性休克、脑动脉狭窄等。

(2)认知障碍与低灌注事件之间有明确的因果及时间关系。

(三)出血性血管性认知功能障碍

1. 明确的脑出血病史(包括脑实质出血、蛛网膜下腔出血、硬膜下血肿等)。

2. 认知障碍与脑出血之间有明确的因果及时间关系。

3. 急性期影像学可见相应的出血证据。

(四)其他脑血管病性血管性认知功能障碍

1. 除上述以外的脑血管病变,如颅内静脉窦血栓形成、脑动静脉畸形等。

2. 认知障碍与脑血管病变之间有明确的因果及时间关系。

3. 影像学显示有相应的病灶。

(五)脑血管病合并阿尔茨海默病

1. 脑血管病伴阿尔茨海默病

(1)首先有脑血管病病史,发病后一段时间内逐渐出现以情景记忆为核心的认知障碍,这种记忆障碍不符合脑血管病变导致记忆障碍的特征。

(2)影像学有脑血管病的证据,同时存在海马和内侧颞叶萎缩。

(3)高龄发病,有阿尔茨海默病家族史支持诊断。

(4)有脑脊液总 Tau 蛋白和异常磷酸化 Tau 蛋白增高,$A\beta_{42}$ 降低支持诊断。

2. 阿尔茨海默病伴脑血管病

(1)临床符合阿尔茨海默病特征:隐性起病,缓慢进展,以情景记忆为核心的认知损害。病程中发生脑血管病,可使已存在的认知损害加重。

(2)影像学有海马和内侧颞叶萎缩,同时有本次脑血管病的证据。

（3）高龄发病，有阿尔茨海默病家族史支持诊断。

（4）有脑脊液 Tau 蛋白和异常磷酸化 Tau 蛋白增高，$A\beta_{42}$ 降低支持诊断。

参考文献

[1] 吴江，贾建平 . 神经病学 [M]. 3 版 . 北京：人民卫生出版社，2016：214-217.

[2] 贾建平，陈生弟 . 神经病学 [M]. 7 版 . 北京：人民卫生出版社，2013：208-212.

[3] 陈志强，杨文明 . 中西医结合内科学 [M]. 4 版 . 北京：中国中医药出版社，2021：742-747.

[4] 孙怡，杨任民，韩景献 . 实用中西医结合神经病学 [M]. 2 版 . 北京：人民卫生出版社，2011：816-828.

[5] 周仲英 . 中医内科学 [M]. 2 版 . 北京：中国中医药出版社，2007：170-177.

[6] 张伯礼，吴勉华 . 中医内科学 [M]. 4 版 . 北京：中国中医药出版社，2017：134-141.

[7] 高颖 . 中医临床诊疗指南释义·脑病分册 [M]. 北京：中国中医药出版社，2015: 141-150.

[8] 中华医学会神经病学分会 . 2016 版中国脑血管病诊治指南与共识 [M]. 北京：人民卫生出版社，2016：157-167.

| 第十六章 |

颅内静脉系统
血栓形成 - 中风

颅内静脉系统血栓形成（cerebral venous thrombosis, CVT）是由多种病因所致的脑静脉回流受阻的一组静脉系统血管疾病，包括颅内静脉窦和静脉血栓形成。其中以上矢状窦血栓形成最多见。本组疾病的临床特点：病因复杂，发病形式多样，临床表现无特异性，诊断困难，容易误诊。MRI、MRA 及 MRV 的广泛应用，提高了本病的诊断水平。

目前关于本病发病率研究的流行病学资料仍然缺乏。近年来研究认为从新生儿到老年人各年龄组、男女两性均可患病。本病发病率较低，约为每年（1.5 ~ 2.5）/100 万人，占所有脑卒中的 1%，多见于老年人和产褥期妇女。2013 年的一项对 11 400 例 CVT 住院患者病死率的调查显示，15 ~ 49 岁为 1.5%，50 ~ 60 岁为 2.8%，65 岁以上为 6.1%。所以积极防治 CVT 意义重大。

由于本病的症状常有头痛、抽风、眼斜、偏瘫、失语、意识障碍等，分布于中医头痛、痉病、痫证、中风等疾病中。中西医结合病名组合为"颅内静脉系统血栓形成 - 中风"，可以发挥中风和颅内静脉系统血栓形成两种病名的指导作用。

第一节　病因病理

 西医病因病理

（一）病因与发病机制

1. 邻近颅内静脉的局部病变　以局限性与静脉系统邻近的感染多见。头面部的化脓性感染，如面部"危险三角区"皮肤感染、中耳炎、乳突炎、鼻窦炎、齿槽感染、颅骨骨髓炎、脑膜炎等，面部感染通过面静脉直接累及相应海绵窦；乳突小房的感染邻近横窦和乙状窦，感染也可穿过颅骨到达相应静脉窦而引起感染性血栓形成。所以，局部感染常引起海绵窦、横窦、乙状窦血栓形成。

开放性或闭合性、伴有或不伴有骨折的头部外伤、脑外科手术后、脑肿瘤等也可以导致 CVT。

2. 血液凝固性增高　很多因素可以导致血液的凝固性增高,成为 CVT 的危险因素。①内科系统有心功能不全、休克、严重脱水、恶病质、某些血液病(如红细胞增多症、镰状细胞贫血、恶性贫血、白血病、凝血障碍性疾病等)、遗传性凝血机制异常(如蛋白 S 缺乏,抗凝血酶Ⅲ缺乏,因子Ⅱ、因子Ⅳ基因变异等)、白塞综合征、系统性红斑狼疮、肾病综合征、血管炎、溃疡性结肠炎、抗磷脂抗体综合征、肿瘤等;②外科领域多见于任何类型手术后;③妇产科领域多见于妊娠、产褥期;④甚至应用某些药物(如口服避孕药、皮质醇激素和雄激素)等。这些因素常导致血液呈高凝状态、血流淤滞,尤其是血流通过毛细血管到达静脉后血液的黏滞性有所增加,加上脑的静脉干无静脉瓣,静脉窦内膜不光滑,血流缓慢,容易形成血栓,多引起上矢状窦血栓形成,并常伴发大脑上静脉血栓形成等。

(二)病理

静脉系统血栓形成,阻塞静脉血液回流,导致上游静脉瘀血,氧和血红蛋白含量减少,局部组织缺氧、水肿,甚至造成淤血性出血等而导致神经系统损害。

急性期,静脉窦内可见红色血栓,受损静脉窦引流区出现血管怒张、淤血、脑组织水肿和高颅压。脑组织可见点状出血灶、出血性梗死或缺血性静脉梗死性脑软化。感染性血栓时,静脉窦可见脓性血栓,感染可扩散到周围而引起局限性或弥漫性脑膜炎、脑脓肿或脑梗死。

恢复期,小的血栓可被迅速溶解,血流恢复,病情恢复较快。如果血栓长时间不被溶解,可以出现机化,使被阻塞的血管部分重建血流,实现部分再通。由于浅静脉之间有着广泛的吻合,浅静脉缺血性静脉梗死性脑软化病灶较小,3 ~ 4周后液化坏死的脑组织被吞噬细胞清除,可被肉芽组织所取代,形成胶质瘢痕。

二　中医病因病机

(一)痰瘀互结

饮食不节,损伤脾胃,生化不足,气血虚弱,血行迟缓;或劳倦过度,伤气耗血;或年迈体衰,气血不足,气虚推动无力,血虚脉络不充,血行迟滞;或病后正气虚弱,气血不足,血行缓慢,容易形成脑脉瘀血。血瘀进一步影响气血的运行,气化不利,痰湿又生,恶性循环,终致瘀血痰浊阻滞经络,内扰神明而发病。

(二)痰毒瘀阻

外感温热毒邪,侵袭头面局部形成脓毒,脓毒热邪内传脑脉,形成血瘀,脓毒血瘀内蕴,气化不利,痰湿内生,痰湿、脓毒、瘀血阻滞经络,内扰神明而发为本病。正如《灵枢·痈疽》有"热胜则腐肉,肉腐则为脓"之说。

恢复期,瘀血痰湿逐渐好转,但正邪相争,耗气伤阴,正气损伤,气虚血瘀,气化不利,痰湿消除缓慢。

第二节　临床表现

 一般表现

静脉系统血栓一般表现为三方面症状和体征:①静脉系统血栓的共性表现是静脉回流障碍,导致高颅压症状,出现头痛、呕吐、眼底水肿。最常见的症状是头痛,约占80%。头痛的特点是弥漫性且进行性加重,持续数天甚至数周,少数为霹雳性头痛,伴有呕吐。其他常见症状及体征包括眼底视盘水肿,严重者出现癫痫及不同程度的意识障碍等。②由于静脉血栓的部位不同,可以表现出不同的神经系统局灶体征,如偏瘫、失语、脑神经损害(如眼球运动障碍、吞咽困难、饮水呛咳)等。③如为感染性,则伴有感染中毒症状,如发热;感染扩散可并发脑膜炎等。

不同部位颅内静脉系统血栓形成的临床特点

（一）上矢状窦血栓形成（superior sagittal sinus thrombosis）

上矢状窦血栓形成多为非感染性血栓形成，常发生于产褥期（产后 1～3 周），其次为妊娠、口服避孕药、婴幼儿或老年人严重脱水、恶病质等。感染性血栓形成也可发生，但少见。多数患者的血栓累及一侧，也有累及两侧者。

本病起病呈急性或亚急性，主要表现：①高颅压症状，如头痛、恶心、呕吐、视盘水肿等。严重者可出现癫痫发作或精神障碍。②定位症状和体征，局部静脉回流障碍常造成损害症状。血栓延伸到皮质特别是运动区和顶叶的静脉，出现急性或进行性发生的局灶性运动或感觉障碍，下肢更易受累；并伴部分性或全面性癫痫发作。旁中央小叶受累可引起小便失禁及双下肢瘫痪。③如为感染性，可以出现发热等。

婴儿和老年人发病常常有其特殊性。婴儿可表现为喷射性呕吐，颅缝分离，囟门紧张和隆起，囟门周围及额、面、颈、枕等处的静脉怒张和迂曲。老年患者一般仅有轻微头昏、眼花、头痛、眩晕等症状，容易误诊。

（二）海绵窦血栓形成（cavernous sinus thrombosis）

海绵窦血栓形成多由眶周、鼻部及面部的化脓性感染或全身性感染所致。面部"危险三角"部位疖肿的挤压容易造成海绵窦血栓形成，病变可累及一侧或两侧海绵窦。本病急性起病，主要表现：①高颅压症状，如头痛、恶心、呕吐等。②局部定位体征，眼眶静脉回流障碍明显，致眶周、眼睑、结膜水肿和眼球突出等。海绵窦损害则出现动眼神经、滑车神经、展神经和三叉神经第1、2支受损，表现为瞳孔散大，对光反射消失，上睑下垂，复视，眼球向各方向运动受限或固定，三叉神经第1、2支分布区痛觉减退，角膜反射消失等；进一步加重可引起视盘水肿、视力障碍等。颈内动脉海绵窦段的感染和血栓形成，可出现颈动脉触痛及颈内动脉梗死的临床表现，如对侧偏瘫和偏身感觉障碍。③感染中毒症状，如发热等；严重者并发脑膜炎、脑脓肿等。严重感染者，病情进展，可累及大脑深静脉,发生昏迷,危及生命。

(三)侧窦血栓形成(侧窦包括横窦和乙状窦)

侧窦因与乳突邻近,所以化脓性乳突炎或中耳炎常引起乙状窦血栓形成。

侧窦血栓形成的临床表现:①高颅压症状是最主要的症状,如头痛、恶心、呕吐、视盘水肿。②局灶神经体征是由血栓扩展至岩上窦及岩下窦所致,可出现同侧三叉神经及展神经损害;血栓延伸至颈静脉,可出现包括舌咽、迷走及副神经损害的颈静脉孔综合征,表现为吞咽困难、饮水呛咳、声音嘶哑、心动过缓和耸肩转头无力等症状和体征。③化脓性乳突炎或中耳炎症状和体征,如发热、寒战、外周血白细胞升高,患侧耳后乳突部红肿、压痛、静脉怒张等。感染扩散可并发化脓性脑膜炎、硬膜外脓肿及小脑、颞叶脓肿。

(四)直窦血栓形成

直窦血栓形成多与海绵窦、上矢状窦、横窦和乙状窦血栓形成同时发生,单独发生者极少。本病病情较重,可因急剧的颅内高压,出现昏迷、抽搐和去大脑强直。如累及大脑大静脉,会造成明显的脑静脉回流障碍,脑内可发生大量出血,血液甚至破入脑室,病情严重,危及患者的生命。

(五)大脑大静脉血栓形成

大脑大静脉是接受大脑深静脉回流的主干静脉。大脑大静脉血栓形成多为非感染性静脉血栓,主要累及间脑、基底节、内囊等深部结构,常为双侧病变。

本病多表现为高颅压症状,如头痛、恶心、呕吐、视盘水肿;也可出现嗜睡,精神症状,反应迟钝,记忆力、计算力及定向力减退,手足徐动症或舞蹈样动作等锥体外系统表现。病情危重,严重时出现昏迷、高热、痫性发作、去大脑强直甚至死亡。

第三节 辅助检查

CVT 缺乏特异性临床表现,单依据临床症状和体征诊断困难。辅助检查具有重要价值,包括脑脊液检查和影像学检查。

 ## 脑脊液检查

腰椎穿刺检查压力增高,提示颅内压增高,支持颅内静脉血栓形成的诊断。脑脊液早期常规和生化一般正常,但中期和后期可出现脑脊液蛋白轻度或中度升高,发现红细胞提示有静脉性出血。

感染性 CVT 患者早期即可出现白细胞升高,多见于海绵窦、侧窦血栓形成。若临床高度怀疑侧窦血栓形成,应谨慎做压颈试验,避免诱发脑疝。

 ## 影像学检查

(一)头颅 CT 及 CT 静脉血管成像(CTV)

头颅 CT 平扫在冠状层面显示出血栓形成的上矢状窦的后部为高密度的三角形影像(高密度三角征),提示为新鲜血栓。直窦、大脑大静脉表现为条索征,但并不具特征性。静脉窦血栓引流区为局灶性或弥漫性脑水肿,脑室和脑沟缩小,脑白质呈低密度。静脉性梗死表现为低密度灶,有时可见梗死区内有高密度的出血灶,偶见蛛网膜下腔出血。

头颅增强 CT,在上矢状窦血栓形成的早期,部分患者可见"空三角征",即静脉窦壁显示为高密度的三角形边,腔内为等密度的血凝块。病变脑组织呈典型的中间低密度、周边高密度的 δ 征。

头颅 CT 正常不能排除 CVT,但有助于排除其他疾病如肿瘤、脑炎、脑脓肿和蛛网膜下腔出血等。

CTV 可显示梗死部位的静脉和静脉窦影像缺失或不清楚,而侧支静脉血管则显像清楚。

(二)头颅 MRI 及 MRV

头颅 MRI 在初期即急性期(发病后 1 ~ 5 天)可见 T_1 加权像上正常的血液流空现象消失,呈等 T_1 和短 T_2 的血管填充影。亚急性期(发病后 1 ~ 2 周),高铁血红蛋白增多,T_1、T_2 像均呈高信号。恢复期即晚期(发病 2 周后)流空现象再次出现。头颅 MRI 还可显示脑梗死灶。

MRV 被认为是目前最好的无创性脑静脉成像诊断方法,对较大的脑静脉和静脉窦病变显示较好。急性期(0 ~ 3 天),血栓静脉表现为等 T_1、短 T_2 信号;

亚急性期(3 ~ 15 天),表现为短 T_1、长 T_2 信号;慢性期(15 天以后),梗死血管出现不同程度的再通,可见流空现象。结合头颅 MRI 诊断可靠性更高。

(三)脑血管造影

DSA 可直接显示血栓的部位和轮廓,是 CVT 诊断的金标准。但由于 DSA 是有创性检查,且价格昂贵,在临床的应用受到一定限制。

第四节 诊断

诊断依据

主要诊断依据:①有引起 CVT 的相关危险因素或病因。②急性或亚急性起病,主要表现为颅内压增高症状(如头痛、呕吐、眼底水肿,重者有意识障碍、抽搐等),伴或不伴神经系统局灶体征(如上矢状窦血栓形成出现肢体瘫痪;海绵窦血栓形成造成眶周、眼睑、结膜水肿及眼球突出,眼球向各方向运动受限;侧窦血栓形成的展神经、舌咽神经、迷走神经损害等),感染引起者有发热等。③ CT、MRI、MRV、DSA 有相应的表现。

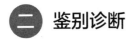 **鉴别诊断**

上矢状窦及侧窦血栓形成如仅表现为颅内高压征象,须与颅内占位性病变如血肿、肿瘤、脓肿等相鉴别。颅内血肿在头颅 CT 上表现为高密度的血肿影像;颅内肿瘤发病缓慢,影像学有相应的占位征象;脑脓肿有发热病史,影像学有相应的表现。

 临床分期与分型

(一)临床分期

1. **急性期** 发病后 1 ~ 2 周。
2. **恢复期** 发病后 2 周~ 3 个月。

(二)临床分型

1. **轻型** 主要表现为一般性高颅压症状,或有局灶性定位体征,无意识障碍。
2. **重型** 有严重高颅压症状和明显的意识障碍。

四 **内外结合辨证**

参见第五节。

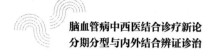

第五节　中西医结合治疗

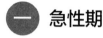 急性期

（一）西医治疗

1. 病因治疗

（1）感染性 CVT　主要是尽早针对病原菌使用敏感、足量、足疗程的抗生素及处理原发病灶。在未查明致病菌之前适宜多种抗生素联合治疗或使用广谱抗生素治疗；疗程宜长，一般 2 ~ 3 个月，或在局部和全身症状消失后再继续用药 2 ~ 4 周，以有效控制感染、防止复发。在抗生素治疗的基础上，可以行外科治疗彻底清除原发部位化脓性病灶。

（2）非感染性 CVT　根据已知或可能的病因及危险因素进行相应治疗，如严重脱水者，应纠正脱水（如补液），维持电解质平衡；有自身免疫病者，给予激素治疗；对于血液系统性疾病患者，应给予相应的治疗；对于血黏度增高者，应给予增加血容量、降低血黏度、改善脑血液循环等治疗。

2. 脱水降颅内压
有脑水肿、颅内高压者，应积极行脱水降颅内压治疗，常用甘露醇快速静脉滴注，也可用甘油果糖、人血白蛋白等药物，可加呋塞米辅助脱水，应注意血黏度、电解质及肾脏功能；也可用乙酰唑胺抑制脑脊液分泌。颅内压过高危及生命时可行手术减压。

3. 抗凝
肝素类抗凝药物治疗虽不能溶解血栓，但可阻止颅内静脉系统血栓扩展，促进血栓的溶解，使闭塞的血管部分或完全再通。目前国内外倾向性的意见是：肝素抗凝治疗可能是安全、有效的。急性期无抗凝禁忌证者尽早给予抗凝治疗，可给予皮下注射低分子量肝素，成人剂量为 0.4ml，每日 2 次，疗程 1 ~ 4 周。急性期过后继续口服抗凝药物，可选用华法林，应监测 INR，使其保持在 2.0 ~ 3.0。口服抗凝药物至少维持 3 ~ 6 个月。达比加群、利伐沙班等新型抗凝药物也可应用，疗效有待于进一步观察。

4. 血管内介入局部溶栓或机械取栓
对于抗凝治疗无效或病情较重者，

可以考虑血管内介入局部给药溶栓或机械取栓,技术难度较大,仅适用于有条件的医院进行。至于全身静脉给药的溶栓疗法,由于局部药物浓度低且易致颅内出血,已经淘汰。

5. **对症治疗** 癫痫发作者给予抗癫痫治疗;高热患者应予以物理降温;对意识障碍的患者应加强基础护理及支持治疗,并预防并发症。

(二)内外结合辨证论治

非感染性 CVT 急性期静脉瘀血、脑水肿、脑软化,内部辨证为血瘀痰湿证,感染性的脓性血栓内部辨证为脓毒症;结合外部辨证,则以下类型较常见。

1. **痰湿瘀血阻窍证** 多由脾胃损伤,生化不足,或劳倦伤气耗血,或年迈体衰,或病后正气虚弱所致。

临床上表现为头痛头晕,或见呕恶痰涎,胸膈满闷,食少纳呆,或有肢体瘫痪、麻木,言语謇涩,严重者神识昏蒙,痰涎壅盛,动风抽搐,舌质淡红或暗红,苔白腻,脉弦或滑等。

治法:活血化瘀,祛痰开窍。

代表方:二陈汤合补阳还五汤加减。

常用药:制半夏、陈皮、茯苓、胆南星、石菖蒲、郁金、天麻、川芎、赤芍、红花、黄芪、黄芩等。静脉系统血栓形成 - 中风常规进行抗凝治疗,所以,活血药用量不宜过大。若舌红、苔黄腻等偏热者,加栀子、蒲公英、苍术;如大便秘结者,加大黄、玄参,中病即止;出现抽搐加全蝎、蜈蚣、僵蚕。

2. **痰瘀脓毒上扰证** 多由外感温热毒邪,侵袭头面局部形成脓毒,脓毒热邪内传脑脉所致。

临床上出现发热,头痛,呕吐,或眼胀,眼睑红肿,眼球外突,白睛红赤,或患侧耳后红肿、压痛,甚则吞咽困难,饮水呛咳,严重者烦躁不安,谵语,大便秘结,小便短赤,甚则动风抽搐,二便失禁,舌质红,苔黄腻,脉滑数或弦数等。

治法:清热解毒,活血化痰。

代表方:黄连解毒汤、涤痰汤合通窍活血汤加减。

常用药:金银花、黄芩、黄连、栀子、法半夏、茯苓、胆南星、石菖蒲、赤芍、川芎、红花等。因静脉系统血栓形成 - 中风常规抗凝治疗,活血药用量不宜过大,若烦躁、意识障碍者,加用安宫牛黄丸;如出现抽搐,加僵蚕、全蝎、蜈蚣;大便秘结者,加大黄、玄参,中病即止。

 ## 恢复期

(一)西医治疗

如有并发症,继续对症处理,主要是维持抗凝治疗,根据病情治疗应持续3～6个月,有利于静脉系统再通,促进恢复。

(二)内外结合辨证论治

恢复期,阻塞血管上游仍有一定程度的瘀血,组织水肿,内部辨证为瘀血痰湿证;结合外部辨证,常见气虚痰瘀证。

恢复期,通过正邪相争,瘀血痰湿减轻,但耗气伤阴,正气损伤。在临床上,头痛逐渐减轻、消失,重者意识转清,肢体瘫痪、言语謇涩逐渐好转,但仍有神疲乏力,倦怠懒言,胸膈满闷,食少纳呆,舌质暗淡或暗红,舌苔白腻或湿滑,脉沉无力或沉细等。

治法:益气化痰,活血通络。

代表方:补阳还五汤合导痰汤加减。

常用药:黄芪、川芎、赤芍、红花、陈皮、法半夏、白术、茯苓、甘草、僵蚕、黄芩。静脉系统血栓形成 - 中风恢复期仍需要常规抗凝治疗,活血药用量仍不宜过大。若有发热、眼胀、患侧耳后红肿、烦躁者,加栀子、金银花、连翘。

 ## 中西医结合治疗的安全性问题

目前颅内静脉系统血栓形成 - 中风的急性期和恢复期西医治疗均主张抗

凝治疗。内部辨证存在血瘀证,理应采用活血化瘀药,但中药活血化瘀药多有不同程度的抗血小板、抗凝、扩张血管等作用,抗凝和活血化瘀药联用可能影响凝血功能,如不注意则有增加出血的风险。所以,要根据病情辨证选择活血化瘀中药的种类和剂量,必要时停用活血化瘀药。

第六节　预后和预防

 预后

颅内静脉系统血栓形成 - 中风的预后与年龄、原发病、血栓的部位、脑组织损害的程度、有无合并症等有关。本病总体预后较好,大约一半以上的患者能够治愈,90% 以上的患者可存活。预后不良的因素有高龄、伴发颅内出血、癫痫发作、昏迷、深静脉血栓形成、合并中枢神经系统感染等。

 预防

预防本病的关键是积极防治引起本病的原因,如积极治疗头面部感染,积极防治各种引起血液凝固性增高的危险因素,如心功能不全、严重脱水、某些血液病(如红细胞增多症、镰状细胞贫血、恶性贫血、白血病、凝血障碍性疾病),以防止本病的发生。

参考文献

[1]　吴江, 贾建平. 神经病学 [M]. 3 版. 北京 : 人民卫生出版社, 2016 :202-205.

[2]　贾建平, 陈生弟. 神经病学 [M]. 7 版. 北京 : 人民卫生出版社, 2013 :205-208.

[3]　孙怡, 杨任民, 韩景献. 实用中西医结合神经病学 [M]. 2 版. 北京 : 人民卫生出版社,

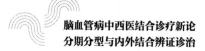
2011 :410-417.

[4]　中华医学会神经病学分会 . 2016 版中国脑血管病诊治指南与共识 [M]. 北京 : 人民卫
生出版社 , 2016 :110-119.

[5]　陈杰 , 周桥 . 病理学 [M]. 3 版 . 北京 : 人民卫生出版社 , 2015 :54-55,418.

| 第十七章 |

活血中成药及
注射剂的应用

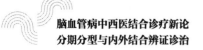

中药方剂的范围很广,不论单味药还是多味药,凡是经过一定方法加工炮制,并制成一定剂型,能用于临床者,均可称作方剂。单味药制成的方剂为单方,两味或更多味中药配合制成的方剂为复方。方剂剂型常用的有汤剂、丸剂、散剂、膏剂、丹剂,后4种属于中成药,通常称为丸、散、膏、丹。但其中有些虽是丸、散之名,而实际都作为汤剂应用。随着剂型的改革,中成药中又有胶囊、口服液、冲剂等。汤剂类吸收快,发挥作用比较迅速,加减灵活,常用于急性期。中成药有固定的药物组成,功效固定,服用、携带方便,多用于轻、中型患者或恢复期;但也有中成药用于急性期或重症患者,如藿香正气水、安宫牛黄丸等。中药注射剂药味少,多静脉给药,吸收快,发挥作用迅速,适用于急性期,尤其是危重患者的抢救。中药注射剂一般为提取的复合有效成分,一般属于针对某种疾病的中医辨证为某种证型的中药(病证中药),应用时不仅要考虑原始中药的性味及功效,更要考虑制剂的具体作用和用法。

在脑血管病中,内外结合辨证论治的特点多为复合证型、多种治法配合、多方合用化裁。但活血化瘀类中成药和注射剂有针对脑血管病-中风的血瘀证有效的共性,多年来已被临床广泛应用。

第一节　活血化瘀类中成药及注射剂在缺血性中风中的应用

缺血性中风主要包括脑梗死-中风、TIA-小中风等。内部辨证显示,脑梗死-中风和TIA-小中风均存在血瘀证,脑梗死-中风不仅急性期存在血瘀证,而且恢复期也存在不同程度的血瘀证,采用活血化瘀类方药治疗脑梗死-中风和TIA-小中风的方法已经被临床应用多年。

1. **丹参类制剂**　丹参类注射液中主要含有水溶性的丹参酸、丹参素和脂溶性的丹参酮等有效成分。注射用丹参多酚酸由丹酚酸B、D、E,迷迭香酸、紫草酸等多种酚酸类化合物组成,具有改善微循环、抗氧化应激、抗血小板等多种药理作用。一项注射用丹参多酚酸治疗急性脑梗死的 Meta 分析研究共纳入 7 个随机对照试验,累计 622 名患者,Meta 分析结果显示,注射用丹参多酚酸辅助西医常规治疗急性脑梗死,能促进神经功能恢复,降低残疾程度,提高生活能力,改善患者的认知学习能力。一项注射用丹参多酚酸冻干粉上市后的临床应用及安全性观察研究显示,通过分析 3 430 例患者的用药情况,证明注射用丹参多酚酸冻干粉临床不良反应发生率低,安全性较高。注射用丹参多酚酸还可以用于短暂性脑缺血发作期。

一项对丹红注射液治疗脑梗死的 Meta 分析,共纳入 45 篇文献,共计 4 027 例患者,其中丹红组 2 133 例。结果显示丹红注射液治疗脑梗死的疗效优于对照组。

2. **银杏叶类制剂** 银杏叶类制剂具有清除机体内过多的自由基、抗血小板聚集、改善脑循环等作用。一项临床研究观察了银杏二萜内酯葡胺注射液联合阿司匹林治疗大动脉粥样硬化型缺血性脑卒中患者的临床疗效。将 316 例急性大动脉粥样硬化型缺血性脑卒中患者随机分为两组,阿司匹林组(100 例)采用阿司匹林常规对症治疗,联合治疗组(216 例)在阿司匹林组治疗基础上加用银杏二萜内酯葡胺注射液,记录治疗前、治疗后 14 天美国国立卫生研究院卒中量表(National Institute of Health stroke scale,NIHSS)评分,评估近期神经功能缺损程度;记录治疗后 14 天和 90 天改良 Rankin 量表(MRS)评分、Barthel 指数,评估远期预后。结果为两组治疗 14 天后,联合治疗组 NIHSS 评分低于阿司匹林组($P<0.05$);治疗后第 90 天 Barthel 指数高于阿司匹林组($P<0.05$);治疗后第 90 天联合治疗组脑卒中复发少于阿司匹林组($P<0.05$);患者均未报告不良反应。这项研究说明银杏二萜内酯葡胺注射液联合阿司匹林治疗可降低大动脉粥样硬化型缺血性脑卒中的复发风险,促进脑卒中恢复。

3. **水蛭类制剂** 疏血通注射液是由水蛭、地龙两味动物类中药制成的中药制剂,具有活血化瘀、通经活络的功效。现代药理证实疏血通注射液的有效成分主要为水蛭素和蚓激酶等,具有抗凝、促进纤溶系统、抗血小板聚集、改善侧支循环、抗炎、脑保护等作用。一项对疏血通注射液治疗急性脑梗死疗效的

Meta 分析,共纳入相关文献 28 篇,总共包括 1 654 例急性脑梗死患者,其中疏血通注射液组 1 030 例。结果显示疏血通注射液能够改善急性脑梗死患者的神经功能。

4. **三七类制剂** 从中药三七中提取的有效活性成分为三七总皂苷,其具有改善脑血流、抑制血小板聚集、保护脑细胞等作用。两项临床随机对照研究显示,血塞通注射液能够改善急性缺血性脑血管病患者的临床症状。三七通舒胶囊是由中药三七中的活性成分三七三醇皂苷所制。两项临床对照研究提示,三七通舒胶囊可以促进神经功能的恢复。

5. **血竭制剂** 一项龙血通络胶囊治疗动脉粥样硬化性血栓性脑梗死恢复期血瘀证的随机双盲安慰剂对照多中心临床研究试验,意向性分析结果显示,试验组的神经功能缺损程度下降值大于对照组,综合疗效显著,试验组的进步率明显优于对照组。

6. **益气活血类制剂** 益气活血方药具有益气活血通络的作用。气为血之帅,血液的运行需要气的推动作用,益气活血使得活血的作用更强。

(1)通心络胶囊具有益气活血通络的功效。一项应用通心络胶囊干预颈动脉斑块的随机双盲安慰剂对照多中心临床研究显示,通心络胶囊治疗延缓了平均颈动脉内中膜局部厚度、斑块面积和血管重构指数的进展且安全性良好。一项联合 11 家医院对通心络胶囊治疗缺血性脑卒中急性期和亚急性期的较大样本多中心前瞻性随机对照研究结果显示,治疗 28 天后通心络胶囊组的恢复情况优于对照组;随访 1 年,通心络胶囊组缺血性脑卒中的复发率低于对照组,且无明显不良反应。一项通心络胶囊治疗急性缺血性脑卒中疗效与安全性的系统评价,纳入 39 个随机对照试验,共 3 096 例患者;结果显示,通心络胶囊组有效率高于对照组,差异有统计学意义;不良反应少。

(2)脑心通胶囊由补阳还五汤加减变化而来,具有益气活血、化瘀通络的功效。一项应用脑心通胶囊治疗缺血性中风急性期临床疗效的系统评价结果表明,脑心通胶囊具有改善缺血性中风急性期患者神经功能缺损的作用,且安全性较高。

第二节　活血化瘀类中成药在脑出血 - 中风中的应用

内部辨证显示脑出血 - 中风的急性期和恢复期均有血瘀证存在,在临床上已经应用活血化瘀方药治疗高血压脑出血。《高血压性脑出血急性期中西医结合诊疗专家共识》提出采用脑血疏口服液治疗高血压脑出血。有报道运用网状 Meta 分析的方法系统评价口服或鼻饲中成药治疗高血压脑出血的效果,总样本量为 2 758 例,其中试验组 1 401 例,对照 1 357 例。结果表明,在西医常规治疗基础上,联合使用中成药可提高高血压脑出血的临床治疗效果。研究选择了参蛭活血胶囊、消瘀康胶囊、通心络胶囊、脑血康口服液、脑血疏口服液、安宫牛黄丸,前 5 种中成药均为活血化瘀药,由此可见活血化瘀药可以用于高血压脑出血的治疗。但由于不同中成药组纳入的研究数量及质量存在差异,且缺乏中成药直接比较的研究;研究存在一些局限性,不能得出中成药治疗高血压脑出血的安全性结论。有关活血化瘀治疗脑出血的研究涉及活血化瘀药物的种类、数量、每味药物的剂量,有无活血化瘀类中药以外的其他中药,用药的时机,疗程等多项问题,仍有待于开展深入的临床研究,为临床用药提供更加可靠的证据支持。

第三节　活血化瘀类中成药在血管性痴呆 - 中风中的应用

《中成药治疗血管性痴呆临床应用指南(2020 年)》推荐银杏叶片、复方丹参片、通心络胶囊、天智颗粒、复方苁蓉益智胶囊用于治疗血管性痴呆,其中银杏叶片、复方丹参片、通心络胶囊为活血化瘀类中成药,但证据质量级别低,推荐强度级别低,需要临床进一步深入研究。

参考文献

[1] 中国中西医结合学会神经科专业委员会.中国脑梗死中西医结合诊治指南(2017)[J].中国中西医结合杂志,2018,38(2):136-144.

[2] LI Y, ZHANG X, CUI L, et al. Salvianolic acids enhance cerebral angiogenesis and neurological recovery by activating JAK2/STAT3 signaling pathway after ischemic stroke in mice[J]. J Neurochem, 2017, 143(1): 87-99.

[3] 张均田.丹酚酸B防治神经退行性疾病的研究进展[J].医药导报,2007,26(2):107-110.

[4] 刘施,吴嘉瑞,蔺梦娟,等.基于Meta分析的注射用丹参多酚酸治疗急性脑梗死临床评价[J].中国实验方剂学杂志,2017,23(8):242-247.

[5] 高颖,周莉,尹平,等.3430例观察注射用丹参多酚酸冻干粉上市后临床应用安全性[J].中风与神经疾病杂志,2015,32(5):427-429.

[6] 翟阳,朱瑞增,毛丽.注射用丹参多酚酸治疗短暂性脑缺血发作的临床疗效[J].药物评价研究,2019,42(2):330-332.

[7] 叶驰霞,江思艳,方静.丹红注射液治疗脑梗死的Meta分析[J].实用药物与临床,2010,13(2):98-100.

[8] 冯红选,桂千,吴冠会,等.银杏二萜内酯葡胺注射液联合阿司匹林治疗大动脉粥样硬化型缺血性脑卒中的临床疗效[J].中国老年学杂志,2020,40(15):3158-3161.

[9] 张璇,余震,胡长林.水蛭地龙提取液治疗急性脑梗死的作用机制及疗效[J].中国脑血管病杂志,2005,6(6):47-49.

[10] 晏蕾,欧云尉,马玲.中西医结合治疗脑梗死的疗效及其对患者侧支循环建立的影响[J].世界中医药,2019,14(5):1251-1253,1257.

[11] 周义杰,王红,韦华军,等.疏血通注射液对急性脑梗死患者P-、L-选择素及CRP表达的影响[J].新中医,2014,46(9):56-57.

[12] 张璇,胡长林.疏血通注射液对大鼠急性脑梗死神经细胞凋亡及相关基因表达的影响[J].江西中医学院学报,2005,17(1):58-60.

[13] 吴永明，姬仲，王静新，等.疏血通注射液治疗急性脑梗死疗效的汇总分析 [J].国际脑血管病杂志，2010, 18(3): 193-198.

[14] 丁玉峰，胡敦梅，徐传新，等.疏血通注射液治疗急性脑梗死的系统评价 [J].中国医院药学杂志，2011, 31(22): 1846-1850.

[15] 付风昌，杨梅云，李金楼，等.血塞通联合奥扎格雷钠治疗急性脑梗死 122 例 [J].光明中医，2011, 26(10): 2087-2088.

[16] 李超生，孔亮，袁凤来，等.血塞通注射液治疗老年缺血性脑卒中的疗效及对生活质量的影响 [J].中国老年学杂志，2016, 36(17): 4183-4184.

[17] 飞鲁热.三七通舒胶囊对脑梗塞患者血液指标的影响 [J].中国循证医学杂志，2010, 10(4): 499-500.

[18] 尹金磊.三七通舒胶囊促进脑梗死患者早期康复的价值 [J].中国老年学杂志，2012, 32(16): 3401-3403.

[19] 朱敏姿，徐彬.三七通舒胶囊在急性缺血性脑卒中治疗中的应用 [J].浙江中医杂志，2009, 44(11): 854-855.

[20] 赵宾江，王振中，罗惠平，等.龙血通络胶囊治疗动脉粥样硬化性血栓性脑梗死恢复期血瘀证的随机、双盲、安慰剂对照、多中心临床试验 [J].中国中药杂志，2016, 41(18): 3473-3477.

[21] 鄢波，周东，郭富强，等.通心络对缺血性卒中患者 (急性期和亚急性期) 多中心、前瞻性随机对照临床研究 [J].华西医学，2008, 23(5): 945-946.

[22] 周红青，王德任，张灿飞，等.通心络胶囊治疗急性缺血性脑卒中疗效与安全性的系统评价 [J].中国循证医学杂志，2013, 13(7): 844-851.

[23] 英振昊，马丽虹，李可建.脑心通胶囊治疗缺血性中风急性期临床疗效的系统评价 [J].山东中医杂志，2010, 29(10): 665-667.

[24] 高利.高血压性脑出血急性期中西医结合诊疗专家共识 [J].中国全科医学，2016, 19(30): 3641-3648.

[25] 雷林，贾敏，廖星，等.口服或鼻饲中成药治疗高血压性脑出血的网状 Meta 分析 [J].中国中药杂志，2021, 46(12): 2995-3006.

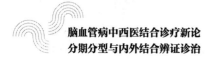
[26]《中成药治疗血管性痴呆临床应用指南》标准化项目组 . 中成药治疗血管性痴呆临床
应用指南 (2020 年)[J]. 中国中西医结合杂志 , 2021, 41(3): 273-279.

| 第十八章 |

中西医结合展望

一 中枢神经的可塑性

病理学证实,外周神经损伤后,如果与其相连的神经细胞仍然存活,则可以再生。脑及脊髓的神经细胞破坏后不能再生,由神经胶质细胞及其纤维修复形成胶质瘢痕。

但康复医学证实,中枢神经具有可塑性(可修饰性)。成年脑组织损伤后,在结构上,突触更新和突触重排数量增多;在功能上,主要表现为脑功能的重组,潜伏神经通路的启用及神经联系效率提高。部分神经元损伤后,其功能可通过邻近完好的神经元功能重组,或通过低级的中枢神经进行部分代偿,皮质下中枢也存在功能重组。试验表明,康复训练能够使脑梗死灶周围的星形胶质细胞、巨噬细胞、血管内皮细胞增殖,改善侧支循环,促进病灶修复及正常组织的代偿作用,从而促进运动功能的恢复。中医辨证治疗的复方具有多成分、多靶点、多环节的综合作用,如能够抗血小板聚集、改善脑循环、促进神经功能恢复等。

二 中西医各有所长

西医重视局部治疗,对于以局部病变为主要矛盾的疾病疗效好,如对动脉瘤性蛛网膜下腔出血的动脉瘤进行介入治疗或手术治疗能够预防再出血等。西药的有效成分一般以化学单体为主,其成分明确,作用靶点专一,对于以局部病变为主要影响的局部病理具有好的疗效。如西药溶栓治疗能够挽救脑梗死超早期缺血性半暗带的缺血性损害。但某些措施仍有明显的副作用,有的患者应用受到限制。由于脑血管病的复杂性,脑组织坏死不能再生的特殊性,西医仍缺乏针对脑血管病恢复期有效的治疗药物。

中医重视整体和辨证论治。中药尤其复方为多成分、多靶点发挥作用。辨证治疗具有多效性和整体性的效果,在脑血管病的恢复期具有较好的疗效,而且不良反应较少。

三 中西医结合的优势

　　中西医是不同的理论体系，各有所长，中西医结合取中西医之长，具有很大的优势。临床上根据不同疾病的病因、发病机制、病理变化等所采取的治疗方法要运用于疾病不同的时期和类型，所以需要分期分型治疗。中医辨证采用内外结合辨证能够提高辨证的全面性和准确性。所以，坚持中西医结合，取中西医之长，充分发挥中西医结合的优势。中西医病名联合诊断组成脑血管病 - 中风，实行分期分型治疗与内外结合辨证论治相结合，有利于提高临床疗效，具有创新性。今后，我们需要深入开展中西医结合基础和临床研究，不断创新脑血管病 - 中风预防和治疗的理论、方法。

参考文献

[1]　陈杰，周桥 . 病理学 [M]. 3 版 . 北京：人民卫生出版社，2015：36.

[2]　黄晓琳，燕铁斌 . 康复医学 [M]. 5 版 . 北京：人民卫生出版社，2013：34-37.

32检